精编神经外科常见疾病诊疗

白富梁　等主编

U0304348

吉林科学技术出版社

图书在版编目（ＣＩＰ）数据

精编神经外科常见疾病诊疗 / 白富粱等主编. -- 长春：吉林科学技术出版社，2022.4
ISBN 978-7-5578-9435-1

Ⅰ．①精… Ⅱ．①白… Ⅲ．①神经外科学－常见病－诊疗 Ⅳ．①R651

中国版本图书馆 CIP 数据核字(2022)第 113613 号

精编神经外科常见疾病诊疗

主 编	白富粱等	
出 版 人	宛 霞	
责任编辑	张 凌	
封面设计	史晟睿	
制 版	张灏一	
幅面尺寸	185mm×260mm	
开 本	16	
字 数	300 千字	
印 张	15.5	
印 数	1-1500 册	
版 次	2022 年 4 月第 1 版	
印 次	2023 年 3 月第 1 次印刷	
出 版	吉林科学技术出版社	
发 行	吉林科学技术出版社	
地 址	长春市福祉大路 5788 号	
邮 编	130118	

发行部电话/传真 0431—81629529　　81629530　　81629531
　　　　　　　　　81629532　　81629533　　81629534

储运部电话 0431-86059116

编辑部电话 0431-81629510

印 刷	三河市嵩川印刷有限公司	
书 号	ISBN 978-7-5578-9435-1	
定 价	50.00 元	

编委会

（按姓氏笔画排序）

作者简介

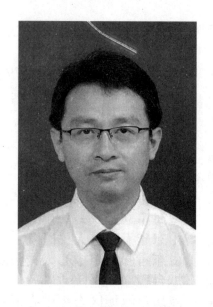

　　白富梁，男，1981年出生，泰山医学院临床医学专业本科毕业，山东第一医科大学医学硕士学位。山东省老年医学会第二届疼痛专业委员会委员。现任济南市中西医结合医院脑病二科主治医师。从事神经外科临床工作10余年，曾于山东大学齐鲁医院进修。临床上，对神经外科各种常见病、多发病的诊断与治疗有丰富经验，对高血压脑出血及颅脑损伤疾病的治疗有着独到见解，尤擅长微创治疗高血压脑出血。曾发表相关论文4篇，主编专著2部，参编著作1部。

前 言

　　神经外科学作为外科学的一个重要分支，经过时代的变迁，正当空前繁荣的时期。尤其是近年来，由于科学技术不断地发展，新知识、新经验、新技术、新成果不断开阔我们的视野，使该学科许多疾病的诊断、治疗取得了令人瞩目的成就，为广大神经外科疾病患者，尤其是急危重症患者提供了及时有效的治疗，挽回了无数患者宝贵的生命。因此，为了反映神经外科临床研究方面的最新成果，适应当今临床神经外科工作的需要，作者在参阅了大量的国内外最新、最权威的文献资料的基础上，结合自身多年的临床经验，特编撰了本书。

　　本书的编写过程中注重吸收近年来国内外先进诊疗技术，力求内容全面、规范，实用性强，尽可能反映本专业的国内外最新的进展。本书集先进性、科学性及实用性于一身，不失为一本对广大临床工作者有所裨益的参考用书。

　　由于学识有限，又加之当今社会科技发展迅速，书中难免存在不足和失误之处，望同仁及广大读者予以批评指正。

目　录

第一章　总　论

历史是人类的宝贵财富，是取之不尽的知识源泉。历史涵盖了无数前人的经验和智慧，我们只有在对历史的不断学习与总结中，才能丰富我们的知识，积累我们的经验，从而正确指导我们的工作。因此，作为神经外科医生首先学习神经外科的发展史尤为重要。

第一节　神经外科的发展

一、神经外科发展史

神经外科是医学中最年轻、最复杂而又发展最快的一门学科。神经外科作为一门独立学科是在 19 世纪末神经病学、麻醉术、无菌术发展的基础上诞生于英国的，它的初期发展与成熟是在 20 世纪初之后的美国。

神经外科技术操作发展历程，大致可分成以下几个时期：即大体神经外科时期、显微神经外科时期和迈向微侵袭（微创）神经外科时期，是国际神经外科承前启后、紧密联系、逐步深化和提高的三个发展时期。

1.大体神经外科时期

神经外科，以手术为主要手段，医治中枢神经系统（脑、脊髓）、周围神经系统和自主神经系统疾病的一门临床外科专科。采用外科学方法研究神经系统疾病外科治疗概念，得益于早期人体解剖学、生理学、病理解剖学、病理生理学和实验外科学等基础医学的成就，特别是脑功能定位学说、临床神经系统检查、无菌术和麻醉术的创立，对神经系统疾病外科治疗提供了科学依据。在 19 世纪后期，许多国家的普外科医生，如英国 MacEwen W（1848－1936 年）和 Horsley V（1857－1916 年），美国的 Weir R F（1838－1927 年）和 Frazier ChH（1870－1930 年），以及德国的 Krause F（1856－1937 年）等，先后做过颅内肿瘤、脑脓肿、癫痫、脊髓压迫症和疼痛手术。当时并没有真正独立的神经外科，病例不多，且因手术器械原始，手术技术尚不成熟，麻醉安全度差，又缺乏有效抗感染、抗脑水肿和颅内高压的措施，当时手术死亡率很高，如 1888 年 Stair A 报道 84 例脑瘤手术，大脑半球脑瘤和小脑半球脑瘤的死亡率分别为 50% 和 80%，但这些早期工作却为神经外科的初创奠定了基石。

神经外科虽起源于英国，但成为一门独立的学科展现给世人，却发生在 19 世纪初期的美国。当时美国有一批杰出的外科医生致力于中枢神经系统疾病的外科治疗，如 Frazier、Cushing H（1869－1939 年），Dandy W（1886－1945 年），Bailey P（1892－1973 年），Adson W（1867－1951 年）和 Peet M M（1885－1949 年）等。在当时手术器材落后，手术经验不足，缺乏良好麻醉和有效控制脑水肿和颅内感染措施的条件下，都从不同方面做出过卓越贡献。其中贡献最为突出者当属 Cushing 教授，由于他坚持不懈的努力，卓越的工作成绩，终于 1920 年在他工作的波士顿 Brigham 医院，创建了一所具有完整临床体制的独立的神经外科，并很快成为世界上第一个神经外科中心。同时成立了神经外科医师学会并任主席，命名了神经外科学，并亲自授课培养国内、外神经外科专业医生，为其他国家神经外科的建立起到了示范和催生作用。Cushing 具有严谨求实、理论联系实际的工作作风，他一方面从事大量临床工作，一方面对垂体肿瘤、垂体与下丘脑、脑膜瘤、听神经瘤和胶质瘤等，进行深入系统的研究，并发表相关专著。他与 Bailey 合著的胶质瘤病理分类，以他名字命名的库欣病（Cushing disease）、库欣综合征（Cushing symdron）和库欣反应（Cushing reflex）等，迄今仍为临床沿用。他善于总结和吸收前人的经验与知识，工作一丝不苟，孜孜以求，苗于创新，不断改进手术技术，改良手术器械。他创用的帽状腱膜夹持翻转止血和脑动脉银夹止血，一直是神经外科手术中的常用操作。他是名副其实的神经外科巨擘。1927 年他报道 300 例经蝶垂体瘤切除术，仅 4% 的死亡率；1932 年报道经手术确诊的颅内肿瘤已多达 2000 例，手术效果优于同时代的外科医生。人们尊称他为现代神经外科的创始人和一代泰斗，是当之无愧的。

在神经外科初创时代，神经系统疾病的诊断，主要利用脑功能定位学说结合神经系统检查做出定位诊断。Schuller A（奥地利）于 1895 年首先用颅骨 X 线的改变来描述颅骨 Schuller 氏病变，此后其他学者相继从颅骨平片的蝶鞍形态改变、骨质破坏和增生、钙化、内听道扩大等，提供辅助诊断依据。Dandy 于 1917－1919 年先后发明的脑室与气脑造影，是对神经外科诊断技术的巨大贡献。根据脑室形状、位置、大小和蛛网膜下隙形态的变化，使颅内病变的定位有了影像学依据。Sicard A（法国）于 1921 年发明碘油脊髓造影术，使椎管内病变的定位诊断向前推进一步。这两种检查技术直到 CT 和 MRI 出现后才逐渐被取代。Moniz E（1874－1955 年葡萄牙）于 1927 年发明脑血管造影，使脑血管畸形、动脉瘤、血管梗死以及脑瘤的血供，可在术前定性与定位诊断，这是神经外科诊断技术又一巨大跨越，迄今仍为神经外科最重要的诊断方法之一。Berger H（1873－1941 年，德国）于 1929 年发现脑生物电波和脑电图后，使癫痫灶的定位诊断成为可能，进一步确立了现代神经外科学的地位。

19 世纪 40 年代前后，国外神经外科进入成熟和快速发展时期，两次世界大战中的战伤救治，加速了这一时期的发展。在苏联、欧洲、北美、日本和拉美，许多国家相继成立了神经外科，不少国家还成立了神经外科学会或神经外科医师协会，创立专门的神经外科研究机构。如苏联著名神经外科学家布尔登科（Burdenko），是杰出的神经外科医师和全苏神经外科的创始人和开拓者，建立了卓越功勋。他于 1924 年创建神经外科，设病床 300 张；1934 年创建莫斯科中央神经外科研究所，组织神经内外科、神经病理、神经解剖、神经眼科、耳鼻喉科和神经放射科等专家共同工作，并设相应研究室；还提出脑手术时应遵循"解剖上可达、生理上允许、技术上可能"三条著名原则。1937 年他创办了世界上第一个神经外科专业杂志《神经外科问题》。当时各国有许多博学广识、才华横溢的外科医生或神经内科医生，做出了许多开创性工作。如 Moniz 于 1935 年创用前额叶白质切开治疗精神病，获 1949 年诺贝尔医学奖。Krause 于 1935 年首先开展腰椎间盘突出手术。Davidoff LM（1937 年，美国）先后与其同事合著《正常气脑》和《病态气脑》。Stookey 等（美 1936）首创第三脑室造瘘术。Horrax G（1887－1957 年，美国）是 Cushing 的继承人，擅长垂体瘤和松果体肿瘤手术，美国神经外科杂志（J Neurosurgery）于 1944 年创刊时首任编委会主席。Bucy PC（1904－1972 年）是 Bailey 的学生，他涉猎面宽、兴趣广泛，对中枢神经系统肿瘤、畸形、运动异常和精神外科等均有很深造诣，曾任 J Neurosurgery 主编长达 10 年，并创办 Surgical Neurology 杂志。加拿大的 Penfield WG（1891－1975 年）长期研究癫痫的外科治疗，并于 1941 年发表《癫痫和脑定位》《癫痫及人脑的解剖功能》取得举世公认的成就。英国的 Jefferson G（1886－1961 年）专长颅脑战创伤和脊髓创伤的研究。法国的 David M（1898－1986 年）是法国神经外科奠基人，致力于功能神经外科。苏联的著名神经外科专家 Polenov、Egorov 等继 Burdenko 之后对苏联神经外科事业做出了巨大贡献。瑞典的 Olivecrona H 在 1936 年和 1939 年发表的有关专著中，倡行 AVM 和听神经瘤全切除，并提出有独特见解的手术方法。在日本 Makoto Saito（1889－1950 年）、Mizuho Nakata（1893－1975 年）和 Chisato Araki（1901－1976 年），先后在欧美学习神经外科，师从 Cushing、Dandy、Bailey、BUCy 等学者，是日本神经外科的开拓者。在拉美国家神经外科也有很大发展，如乌拉圭的 Iniguez R A（1909－1977 年）从事神经系统寄生虫病等医疗与科研，并于 1955 年创办拉美神经外科杂志。

1947 年 Spiegel 和 Wycis 设计制造立体定向仪并成功应用于临床，为帕金森病等锥体外系疾病的治疗带来新的希望。后来 Leksell（1949）又改良为立方体支架，直角坐标，导向器呈半弧形，取球面坐标，成为广泛应用的立体定向仪之一。抗生素和肾上腺皮质激素的应用，麻醉技术的进展，气管内插管麻醉的应用和麻醉新药不断出现等，大大增加了手术的安全性，减少了术后并发症。同时，放射性同位素示踪脑扫描、经颅 A 型超声、经肱动脉和经股动脉插管颅内血管造影等相继用于颅脑疾患的诊断，对提高神经系统疾病的诊断率，亦发挥了重要作用。在这一时期，不仅积累了大神经外科病例治疗经验，神经外科的临床研究也得到巨大发展，技术水平明显提高，神经外科队伍壮大，更多国家和地区相继成立神经外科学会，创办神经外科杂志。继苏联和 40 年代在美国创刊的权威神经外科杂志 J Neurosurgery 后，欧美、日本、拉美等许多国家均创刊出版了神经外科专业杂志，如 Surgical Neurology、Neurosurgery、Acta Neuixjchirgica 以及 Stroke 等都是神经外科医生经常参考的重要刊物。世界神经外科学会不断发展壮大，定期召开世界神经外科学术会议，均促进了世界范围内神经外科学术交流和发展。

2.显微神经外科时期

20 世纪 60 年代初，手术显微镜引入神经外科，因显微镜有良好的照明，清晰度高，术野内病变组织和邻近结构放大，加上配合使用双极电凝器、显微手术器械、激光刀、超声吸引等，使手术精确度和准确性更好，损伤邻近重要结构的机会减少，手术治疗效果显著提高，手术并发症和手术死、残率明显降低。由于显微神经外科手术具有上述优越性，很快受到神经外科医生重视，神经外科手术由肉眼下、眼镜式放大镜下手术，进入显微神经外科时代。并在西方发达国家被普遍接受，应用逐步扩大到几乎所有神经外科手术，如颅内动脉瘤、动静脉畸形、血管重建手术、脑室内肿瘤、鞍区肿瘤、颅底肿瘤以及过去认为属于手术禁区的脑干肿瘤和脊髓内肿瘤等。20 世纪 60 年代以后，许多神经外科医生致力于显微神经外科技术、显微器械和颅内显微解剖的研究，并发表了有关显微神经外科的专著。瑞士的 Yasargil MG 教授是显微神经外科时期的杰出代表，他强调神经外科医生应掌握显微神经外科基本技术和配合，倡用翼点入路，对脑蛛网膜池的显微解剖进行了深入研究，改进显微手术器械，并发表大量显微神经外科手术的文章和专著。许多著名神经外科医生都强调显微神经解剖和显微手术的基础训练。如美国 Rhoton A L 教授注重显微解剖和颅底显微外科手术入路的基础研究，他的实验室从 20 世纪 70 年代初期开始，为国内、外培养了大批显微神经外科医生，对颅底神经外科的建立和发展起到了积极推动作用。目前，显微神经外科手术已成为治疗神经外科疾病的主要手段，开展显微神经外科手术的范围和比例，已是衡量神经外科技术水平的主要条件之一。

随着科学技术的迅速发展，新技术、新材料不断涌现，尤其是进入信息时代以来，由计算机辅助的先进仪器日新月异。1970 年 Hounsfield 发明电子计算机辅助 X 线体层扫描（CT），1972 年临床应用成功，1973 年英国放射学杂志即正式报道，认为 CT 是自伦琴发现 X 射线以来放射诊断学上的一次划时代飞跃。Hounsfield 利用密度对比原理，将颅内不同结构分成 1000+1000 Hounsfield 单位（HU），使颅脑外伤和颅内出血，及颅内占位病变，在平扫和或对比剂增强后得到精确诊断。1983 年磁共振成像技术（MRI）应用于临床，它不仅成像更清晰，由于能三维扫描，又无骨伪影，对后颅窝病变尤其是脑干病变和脊髓病变的诊断有突出价值。CT 和 MR 问世后，以往常用的脑室造影、气脑造影和椎管造影等已被取代。20 世纪 80 年代初，经颅多普勒超声（TCD）、数字减影血管造影（DSA）先后问世后，颅内血管疾患的定位更加精确，进一步促进了显微神经外科手术的发展。如经鼻蝶垂体瘤切除术得到广泛应用；颅内动脉瘤在以 Yasargil、Drake、Suzeki 等为代表的广大神经外科医生努力下，不仅脑底动脉前循环动脉瘤手术死亡率明显下降，后循环和巨大动脉瘤的手术亦取得重大进展，动脉瘤早期手术得到提倡和认可；颅底肿瘤显微外科手术在 Rhoton 和 Samii 为代表的神经外科医生努力下，有了巨大进步。采用显微神经外科技术，配合各种监护仪器，在海绵窦区、岩斜区和桥小脑角等部位肿瘤切除术中，不仅能切除病变还保留了神经功能；听神经瘤切除术面神经解剖保留率高达 95%以上，听力保留也取得可喜成绩。

3.微侵袭（微创）神经外科概念的建立及其发展

20 世纪 70 年代以来，随着科学技术飞速发展，高、精、新医疗仪器日新月异，大大促进了神经外科技术的发展和观念的更新。自第一代头颅 CT 问世和 1974 年全身 CT 设计成功，到 90 年代，短短 20 年间，即先后设计出正电子发射断层扫描（PET）、单光子断层扫描（SPFXT）、数字减影血管造影（DSA）、第三代 CT 和螺旋 CT，近年高磁场 MR（1.5-2.0T）相继出现，使影像质量大大提高，CT 血管造影（CTA）、磁共振血管造影（MRA），几乎可与 DSA 相媲美；立体定向仪和内窥镜的改良和完善，与其配套的手术器械的研制和使用；在 Seldinger 股动脉插 管造影基础上，1975 年 Djindjin 发展为超选血管造影术，微导管的改进，各种栓塞材料如生物凝胶、机械可脱微弹簧圈（MDC）、电解可脱式铂金微弹簧圈（GDC）的问世，大大推进了介入血管造影和血管内治疗技术；γ-刀和 X-刀的出现和应用等等。神经系统疾病的诊治方法有了更大发展和提高，除显微神经外科手术外，神经外科的治疗手段有了更多选择。如脑动静脉畸形和动脉瘤可采用血管内栓塞达到治愈，MDC 和 GDC 适用于动脉瘤破裂急性期治疗，颈内动脉狭窄可以用血管内支架达到治愈；脑室内病变、某些脑深部肿瘤和脊髓疾病、脑内血肿或脓肿等，可在硬质镜或纤维内窥镜下，通过特殊器械或激光治疗；脑深部核团损毁时，在立体定向仪和微电极引导下，靶点损毁更加精确；采用γ-刀和 X-刀可在无痛、无血、无创下治疗某些小型颅内肿瘤、血管畸形和功能性疾病等。随着新仪器和新技术的应用，血管内神经外科（endovascular neurosurgery）、内窥镜神经外科（endoscopic nerosurgery）、立体定向神经外科（stereotactic nerosurgery）、立体定向放射神经外科（stereotactic radioneurosurgery）等亦应运而生。近年影像引导手术导航系统

（Image-guided surgery planning navigation system）和手术机器人的应用，使神经外科手术日益精细和微创。微侵袭（微创）神经外科（minimallyinvasive neurosurgery）由 Hellwig 和 Bauer 于 1992 年命名，是神经外科领域中一个新的极具活力的发展方向，相信在 21 世纪，微侵袭神经外科技术将会在世界各国有更大发展。神经外科疾病的治疗模式已从单一手术走向多种方法选择和互补，如内窥镜辅助下的显微外科手术；在治疗理念上不仅要切除病变，更要达到最大限度保存神经功能。然而，应该强调指出，显微神经外科技术仍然是神经外科占主导地位的治疗手段，是神经外科手术的基础。熟练掌握显微神经外科技术，不断改良手术入路，减少和避免神经组织的副损伤，更大程度的保留神经功能，是对神经外科医生的基本要求。

神经外科初期发展走过一段充满忧伤的历程，此中有许多神经外科医师和其他医学人士的执着努力和追求，他们一些人后来成为神经外科的宗师，他们不朽业绩永远铭记于世界医学史中。

Havey Cushing 是神经外科学史上一位杰出的神经外科手术技术革新家。1917 年他首先提出了神经外科手术操作原则，设计使用了银夹止血，电凝止血，并首先提出术毕缝合硬膜与帽状腱膜，使脑手术死亡率大幅度降低，在神经外科发展初期做出巨大成就。

Dandy 在 1918 年发明"脑室空气造影术"，从而大大地提高了脑部病变的定位诊断，使手术成功率倍增，死亡率及致残率大为下降。

1927 年葡萄牙人 Moniz 发明了"脑血管造影术"，根据脑血管造影的血管形态改变和位置变化来判断颅内病变的部位和性质，使诊断更为准确，为现代脑血管病的诊断及外科治疗做出了不朽的功绩。

1920 年 3 月 12 号在美国 Boston Peter Bent Brigham 医院成立了世界上最早、最大的神经外科机构：神经外科医师学会（The Society of Neurological Surgeons）。这个世界上第一个神经外科中心，Cushing 长期担任主任，各国神经外科医师慕名前往进修学习并很多成为一代泰斗，可以说这里是现代神经外科医师的摇篮。

1968 年瑞士 Yasargil 教授首先开展了在显微镜下进行神经外科手术的先河，打破了一个又一个手术禁区，是神经外科史上一项重大技术革命。

1970 年 Hounsfield 在神经放射学上做出了一项划时代的发明，即电子计算机 X 线体层扫描（CT）。这种非创性检查诊断技术使神经外科诊断和治疗水平提高到前所未有的境界。

未来神经外科的时代，神经外科以及整个生命科学都将面临新的挑战和机遇，这将是每位神经外科医师需要正视的问题，迎接挑战神经外科明天将更为辉煌。

第二节　神经系统的组成

一、概述

神经系统是人体内起主导作用的功能调节系统。人体的结构与功能均极为复杂，体内各器官、系统的功能和各种生理过程都不是各自孤立地进行，而是在神经系统的直接或间接调节控制下，互相联系、相互影响、密切配合，使人体成为一个完整统一的有机体，实现和维持正常的生命活动。同时，人体又是生活在经常变化的环境中，环境的变化必然随时影响着体内的各种功能，这也需要神经系统对体内各种功能不断进行迅速而完善的调整，使人体适应体内外环境的变化。可见，神经系统在人体生命活动中起着主导的调节作用，人类的神经系统高度发展，特别是大脑皮质不仅进化成为调节控制人体活动的最高中枢，而且进化成为能进行思维活动的器官。因此，人类不但能适应环境，还能认识和改造世界。

神经系统由中枢部分及其外周部分所组成。中枢部分包括脑和脊髓，分别位于颅腔和椎管内，两者在结构和功能上紧密联系，组成中枢神经系统。外周部分包括 12 对脑神经和 31 对脊神经，它们组成外周神经系统。外周神经分布于全身，把脑和脊髓与全身其他器官联系起来，使中枢神经系统既能感受内外环境的变化（通过传入神经传输感觉信息），又能调节体内各种功能（通过传出神经传达调节指令），以保证人体的完整统一及其对环境的适应。神经系统的基本结构和功能单位是神经元（神经细胞），而神经元的活动和信息在神经系统中的传输则表现为一定的生物电变化及其传播。例如，外周神经中的传入神经纤维把感觉信息传入中枢，传出神经纤维把中枢发出的指令信息传给效应器，都是以神经冲动的形式传送的，而神经冲动就是一种称为动作电位的生物电变化，是神经兴奋的标志。

二、基本结构

神经系统是由脑、脊髓、脑神经、脊神经和植物性神经，以及各种神经节组成。能协调体内各器官、各系统的活动，使之成为完整的一体，并与外界环境发生相互作用。

1.神经元（神经细胞）

神经元是一种高度特化的细胞，是神经系统的基本结构和功能单位，它具有感受刺激和传导兴奋的功能。神经元由细胞体和突起两部分构成。胞体的中央有细胞核，核的周围为细胞质，胞质内除有一般细胞所具有的细胞器如线粒体、内质网等外，还含有特有的神经原纤维及尼氏体。神经元的突起根据形状和机能又分为树突和轴突。树突较短但分支较多，它接受冲动，并将冲动传至细胞体，各类神经元树突的数目多少不等，形态各异。每个神经元只发出一条轴突，长短不一，胞体发生的冲动则沿轴突传出。

根据突起的数目，可将神经元从形态上分为假单极神经元、双极神经元和多极神经元三大类。

（1）假单极神经元：胞体在脑神经节或脊神经节内。由胞体发出一个突起，不远处分两支，一支至皮肤、运动系统或内脏等处的感受器，称周围突；另一支进入脑或脊髓，称中枢突。

（2）双极神经元：由胞体的两端各发出一个突起，其中一个为树突，另一个为轴突。

（3）多极神经元：有多个树突和一个轴突，胞体主要存在于脑和脊髓内，部分存在于内脏神经节。

根据神经元的功能，可分为感觉神经元、运动神经元和联络神经元。感觉神经元又称传入神经元，一般位于外周的感觉神经节内，为假单极或双极神经元，感觉神经元的周围突接受内外界环境的各种刺激，经胞体和中枢突将冲动传至中枢；运动神经元又名传出神经元，一般位于脑、脊髓的运动核内或周围的自主神经节内，为多极神经元，它将冲动从中枢传至肌肉或腺体等效应联络神经元又称中间神经元，是位于感觉和运动神经元之间的神经元，起联络、整合等作用，为多极神经元。

2.神经纤维

神经元较长的突起（主要由轴突）及套在外面的鞘状结构，称神经纤维。在中枢神经系统内的鞘状结构由少突胶质细胞构成，在周围神经系统的鞘状结构则是由神经膜细胞（也称施万细胞）构成。神经纤维末端的细小分支叫神经末梢。

3.突起

神经元间联系方式是互相接触，而不是细胞质的互相沟通。该接触部位的结构特化称为突触，通常是一个神经元的轴突与另一个神经元的树突或胞体借突触发生机能上的联系，神经冲动由一个神经元通过突触传递到另一个神经元。长而分支少的是轴突，短而呈树枝状分支的是树突。

4.神经胶质

神经胶质数目是神经元10～50倍，突起无树突、轴突之分，胞体较小，胞浆中无神经原纤维和尼氏体，不具有传导冲动的功能。神经胶质对神经元起着支持、绝缘、营养和保护等作用，并参与构成血脑屏障。

5.神经冲动

神经冲动就是动作电位，在静息状态下（即没有神经冲动传播的时候）神经纤维膜内的电位低于膜外的电位，即静息电膜位是膜外为正电位，膜内为负电位。也就是说，膜属于极化状态（有极性的状态）。在膜上某处给予刺激后，该处极化状态被破坏，叫作去极化。在极短时间内，膜内电位会高于膜外电位，即膜内为正电位，膜外为负电位，形成反极化状态。接着，在短时间内，神经纤维膜又恢复到原来外正内负状态一极化状态。去极化、反极化和复极化的过程，也就是动作电位一负电位的形成和恢复的过程，全部过程只需数毫秒的时间。

神经细胞膜上出现极化状态：由于神经细胞膜内外各种电解质离子浓度不同，膜外钠离子浓度高，膜内钾离子浓度高，而神经细胞膜对不同粒子的通透性各不相同。神经细胞膜在静息时对钾离子的通透性大，对钠离子的通透性小，膜内的钾离子扩散到膜外，而膜内的负离子却不能扩散出去，膜外的钠离子也不能扩散进来，因而出现极化状态。

动作电位的产生：在神经纤维膜上有两种离子通道，一种是钠离子通道，另一种是钾离子通道。当神经某处收到刺激时会使钠通道开放，于是膜外的钠离子在短期内大量涌入膜内，造成了内正外负的反极化现象。但在很短的时期内钠通道又重新关闭，钾通道随机开放，钾离子又很快涌出膜外，使得膜电位又恢复到原来外正内负的状态。

中枢神经通过周围神经与人体其他各个器官、系统发生极其广泛复杂的联系。神经系统在维持机体内环境稳定，保持机体完整统一性及其与外环境的协调平衡中起着主导作用。在社会劳动中，人类的大脑皮质得到了高速发展和不断完善，产生了语言、思维、学习、记忆等高级功能活动，使人不仅能适应环境的变化，而且能认识和主动改造环境。内、外环境的各种信息，由感受器接受后，通过周围神经传递到脑和脊髓的各级中枢进行整合，再经周围神经控制和调节机体各系统器官的活动，以维持机体与内、外界环境的相对平衡。神经系统是由神经细胞（神经元）和神经胶质所组成。

人体器官、系统的功能都是直接或间接处于神经系统的调节控制之下，神经系统是整体内起主导作用的调节系统。人体是一个复杂的机体，各器官、系统的功能不是孤立的，它们之间互相联系、互相制约；同时，人体生活在经常变化的环境中，环境的变化随时影响着体内的各种功能。这就需要对体内各种功能不断作出迅速而完善的调节，使机体适应内外环境的变化。实现这一调节功能的系统主要就是神经系统。

第三节　神经系统解剖

一、中枢神经系统的解剖结构

实际上在所有神经系统里，脊椎动物神经系统不同部位的神经元都相当类似。正是神经元的数目和类型以及相互联系的方式将一个脑区同另一个脑区、一个脑同另一个脑加以区别。不论是简单的反射应答还是复杂的心理反应行为都产生于适当相互连接的细胞之间的信号模式。

在神经元通路结构中，复杂的数值更多抵消了这一基本的简单模式。即使一个相对简单的行为也包含许多神经元的活动。考虑打网球的动作，完成这一动作需要几个感觉系统的参与。与网球运动有关的视觉信息在视觉系统加工，以识别飞行物体并估计其方向和速度。大脑也估计打球者手臂、腿和躯干位置的本体感受信息，从而设计出身体的适当方位以将球接住。所有这些感觉信息最终到达大脑皮质内叫作联合区的多感觉加工部位，综合在一起引起早期对试图打网球的记忆。

此外，与该计划行为有关的传入信息让杏仁核恢复活动，杏仁核与情绪和社会行为有关，激活自主神经系统，让身体为运动作好准备。最后，大脑内部与随意运动有关的系统得以恢复而发动行为，多感觉联合驱动高级运动中枢发生联系，高级运动中枢估算把球拍移到某一位置的程序，然后程序传送到初级运动皮质执行。来自大脑的运动指令须下达到背、肩、手臂和手上正确的肌肉，也必须合拍，以便适当肌群的收缩和舒张能协调一致，同时须将身体姿势作为一个整体来调节。

行为一旦发动，大脑的工作就没有结束。当手臂抬起，球靠近的时候，在手臂对准球移动球拍之前，大脑根据关于球的运动轨迹的最新感觉信息做出初始运动程序的许多细微调节。当然，动作正在进行的时候，大脑也参与维持心率、呼吸和其他自主功能，这些功能显然在意识范围之外。

此例说明，我们塑造行为对环境刺激产生应答，根据感觉形成我们所知道的环境，这些感觉有：视觉、听觉、嗅觉、味觉、触觉、痛觉和身体运动感觉。感觉开始于外周对一种或另一种刺激敏感的感官细胞，这些细胞编码有关刺激的信息，例如部位和强度。感受器反过来兴奋同脊髓中离散神经元相联系的感觉神经元。之后，在来自其他所有感受器的信息背景下，脑干、丘脑和大脑皮质分析来自每个感受器的信息。如，我们把某物握在手中时，触觉感受器在从手发出的传入纤维中产生动作电位。信号最后到达躯体感觉系统的加工中心，在背部核柱、丘脑和皮质的几个相互联系的区域内引起一定数量的细胞释放。

感觉信息在一系列信息传递中加工，信息传递中的信息加工越往后越复杂。感觉纤维有条不紊地从外周投射到中枢，从脑的一个部分投射到下一个部分，在脑内形成有组织的感官表面神经地形图。其实，许多感觉系统都有几个连续的通路同时加工不同类型的信息。大脑最初分析感觉信息的方式，就是一个感觉系统不同部分和所有感觉系统结合在一起对感觉信息进行平行加工。此外，感觉系统产生的感知觉吸收了杏仁核与海马的活动，杏仁核为感知觉增添情绪色彩，而海马储存长时记忆中的感知觉因素。最后，感觉体验发动和指挥行为：升支和运动系统发生联系，运动系统将信号沿运动通路传达到脊髓用以反射和意志运动。

所以，要了解一个行为，有必要将它分成几个部分，识别对每部分行为起作用的脑区，并分析所参与的脑区是如何相互联系的。尽管脑的解剖和相互联系方式看起来很复杂，神经系统机能组织受一套相对简单的原理支配，用这些原理很好理解大脑的许多解剖细节。

（一）CNS 有 7 个主要部分

所有行为都受 CNS 调节。包括脑和脊髓，脑由 6 个部位组成，每一部位可细分为解剖和功能不同的区域，为延髓、脑桥、小脑、中脑、间脑、大脑半球或端脑。每一部分都见于双侧半球，大小和形状可能有所不同。按 3 个轴描述体内 CNS 成分的定位。

1.脊髓

在 CNS 最尾端，最简单的部分，从颅骨底部直到第一腰椎。接受来自躯干和四肢皮肤、关节和肌肉的感觉信息，含有负责随意和反射运动的运动神经元。

脊髓在大小和形状上的变化取决于发出的运动神经支配的是四肢还是躯干，分为灰质和环绕其周的白质。灰质含有神经元细胞体，分后角和前角（横断面上灰质呈现 H 形）。后根含有依顺序排列的感觉接替神经元，接受来自外周的输入信息，前根则含有支配特殊肌肉的运动神经核。白质由纵向有髓轴突束组成，形成上行和下行通路，感觉信息由上行通路到达脑部，下行通路传送来自大脑的运动指令和调节作用。

把脊髓和肌肉、皮肤内部感觉感受器联系起来的神经纤维组成 31 对脊神经，每一对都有一个感觉部分发自后根和一个运动部分从前根发出。后根将来自肌肉和皮肤的感觉信息传送到脊髓。在后根运行的各种轴突传递痛、温、触觉，也接受来自内脏的感觉信息。前根为支配肌肉的运动神经元发出的轴突束。脊髓运动神经元由"最后公路"组成，所有控制运动活动的高级脑水平最终必须通过前角内神经元及其同肌肉的联系发挥作用。从脊髓某个水平发出的前根也包括交感和副交感轴突。

延髓、脑桥和中脑合在一起称脑干，同延髓相延续，含独立的神经细胞丛，对多种感觉和运动系统发挥作用。12 对颅神经传送脑干的感觉输入和运动输出，功能与 31 对脊神经类似。脊髓调制躯干、四肢的感觉和运动控制，大脑则与头、颈、面部的感觉和运动控制有关。

脑干也是几种特殊感觉如听觉、平衡觉和味觉信息的输入部位，脑干运动神经元控制头颈部肌肉，也调制许多副交感反射，如心排血量减少，血压的降低，肠蠕动增加，瞳孔的收缩等。上行和下行通路将感觉和运动信息传送到 CNS 其他部分。另外，网状结构为一个相对弥散的神经元网络，分布遍及脑干核心，接受进入脊髓和脑干的大量感觉信息，影响生物体的唤起水平。

2.延髓

直接与脊髓头部相延续，结构和功能类似脊髓。延髓内部神经核群参与调节血压和呼吸，也包含一些早期中继核群，与味觉、听觉、平衡觉的维持及颈面部肌肉控制有关。

3.脑桥

位于延髓头部，在脑干腹侧面突出。腹侧含大量神经元丛、脑桥核，将来自大脑皮质的感觉运动信息转运到小脑，背部含有和呼吸、味觉、睡眠有关的结构。

4.中脑

在脑桥头端，是脑干最小的部分，神经元形成运动系统各部分，尤其小脑、基底节和大脑半球之间的重要联系。例如，黑质是中脑的一个独立核团，发出重要输出信息到达基底节的一部分调节随意运动。黑质是广泛临床和研究兴趣的焦点，因在帕金森病中，黑质多巴胺能神经元受损，导致与疾病相关的显著运动障碍。中脑还包含听觉和视觉系统成分。最后，中脑的一些区域和眼外肌相联系，产生支配眼球运动的主要通路。

5.小脑

在脑桥前方，所含神经元数目远远多于其他任何一个脑的亚部分，包括大脑半球，但神经元类型相对较少，所以神经元通路也很好理解。

小脑表面或皮质被突出的沟分为几叶，接受来自脊髓的体觉输入信息，来自大脑皮质的运动信息，以及来自内耳前庭器的和平衡有关的输出信息，对维持姿势、协调头眼运动起着重要作用，也同肌肉运动的调节和运动技能的学习有关。以往，小脑被认为是单纯的运动结构，然而现代对人脑功能的影像学研究表明小脑同语言和其他的认知功能也有关系。从新皮质感觉联合区传递到脑桥核的实际输出信息构成其功能基础。

6.间脑

由丘脑和下丘脑组成。丘脑是将除嗅觉以外的感觉信息从外周感受器运输到大脑皮质感觉加工部位的主要联系。过去认为，丘脑对于这种运输只充当一个中继站的角色，但现在我们都知道它在感觉信息的转运中发挥着重要调制作用。换句话说，丘脑决定感觉信息是否在新皮质产生意识，参与对来自小脑和基底节运动信息的整合，将信息转运到大脑半球与运动有关的部位。间脑还有一些类似网状结构的区域影响着注意和唤起水平。

下丘脑在丘脑腹侧，调节对于稳态和再生而言非常重要的几种行为。例如，通过调节垂体腺的激素分泌，调节各种身体功能，包括生长、进食、饮水以及母性的行为。下丘脑也通过同CNS每个部位的广泛传入和传出联系影响行为，是脑运动系统的主要部分，发动和维持机体感觉的奖励行为。交叉上核是下丘脑的一部分，调节心率并产生周期行为。

7.大脑半球

组成人脑的最大区域，由大脑皮质、皮质下白质和深部三维结构：基底节、杏仁核及海马结构组成。

与感知觉、运动和认知功能（包括记忆和情绪）有关。骈胝体将两半球相互连接起来，是连接两侧大脑半球对称区域的一套强大纤维，可在半球的正中切面上看见，该结构中的纤维主要连接大脑左右侧相似区域。

二、5个原理支配着主要的功能系统

每种感觉模态（触、视、听、味、嗅觉）和动作都有弥散的功能体系。

1.每个机能系统都牵涉到几个进行不同形式信息加工的脑区

几个功能体系的神经元通路通过相同的脑结构运行。例如，在许多感觉系统，外周感受器投射到脊髓、脑干和丘脑的一个或更多区域。丘脑投射到初级感觉皮质，皮质依次投射到大脑皮质其他区域，因此一个结构可能包含几种功能体系成分。

　　功能体系的成分常称作传递，该术语易让人误解，因其暗指信息的转运不需加工。其实，在每一步转运中信息都得到改变，输出和输入信息极少相同。信息在一个阶段可能放大或减弱，例如受动物唤起水平决定。在每个阶段，单个神经元接受成千上万个突触前神经元的输入信息，所有这些影响的总和支配着神经元到下一阶段的输出信息。

　　神经元一般分为两个机能组：主要神经元（或投射神经元）及局部中间神经元。前一种神经元传递信息到系统下一阶段。

　　中间神经元也可接受和主要神经元相同来源的输入，但只和跟相同的加工阶段有关的局部细胞联系。主要神经元倾向于兴奋其投射到的神经元，而中间神经元常抑制其靶神经元。

　　2.功能系统的各个部分通过可识别的通路联系在一起

　　发自一个功能体系的轴突在投射到下个部分的通路中联结在一起。在每个大脑内部，通路几乎定位于相同的区域，因而许多大轴索肉眼都可看见，并由经典神经解剖学家命名。如从大脑皮质投射到脊髓的锥体束，胼胝体是另一种很明显的纤维索。

　　许多不太明显的通路可用现代神经解剖跟踪技术显示，这些更为精细的通路在所有个体中所在部位相同。

　　3.大脑每一部分都有条不紊地投射到下一部分，形成地形图。

　　许多感觉系统结构有一个最显著的特征，外周感官表面－眼视网膜、内耳耳蜗及皮肤表面－在连续加工阶段中有地形学的描述。如，视网膜相邻的细胞组投射到丘脑视觉段中邻近细胞组，依次投射到视皮质的邻近区域。

　　用这一方法，可在脑内任何连续水平得到来自感官表面信息的有条理的神经地图。

　　这种神经地图不仅可反映感受器的位置，也反映其密度，因为神经分布的密度决定对感觉刺激的敏感程度，例如，视网膜中央部位即中央凹的感受器密度最高，因而视觉敏锐性也最高。相应地，在视觉皮质对来自中央凹信息起作用的区域大于代表视网膜周边部分的区域，视网膜周边的感受器（及视觉敏锐性）更低一些。

　　在运动系统，调节特殊躯体部分的神经元聚在一起组成运动地图；划分最好的运动地图在初级运动皮质。如同感觉地图一样，运动地图并不等同代表身体的每个部分。对身体部分代表的程度反映该部分神经支配的密度以及运动所需控制的灵敏度。

　　4.机能系统按等级组织在一起

　　比如，在视觉系统，（丘脑内部）外侧膝状体的每个神经元对视觉领域某特定区域的光点发生反应。相连的几个丘脑神经元的轴突在初级视觉皮质细胞会聚，每个细胞只在某特殊系列的突触前细胞兴奋时才活跃。皮质细胞只在输入信号标志着有特殊定位光线时才兴奋。

　　反过来，初级视觉皮质细胞在联合皮质细胞会聚，对信息的反应甚至更有选择性，如朝某个特定方向移动的一条光线。通过对信息加工起作用的35个或者更多的皮质区，信息进行连续和平行的转送。在皮质视觉信息加工的特别高级阶段，神经元对高度复杂的信息发生反应，如面部形状。

　　5.大脑一侧功能系统支配身体另一侧

　　CNS组织有一个重要但不能解释的特征，就是许多神经通路左右对称，交叉到脑或脊髓对侧。结果，身体一侧的感觉和运动活动受大脑半球对侧调节，身体左侧运动大部分受右侧运动皮质支配。

不同系统的通路在大脑内部不同解剖水平交叉。例如，传导痛觉的上行通路几乎一进入CNS 就在脊髓交叉，而传导精细触觉的通路在其所在脊髓同侧上行到脊髓产生一级突触，在那里发出二级纤维交叉到对侧丘脑。在脑干和脊髓内部的这种交叉称作 X 形交叉。

三、大脑皮质与认知功能有关

脊髓、脑干和间脑区域调节许多维持生命的功能，大脑半球的稀薄外层—大脑皮质负责日常生活行为的规划和执行。从系统发育上，人类有最复杂的大脑皮质，许多现代神经科学都指向对人类皮质功能和障碍的理解。

大脑皮质具有高度纡曲的外形，由许多沟回组成。纡曲外形的确切原因尚不为人知，一个可能的原因是，在进化期间产生这一外形以容纳神经元数目的增加。在不同种系，皮质厚度无实质性差别；总在 2～4mm。而在高级灵长目动物尤其是人脑中，皮质表面区域远远大得多。大脑皮质神经元的数目是皮质用于信息加工容置的一个重要决定性因素。新皮质结构有几个机能层，信息穿过功能层在一套相互联系的神经元内得以加工，这些神经元称为机能柱。皮质表面积的增加可容纳更多数的机能柱，因此为信息加工提供更大的容量。

1.大脑皮质在解剖上分为 4 叶

4 个主叶以所覆盖的颅骨命名：额叶、顶叶、颞叶和枕叶，每叶包括许多独立的功能区，如颞叶具有履行视觉、听觉或记忆功能的明确部位。大脑皮质还有两个附加区域，一个是扣带皮质环绕在胼胝体背面，另一个是岛叶皮质，由于被额叶、顶叶和颞叶遮盖，在表面看不见。（在外侧沟内部，遮盖岛叶的大脑皮质所突出的部分称作岛盖）。

划分 4 个叶的皮质沟在人脑有一个相对一致的位置。大脑皮质一个最明显的压痕—外侧沟或外侧裂—将颞叶同额叶和顶叶分开。岛叶皮质组成外侧沟的中界。另一个明显压痕是中央沟，运行于半球表面正中和外侧，将额叶和顶叶分开。

Pierre Paul Broca 最先注意到大脑半球中央部分的一致性，在半球中央，额叶、顶叶和颞叶部分环绕并靠近充满脑脊液的脑室。他将这一区域称为边缘叶。边缘叶不再被看成大脑皮质的一个主要亚部分，然而环绕着胼胝体的扣带皮质同岛叶皮质一样被看成新皮质的独立部分。

2.大脑皮质有明确的功能定位

许多区域和感觉信息加工或发送运动指令有关。另外，对特定感觉模态或运动功能起作用的区域包括几个在信息加工中起不同作用的专门区域。这些区域被认为是初级、次级或三级感觉或运动区域，取决于它们对感觉和运动通路的接近程度。如，初级运动皮质调节躯干和肢体的随意运动；之所以称作初级，是因为其所含的神经元直接投射到脊髓而激活躯体运动神经元。初级感觉领域直接接受来自丘脑的多数信息；只有几个突触接替在丘脑和外周感受器之间插入。

初级视觉皮质尾部定位于枕叶，主要与距状沟联系。初级听觉皮质定位于颞叶，同外侧沟上一系列回（Heschl's gyri）发生联系。初级体觉皮质位于顶叶中央后回，在中央沟尾侧。

初级感觉区将信息传送到一个相连的更高级区域（或单式联合区），该区域限定一个单一感觉模态的信息。高级区将输出信息发送到 3 种主要的多式联合区中一个或另一个区域，将来自两种或多种感觉模态的信息整合且用行动程序对该信息加以协调。

初级运动皮质正好在中央沟头端，同脊髓运动系统有密切联系。皮质细胞影响脊髓前角内负责肌肉运动的神经元。皮质初级感觉区是感觉信息在皮质内的起始加工位点，而初级运动皮质是皮质内加工运动指令的最终位点。高级运动区位于额叶初级运动皮质头侧，估算传送到运动皮质需要完成的运动程序。

3.大脑皮质组织的分层

在组织上有细胞分层，层的数量和具体功能结构在整个皮质各有不同。最典型的新皮质有 6 个层，从皮质外层表面（软脑脊膜）到白质依次编号。

第 I 层为非细胞组成的层，叫分子层，含位于皮质更深处细胞的树突以及穿过该层或在该层形成联系的轴突。

第 II 层主要由称为颗粒细胞的小球形细胞组成，故叫作外粒层。

第 III 层含各种细胞类型，许多细胞呈锥体形；位于更深处的神经元明显大于位置更为表浅的神经元。这一层叫外锥体层。

第 IV 层同第 II 层一样，主要由颗粒细胞组成，叫内粒层。

第 V 层为内锥体层，主要含锥体形状的细胞，明显大于第 III 层的锥体细胞。

第 VI 层为由不同成分组成的神经元层，故而叫多形层。同白质交融在一起形成皮质的深部界限，并携带轴突出入皮质。

尽管大脑皮质每一层基本由神经元细胞体的存在或缺乏来划分，每层也含其他成分。第 I－III 层含神经元的顶端树突，胞体在 V 和 VI 层。而 V 和 VI 层含神经元基部树突，胞体在 III、IV 层。树突的分布较胞体位置更多的决定到达某特殊皮质神经元的输入信号外观。

皮质区并非有相同层状结构。比如，履行初级运动皮质功能的中央前回，基本上没有内粒层，所以叫非颗粒皮质。相反，发挥初级视觉皮质作用的枕叶皮质区具有特别突出的第 IV 层，这一层又可进一步细分为至少三个亚层。这两个皮质区域在组织结构切片上最容易识别。

可根据同丘脑的关系来理解缺少第 IV 层或第 IV 层明显突出的结构。第 IV 层是发自丘脑的感觉信息到达的主要目的地。在视觉高等的动物如人，外侧膝状核发出大量高度组织起来的输入信号到达初级视觉皮质的第 IV 层。另一方面，运动皮质主要是新皮质的一个输出区，所以几乎不接受直接来自丘脑的感觉信息。

初级视觉或运动皮质的特有层状结构不是新皮质的典型结构。然而，早期研究大脑皮质的学者，例如 Korbinian Brodmann 就利用第 IV 层以上和以下的组织层的相对突出性或者皮质区内不同细胞大小或包装特性来划分皮质区之间的界限。根据这些差异，1909 年他将大脑皮质划分为 47 个细胞结构区。

Brodmann 的划分和有关新皮质功能的最新信息部分吻合。现代神经解剖学和电生理学已能识别在他所研究的区域内 35 个以上的机能明确的皮质区。

4.大脑皮质的几个层将输入和输出信息组织在一起

分层结构的功能意义是什么？新皮质接受的输入信息来自：丘脑、双侧其他皮质区和其他各种来源。新皮质的输出信息也指向几个脑区，包括双侧其他新皮质区、基底节、丘脑、脑桥核以及脊髓。到达新皮质的不同输入信息似乎以不同的方式得以加工，输出信息产生于不同数量的神经元。神经元的分层提供一个有效的方式将新皮质神经元的输入－输出联系组织在一起。

在新皮质内部，信息连续地从一个加工中心传递到另一个中心。例如在视觉系统，初级视觉皮质和二级及三级视觉区域之间的联系称为联络性或前馈联系，大部分来源于Ⅲ层的细胞并终止于第Ⅳ层。从加工晚期到早期阶段的反馈投射也很典型；这些投射起源于Ⅴ和Ⅵ层的细胞，终止于Ⅰ/Ⅱ和Ⅵ层。

四、大脑皮质有两种主要的神经元细胞：投射神经元和中间神经元

皮质神经元形状大小各异。Santiago Ramon Y Cajal 的一位名叫 Raphael Lorente de No 的学生使用高尔基方法，仅仅根据皮质神经元的树突和轴突分布识别 40 多种不同类型的神经元。一般而言，皮质神经元与别处神经元一样，广义上划分为投射神经元和局部中间神经元。典型的投射神经元有锥体形状的细胞体，主要位于Ⅲ、Ⅴ和Ⅵ层，主要递质为兴奋性谷氨酸。局部神经元占新皮质中神经元的 20%～25%，定位于所有组织层，使用抑制性神经递质 GABA。

可根据神经元的连接方式和所含的共有递质区分几种类型的 GABA 能中间神经元。一些神经元的轴突终止于靶神经元的胞体，称为篮状细胞。其他一些神经元的轴突全部终止于靶神经元的轴突；由这些 GABA 能轴突组成的多列突触终末很像一个枝形吊灯，称为吊灯样细胞。一些 GABA 能神经元含有其他神经活性肽，如生长抑素，胆囊收缩素或鸦片肽。新皮质还有大量兴奋性中间神经元，主要位于第Ⅳ层，这些细胞有星形树突丛，递质为谷氨酸，同胞体附近的神经元形成突触。这些兴奋性中间神经元是新皮质内接受来自丘脑感觉信息的初级感受器。

新皮质的神经元不仅分布在层内，而且分布在穿过每个层的机能柱中。某个特定的机能柱的神经元倾向于具有相似的反应特性，可能是因为它们组成了一个局部加工网络系统。机能柱被认为是新皮质的基本计算单位。

在不同的皮质区以及不同种系，皮质内神经元的数目都惊人的相似。一个例外是初级视觉皮质，一个机能柱内神经元数目有两倍。所以，将人类和老鼠两者的大脑皮质加以区分的不是皮质厚度或机能柱的结构，而是机能柱的总数。人类大脑皮质表面积的巨大扩展可容纳更多的机能柱，从而拥有更大的计算能力。

1.大脑皮质下含有称作神经核的神经元功能组

大脑皮质有很多功能：加工感觉信息，将信息同情绪状态联系起来，将信息作为记忆储存起来，发动行为。这些功能都是由位于半球内部深处的三种结构调节：基底节、海马结构和杏仁核。基底节的主要成分是尾状核、壳和苍白球，其内神经元调节运动，对某些认知形式例如技能的学习发挥作用。接受来自大脑皮质所有部分的输入信息，但只将输出部分通过下丘脑运送到额叶。

海马和联合皮质区构成侧脑室颞角底部，这些结构结合在一起负责关于我们日常经历的长期记忆的形成。但海马不是记忆的永久储存位点。对海马的损害导致人不能产生新的记忆，但对旧的记忆并无明显损害。

杏仁核刚好位于海马头端，牵涉到对感觉刺激的情绪或动机意义分析以及协调多种脑系统行为使个体做出适当反应。接受来自主要感觉系统的输入信息，往回依次投射到新皮质、基底节、海马，以及包括丘脑在内的各种皮质下结构。通过从杏仁核到脑干的投射，杏仁核

可对外周神经系统的躯体和内脏成分加以调制，从而使身体对特殊情况的反应和谐地统一起来。杏仁核及其发出的联系可以调节对于危险的反应——恐惧感、心率和呼吸的改变（比如由于看见蛇而引起的反应）。

在组织结构薄层断面，借助任何一种普通染色的脑干来描述神经元细胞体，从外观上看，它们聚集在大小形状各异的细胞丛内，这些神经元细胞丛称作神经核。

许多神经核不是同类细胞的组合，而是含有各种各样的细胞。如，丘脑外侧膝状核的神经元聚集成具有不同功能或大或小的神经元交错带。即使是在由同类细胞组成的神经核内，用非特异性尼氏染色法观察时，运用其他染色方法如突出神经元树突结构的高尔基技术或突出神经元化学组成的组化或免疫组化方法，都可显示神经元细胞类型的多异质性。

所以神经核在脑内的划分取决于将神经元形象化的方法。事实上，现代神经解剖学在给划分脑区和脑的类型添加新鉴别标准方面取得了很大成效。一个有力的例子是，1970年，Bengt Falck和Nils Hillarp发展了一种组织荧光技术用于单胺神经递质的染色，使用该技术可在网状结构中辨认5-HT能、NE能或DA能神经元组。最近20年出现了许多别的强大技术，可用于划分神经元细胞类型的化学或基因组成，比如在原位杂交中可根据神经元表达的基因将神经元形象化。

特定的脑神经核及其产生的联系中神经元类型是细胞增生、迁移和分化的常规发展程序的终产物，因而在每个个体都很类似。脑神经核的位置和成分的一致性支持这一观点：对正常的脑功能而言，神经元的空间定位，在一个神经核内部同其他神经元的关系，以及神经元轴、树突在神经系统内的三维分布都至关重要。

2.大脑内部调制系统影响动机、情绪和记忆

一些脑区既不是纯感觉也不是纯运动的，而是调制性的。这些调制系统是神经元通路的基本成分，构成复杂行为的结构基础。复杂行为常以对某个原始需求如饥饿、干渴或睡眠的填补为目标，这样下丘脑的感觉和调制系统决定血糖水平。一旦血糖下降到低于某个重要水平，我们就感到饿。为了消除饥饿，感觉和调制加工必须首先发挥作用。因此，捕食者环视周围查看捕食线索，包括眼睛所见、声音或气味时，脑内调制系统让感觉器官集中注意到和喂食相关的刺激。

唤起和选择注意的神经元基础不太清楚。脑干独立调制系统参与这些功能。有一小组调制神经元含NE和5-HT递质，递质影响对前脑结构的调制，从而建立动物的一般唤起水平。另一组调制神经元为Meynert基底核，与唤起或注意有关，在端脑的基底前脑部分，位于基底神经节下方。基底核的胆碱能神经元发出联系到达几乎所有的新皮质，在新皮质参与加速认知或感性过程的注意机制。

如果捕食者找到可能的食物，多种皮质和皮质下结构决定物品是否可食用。一旦食物被辨认出来，其他的皮质和皮质下结构发动复杂的意志运动程序让动物接触食物，捕获食物并将食物放入口中咀嚼然后吞下。

最后，动物在消费食物中体验的生理满足强化了引起连续捕食的行为。中脑DA能神经元调制系统调节这些行为奖励因素，对老鼠的实验说明了这些作用。把电极置入动物的奖赏部位并且允许动物按压杠杆以电刺激其脑部，老鼠宁可刺激自己脑部以获得食物或水、从事性行为或其他任何自然奖励的活动。

3.外周感受器只在解剖上但在功能上并不独立于 CNS

大脑加工关于环境的连续信息流,环境包括身体的外部环境及内部环境。信息由外周神经系统提供,外周神经系统虽然在解剖上独立于 CNS,可在功能上却彼此联系在一起。

外周神经系统分自主和躯体部分。躯体部分包括支配皮肤、肌肉和关节的感觉神经元,感觉神经元细胞体在背根神经节和颅神经节内,同这些神经节细胞联系的感受器发出和肌肉、躯体位置及体表触觉和压力有关的感觉信息到达 CNS。

自主部分调制内脏感觉,以及内脏、平滑肌和外分泌腺的运动控制,由交感、副交感和肠神经系统组成。交感系统参与身体对应激的应答,而副交感系统负责身体资源的保存和体内稳态的恢复。肠神经系统调节肠平滑肌的功能。

第四节　脑干

脑干(brainstem)是位于脊髓和间脑之间的较小部分,位于大脑的下面,脑干的延髓部分下连脊髓。呈不规则的柱状形。脑干自下而上由延髓、脑桥、中脑三部分组成。

上面连有第 3~12 对脑神经。脑干内的白质由上、下行的传导束,以及脑干各部所发出的神经纤维所构成。是大脑、小脑与脊髓相互联系的重要通路。脑干内灰质分散成大小不等的灰质块,叫神经核。神经核与接受外围的传入冲动和传出冲动支配器官的活动,以及上行下行传导束的传导有关。此外,在延髓和脑桥里有调节心血管运动、呼吸、吞咽、呕吐等重要生理活动的反射中枢。若这些中枢受损伤,将引起心搏、血压的严重障碍,甚至危及生命。

延髓尾端在枕骨大孔处与脊髓接续,中脑头端与间脑相接。延髓和脑桥恰卧于颅底的斜坡上。

脑干的功能主要是维持个体生命,包括心跳、呼吸、消化等重要生理功能,均与脑干的功能有关。

经由脊髓传至脑的神经冲动,呈交叉方式进入:来自脊髓右边的冲动,先传至脑干的左边,然后再送入大脑;来自脊髓左边者,先送入脑干的右边,再传到大脑。

1.脑干的外形

脑干腹侧面

在延髓的正中裂处,有左右交叉的纤维,称锥体交叉,是延髓和脊髓的分界。正中裂的两侧纵行的隆起,为皮质脊髓束(或锥体束)所构成的锥体。脑桥的下端以桥延沟与延髓分界,上端与中脑的大脑脚相接。

(1)延髓的外形:枕骨大孔至延髓脑桥沟之间。有锥体、锥体交叉、橄榄、舌下神经根、舌咽神经、迷走神经、副神经。

(2)脑桥的外形:有脑桥基底部、脑桥基底沟、桥臂、三叉神经根、展神经、面神经、前庭蜗神经、脑桥小脑角。

(3)中脑的外形:以视束与间脑分界,有大脑脚、脚间窝、动眼神经。

2.脑干背侧面

延髓可分为上、下两段。下段称为闭合部,其室腔为脊髓中央管的延续,正中沟的两侧为薄束结节和楔束结节,其中分别隐有薄束核与楔束核。脑桥的背面构成第四脑室底的上半部。在第四脑室底具有横行的髓纹，是延髓和脑桥的分界标志。

（1）延髓和脑桥：有第四脑室底、菱脑峡、左右小脑上脚、前后髓帆、滑车神经。

（2）菱形窝：是第四脑室底。菱形窝下界：薄束、楔束结节、小脑下脚。上界：小脑上脚。两侧角：第四脑室外侧隐窝。髓纹、界沟、内侧隆起、面神经丘、蓝斑、外侧区、前庭区、听结节、舌下神经三角、迷走神经三角。

（3）中脑的外形：顶盖、上下丘、上下丘臂。

3.构造

（1）延髓（medulla）：延髓居于脑的最下部，与脊髓相连；其主要功能为控制呼吸、心跳、消化等，支配呼吸、排泄、吞咽、肠胃等活动。

（2）脑桥（pons）：脑桥位于中脑与延脑之间。脑桥的白质神经纤维，通到小脑皮质，可将神经冲动自小脑一半球传至另一半球，使之发挥协调身体两侧肌肉活动的功能，对人的睡眠有调节和控制作用。

（3）中脑（midbrain）：中脑位于脑桥之上，恰好是整个脑的中点。中脑是视觉与听觉的反射中枢，凡是瞳孔、眼球、肌肉等活动，均受中脑的控制。

（4）网状系统（reticular system）：网状系统居于脑干的中央，是由许多错综复杂的神经元集合而成的网状结构。网状系统的主要功能是控制觉醒、注意、睡眠等不同层次的意识状态。

4.内部结构

脑干神经核的排列规律，自界沟由内向外：一般躯体运动核、特殊内脏运动核（向腹侧迁移）、一般内脏运动核、一般内脏感觉核、特殊内脏感觉核、一般躯体感觉核（向腹外侧迁移）、特殊躯体感觉核。

（1）一般躯体运动核

动眼神经核：支配上睑提肌、上直肌、内直肌、下斜肌、下直肌。

滑车神经核：交叉出脑，支配上斜肌。

展神经核：外直肌。

舌下神经核：舌内、外肌。

（2）特殊内脏运动核（向腹侧迁移）

三叉神经运动核：咀嚼肌，下颌舌骨肌，二腹肌，前腹。

面神经核：支配全部表情肌二腹肌后腹茎突舌骨肌镫骨肌。

背侧核：额肌，眼轮匝肌。

腹侧核：口周围肌。

疑核：纤维加入舌咽迷走副神经支配，咽喉肌。

副神经核：发出纤维组成副神经脊髓根，支配胸锁乳突肌和斜方肌。

（3）一般内脏运动核

动眼神经副核：瞳孔括约肌睫状肌。

上泌涎核：纤维加入面神经，支配泪腺舌下腺、下颌下腺及口腔鼻腔的腺体。

下泌涎核：纤维加入舌咽神经经耳神经节支配腮腺的分泌。

迷走神经背核：纤维经迷走神经，在器官内和旁节交换神经元－节后纤维管理胸腹腔内脏平滑肌、心肌、腺体的运动和分泌。

（4）一般内脏感觉核

孤束核：内脏器官的黏膜血管壁的一般内脏感觉—舌咽迷走面神经—孤束—孤束核—发出纤维到上行到间脑，中继后达高级中枢。

脑干运动核：参与内脏反射，网状结构，参与呼吸循环和呕吐反射。

5.特殊内脏感觉核

孤束核背侧小部分：接受面神经舌咽神经传入的味觉纤维。

6.一般躯体感觉核（向腹外侧迁移）

三叉神经核

三叉神经脊束核：额面鼻口腔黏膜的痛温触觉。

三叉神经感觉核：额面鼻口腔的触压觉。

三叉神经中脑核：与额面部的本体感觉有关。

7.特殊躯体感觉核

蜗神经核：声波刺激螺旋器周围突耳蜗神经，节中枢突蜗神经前后核斜方体（大部交叉，部分未交叉终达同侧听觉中枢；蜗神经核的部分纤维中途止于上橄榄核斜方体核外侧丘系核，参与听觉反射）外侧丘系内侧膝状体听辐射颞叶听觉中枢。

前庭神经核：前庭神经的纤维一部分直接经小脑下脚入小脑，其他纤维达前庭神经核。

8.脑干中其他重要神经核团

薄束核和楔束核、楔束副核、上丘核、下丘核、顶盖前区、蓝斑、网状结构的核群、红核、黑质、下橄榄核。

【脑干水平切面】

（1）延髓：运动交叉或锥体交叉平面，感觉交叉或丘系交叉平面，橄榄中段平面。

（2）脑桥：听结节平面、面神经丘平面、三叉神经根平面。

（3）中脑：下丘平面、上丘平面。

【脑干的功能】

脑干的功能主要是维持个体生命，包括心跳、呼吸、消化、体温、睡眠等重要生理功能，均与脑干的功能有关。

经由脊髓传至脑的神经冲动，呈交叉方式进入：来自脊髓右边的冲动，先传至脑干的左边，然后再送入大脑；来自脊髓左边者，先送入脑干的右边，再传到大脑。

第五节　小脑

小脑位于大脑半球后方，覆盖在脑桥及延髓之上，横跨在中脑和延髓之间。它由胚胎早期的菱脑分化而来，小脑通过它与大脑、脑干和脊髓之间丰富的传入和传出联系，参与躯体平衡和肌肉张力（肌紧张）的调节，以及随意运动的协调。

【结构形态】

1.外部形态

中部狭窄称小脑蚓（vermis），两侧膨大部称小脑半球，小脑下面靠小脑蚓两侧小脑半球突起称小脑扁桃体（tonsil of cerebellum）。

2.内部结构

（1）皮质。

（2）髓质（髓体）：顶核、中间核（拴状核、球状核）、齿状核。

（3）分叶。

1）按形态结构和进化可分为：绒球小结叶（flocculonodular lobe 原小脑或古小脑），小脑前叶（anterior lobe 旧小脑），小脑后叶（posterior lobe 新小脑）。

2）按功能可分为：前庭小脑（原小脑或古小脑 archicerebellum），脊髓小脑（旧小脑 paleo-cerebellum），大脑小脑（新小脑 neocerebellum）。

【纤维联系和功能】

（1）前庭小脑：调整肌紧张，维持身体平衡。（病变引起平衡失调）

（2）脊髓小脑：控制肌肉的张力和协调。（病变引起共济失调）

（3）大脑小脑：影响运动的起始、计划和协调，包括确定运动的力量、方向和范围。

【进化过程】

原始的小脑出现在圆口类的七鳃鳗。在大多数鱼类，小脑还不发达，体积小，表面光滑，它只是横跨在第四脑室上方的一小块凸起的顶壁。软骨鱼纲中的鲨鱼小脑较大，表面甚至出现沟裂。两栖类，表面也缺乏沟回。少数在海中洄游的龟类小脑的体积在整个脑中占有较大的比重。爬行类的小脑内部开始出现神经核团，这标志着小脑联系增多。鸟类的小脑非常发达，在种系发生上显得突出。它的小脑体积大，表面沟回紧凑，位于内侧的新小脑部分特别发达，接受来自脊髓的传入纤维和来自上位脑结构的投射纤系也更核亦随之发达。到了哺乳类，小脑进一步发展，新小脑、旧小脑及古小脑分部清楚，表面的沟回变得更为复杂，神经核团更加分化、发达，其生理功能也更为完善和重要。

【小脑解剖学】

从外观上看，小脑中间有一条纵贯上下的狭窄部分，卷曲如虫，称为蚓部。蚓部两侧有两个膨隆团块称为小脑半球。在小脑蚓部和半球表面有一些横行的沟和裂，将小脑分成许多回、叶和小叶。在这些横贯小脑表面的沟和裂中，后外侧裂和原裂是小脑分叶的依据。后外侧裂将小脑分成绒球小结叶和小脑体两大部分，而原裂又将小脑体分成前叶和后叶。这样，前叶、后叶和绒球小结叶便构成了小脑 3 个横向组成的分部。在小脑的分叶中，为了简化命名，拉塞尔提出罗马字的命名系统，他将小脑蚓部从前到后按 Ⅰ～Ⅹ 次序分成 10 个小叶；对小叶的半球部分，则在代表各小叶的罗马字前冠以 H，例如 HⅥ即表示小脑第Ⅵ小叶的半球部分。

从发生学的观点来看，绒球小结叶出现最早，是小脑最古老的部分，被称为古小脑，它主要接受来自前庭核和前庭神经的传入纤维，调节躯干肌肉的活动，在维持肌紧张、身体平衡和姿势等方面起重要作用；前、后叶的蚓部及后叶蚓部的后外侧部出现得稍晚，称为旧小脑，其主要功能与头部和身体的本体感受和外感受的传入信息有关，有调节肌紧张的作用；小脑半球的大部分和部分蚓部发展得最晚，称为新小脑，它在人类最为发达，主要接受经脑桥接转的来自大脑皮质的纤维，参与由大脑皮质发起的随意运动的调节。在位相性的活动和肌肉的协调运动过程中起重要作用。

小脑的表面被覆着一层灰质，叫作小脑皮质；皮质的下方是小脑髓质，由出入小脑的神经纤维和 4 对小脑深部核团组成。小脑皮质分为 3 层，从表及里分别为分子层、浦肯野氏细胞层和颗粒细胞层，皮质里含有星状细胞、篮状细胞、浦肯野氏细胞、高尔基氏细胞和颗粒细胞等 5 种神经元二在这些细胞中只有浦肯野氏细胞发出轴突离开小脑皮质，成为小脑皮质中唯一的传出神经元；其他 4 种均为中间神经元，它们的神经末梢都分布在小脑皮质之内。所有小脑叶片都有同样的神经组织结构。

在分子层内，星状细胞和篮状细胞（亦称内星状细胞）的轴突走向均与小脑叶片的长轴相垂直。每个星状细胞都有抑制性的轴树突触与数个浦肯野氏细胞的树突相接触，每个篮状细胞都有抑制性的轴体突触通过它的筐篮状神经末梢与数个浦肯野氏细胞的胞体相接触；在颗粒层内，每个颗粒细胞有一个胞体和 4～6 支短的树突。颗粒细胞的轴突向上伸至分子层，在那里呈 T 字形分成两支，以相反的方向沿着叶片的长轴走行，被称为平行纤维，其长度可达 5～7mm。平行纤维与浦肯野氏细胞、星状细胞、篮状细胞和高尔基氏细胞的树突形成兴奋性的轴树突触。高尔基氏细胞位于颗粒层的上部，它的树突分支伸向分子屋，轴突却终止于颗粒层，与颗粒细胞的树突和苔状纤维的末梢共同组成小脑小球，成为一种突触复合体，即苔状纤维的末梢与颗粒细胞的树突之间为兴奋性突触，高尔基氏细胞的轴突与颗粒细胞的树突之间为抑制性突触；在浦肯野氏细胞层内，浦肯野氏细胞的胞体排列整齐有序，其树突分支伸向分子层，沿与叶片相垂直的平面分布，而它的轴突则向下穿出小脑皮质，与小脑深部核团的神经元接触而形成抑制性突触。每个浦肯野氏细胞的轴突都有返行的侧支与其他的浦肯野氏细胞、高尔基氏细胞及篮状细胞构成抑制性突触。在小脑左、右半球深部的髓质中，每侧各埋藏着 4 个由神经细胞群构成的神经核团，由内侧向外侧分别为顶核、栓状核、球状核和齿状核，其中栓状核和球状核常合称为间位核。

小脑与外部的联系通过 3 对由小脑传入和传出纤维组成的巨大神经纤维束进行，分别称为上、中、下小脑脚或小脑臂。小脑借这 3 对脚与脑干相连，而且通过它们与其他的神经结构相联系，是小脑与外部联系的必经之路。在小脑脚中，传出纤维占四分之一，而传入纤维约占四分之三。

由小脑皮质的传出神经元浦肯野氏细胞轴突构成的传出纤维，首先到达小脑的深部核团，在这些核团转换神经元后，再离开小脑。从小脑皮质浦肯野氏细胞到小脑深部核团的纤维联系，称为皮质－核团投射。这种投射具有一定的方位特征，蚓部皮质的浦肯野氏细胞主要投射到顶核，部分投射到前庭外侧核；半球部皮质的浦肯野氏细胞投射到齿状核；介于蚓部和半球之间的旁蚓皮质的浦肯野氏细胞则投射到顶核和齿状核之间的间位核。根据皮质－核团投射的这种解剖学特征，可将小脑分成三个纵向区：内侧区，由蚓部皮质和它所投射到的顶核共同组成，该纵区管理整个躯体的姿势、肌紧张和平衡；外侧区，由半球皮质和齿状核组成，管理同侧肢体的灵巧运动；间位区，由旁蚓皮质和间位核组成，管理同侧肢体的姿势和灵巧运动。近年的研究，又进一步将上述 3 个纵区划分为 7 个纵区。

【传入系统】

在小脑的传入方面，一般可分为苔状纤维和攀缘纤维两个传入系统。苔状纤维传入系统包括：来自身体的本体感受器和外感受器的冲动，通过脊髓小脑束、楔小脑束传至小脑前叶，来自脑干及小脑深部核团的冲动，通过网状核群经网状小脑束投射到小脑前叶和蚓部，这些纤维大部分为不交叉的投射；来自头部本体感受器和外感受器的冲动，经三叉神经核和三叉小脑束投射到小脑的第V和第Ⅵ小叶；来自前庭神经的第1级纤维和前庭神经核的第2级纤维，组成前庭小脑束投射到绒球小结叶皮质和邻近小脑皮质，以及终止于顶核；来自大脑皮质的冲动，经皮质脑桥束下行到达脑桥核，再经脑桥小脑束投射到新、旧小脑的皮质。这些传入小脑的纤维共同组成了苔状纤维传入系统。攀缘纤维传入系统包括来自大脑皮质、脑干网状核群、红核以及小脑深部核团的冲动，投射到延髓的下橄榄核，然后投射到对侧的全部小脑皮质。从下橄榄核到小脑皮质的投射有着相当精细的对应关系。下橄榄核为一板层结构，由背侧副橄榄核、主橄榄核和内侧副橄榄核等3个部分组成。副橄榄核的不同部分投射到小脑蚓部皮质的不同纵区，主橄榄核的背板和腹板投射到一侧小脑半球，而主橄核的外侧枝和背帽则投射到绒球小结叶。此外，由于研究的不断深入，还提出了小脑第3传入系统，即单胺能神经元传入投射。它与苔状纤维和瓣缘纤维有着不同的形态学和生理学特征。这种单胺能神经纤维的数量较苔状纤维和攀缘纤维要少得多。根据单胺能神经元传入末梢产生和释放的递质不同，又可将它进一步分为去甲肾上腺素能投射和5-羟色胺能投射。前者起源于延髓的蓝斑，投射到整个小脑皮质，以蚓部、绒球和腹侧旁绒球最为密集；后者起源于中缝核群，投射到除小脑皮质第Ⅵ小叶以外的几乎所有区域，其中第ⅥAx小叶的蚓部和HⅧA部位的皮质投射密度最大。第3传入系统在小脑可能起一种调节作用，而不是像苔状纤维或攀缘纤维传入系统那样起着特异信息的传递作用。

形态学和电生理学研究证明在小脑有一种皮质核团的微复合体的结构与功能单位。这一单位是由小脑皮质核团投射的微纵区，以及与它相对应的下橄榄核—小脑皮质区投射共同组成。有人测算人类小脑的结构与功能单位多达5000个。由于皮质核团微复合体的活动，使小脑在调控运动中对于信号的处理更为精确。

【功能】

小脑通过它与大脑、脑干和脊髓之间丰富的传入和传出联系，参与躯体平衡和肌肉张力（肌紧张）的调节，以及随意运动的协调。小脑就像一个大的调节器。人喝醉酒时走路会晃晃悠悠，就是因为酒精麻痹了小脑，有一个实验：将一只狗摘除小脑，狗走路就会失去协调。

1.调节躯体平衡

小脑对于躯体平衡的调节，是由绒球小结叶，即由小脑进行的。躯体的平衡调节是一个反射性过程，绒球小结叶是这一反射活动的中枢装置。躯体平衡变化的信息由前庭器官所感知，经前庭神经和前庭核传入小脑的绒球小结叶，小脑据此发出对躯体平衡的调节冲动，经前庭脊髓束到达脊髓前角运动神经元，再经脊神经到达肌肉，协调了有关颌颅肌群的运动和张力，从而使躯体保持平衡。例如，当人站立而头向后部仰时，膝和踝关节将自动地作屈曲运动，以对抗由于头后仰所造成的身体重心的转移，使身体保持平衡而不跌倒。在这一过程中，膝与踝关节为配合头向后仰而作的辅助性屈曲运动，就是由于小脑发出的调节性冲动，协调了有关肌肉的运动和张力的结果。如果绒球小结叶受到损伤，将破坏躯体的平衡机能。切除了绒球小结叶的猴不能站立，总是坐在笼子的角落里，以笼子的两边支撑身体来保持平衡。在人类，绒小结叶如受损伤或压迫，患者的身体平衡将严重失调，身体倾斜，走路时步态蹒跚。研究还表明，蚓部皮质也接受与躯体平衡有关的本体感觉和视觉冲动的传入，顶核与前庭核之间有许多纤维来往。因此，由蚓部皮质和顶核组成的纵向内侧区也参与了躯体平衡，主要是站立的调节。内侧区的损伤也将造成平衡和站立的困难。

2.调节肌紧张

肌紧张是肌肉中不同肌纤维群轮换地收缩，使整个肌肉处于经常的轻度收缩状态，从而维持了躯体站立姿势的一种基本的反射活动。小脑可以调节肌紧张活动，其调节作用表现为抑制肌紧张和易化肌紧张两个方面。小脑抑制肌紧张的作用主要是前叶（旧小脑）蚓部的机能，这一抑制作用在去大脑动物上表现得最为明显。刺激去大脑猫小脑前叶的蚓部，可以减弱动物因去大脑而造成的伸肌过度紧张现象；反之，切除该部位则使去大脑僵直加强，这些现象都说明小脑有抑制肌紧张的作用。小脑对肌紧张的易化作用是由前叶的两侧部位来实现的。刺激猴的小脑前叶两侧部位，可加强伸肌的紧张状态，并减弱屈肌的紧张。在人类，这个部位的损伤则引起肌无力或低紧张现象。小脑前叶对于肌紧张的抑制或易化作用是通过脑干网状结构中的肌紧张抑制区和易化区实现的。这两个区是控制骨骼肌紧张的中枢部位，它们通过下行的网状脊髓束控制脊髓前角的γ运动神经元的活动。易化区的下行冲动可以加强γ运动神经元的活动，使肌紧张加强；抑制区则可减弱γ运动神经元的活动，使肌紧张减弱。

在正常情况下，脑干网状结构的肌紧张抑制区和易化区的活动，在高级中枢大脑、纹状体和小脑等的影响下保持着动态的平衡，从而使肌紧张维持在正常的状态，如果由于某种原因加强或减弱了小脑（前叶的蚓部或外侧部）对脑干网状结构肌紧张抑制区或易化区的影响，将会破坏这两个低级中枢之间原有的平衡，使肌紧张活动加强或减弱。此外，小脑还可以通过前庭外侧核调节肌紧张活动。从前庭外侧核有前庭脊髓束到达脊髓，紧张性冲动通过这条下行的传导束，提高脊髓前角α运动神经元的活动，使肌紧张加强。从小脑的蚓部皮质到前庭外侧核有直接的和经顶核接转的间接纤维投射，其中的直接纤维投射对于前庭外侧核来说是一条抑制性的通路，它减弱前庭外侧核的紧张性活动，进而使脊髓前角α运动神经元的活动水平下降，导致肌紧张的减弱；从蚓部皮质经顶核到前庭外侧核的间接投射则是一条兴奋性的通路，顶核可以通过这条通路加强前庭外侧核的活动，其最终结果是使肌紧张活动加强。所以，局限于蚓部皮质的损伤，使去大脑动物的僵直现象加强；顶核的损伤则使去大脑动物的肌张力减弱。

3.协调随意运动

随意运动是大脑皮质发动的意向性运动，而对随意运动的协调则是由小脑的半球部分，即新小脑完成的。新小脑的损伤，将使受害者的肌紧张减退和随意运动的协调性紊乱，称为小脑性共济失调。主要的表现有：运动的准确性发生障碍。产生意向性震颤现象，当病人留意做某动作，如用手指鼻时，手指发生颤抖，愈接近目标，手指颤抖得愈厉害，因而不能把握运动的准确方向；动作的协调性发生障碍。患者丧失使一个动作停止而立即转换为相反方向的动作的能力，运动时动作分解不连续。例如，病人不能完成快速翻转手掌这类简单、快速的轮替运动，称为轮替运动失常；当完成一个方向的运动并需要转换运动的方向时，患者必须先停下来思考下一步的动作，才能再重新开始新的运动。所有这些列举的症状只在运动中表现出来，说明新小脑对随意运动起着重要的协调作用，这种协调作用，是小脑对大脑皮质和脊髓活动进行调节的结果。在大脑皮质与小脑之间存在着双向的神经连接，大脑皮质发出传导运动信息的锥体束在下行过程中，有侧枝在脑桥的脑桥核换神经元，再由脑桥核发出纤维进入小脑，形成皮质－脑桥小脑束；而小脑向大脑皮质的投射，由新小脑皮质的浦肯野氏细胞的轴突投射到深部的齿状核，再由齿状核发出纤维出小脑，经丘脑腹外侧核到达大脑皮质的运动区，这就是齿状核－丘脑皮质束，这两条传导束构成了小脑调节大脑皮质运动区活动的基本环路。当大脑皮质运动区将引起肌肉收缩的运动冲动经锥体束传向脊髓的时候，也同时有侧枝冲动经皮质－脑桥小脑束到达小脑。有关的肌肉在接收到这些运动冲动而发生收缩时，肌肉中的肌梭等本体感受器又将它们所感受的有关肌肉运动的本体冲动，经脊髓小脑束传入小脑。这样，在随意运动进行的每一瞬间，小脑即接受到大脑皮质给出的引起运动的指令，又获取了肌肉执行运动指令的信息。在对两者进行比较之后，小脑皮质的浦肯野氏细胞发出的冲动对小脑深部核团，主要是齿状核的活动进行调整，再由齿状核发出冲动经齿状核－丘脑皮质束反馈到大脑皮质运动区，通过易化或抑制作用相应地调整了大脑皮质运动区的活动。在另一方面，小脑在接受脊髓小脑束传来的肌肉运动的本体信息后，还经红核和红核脊髓束将调节性冲动传向脊髓，调整运动神经元的活动。小脑就是这样在随意运动进行的过程中，即时、不断地调整着大脑皮质运动区、红核和脊髓的活动，使运动能够准确、平稳和顺利地进行。

新小脑皮质的外侧部（外侧区）和内侧部（间位区）及其相应的投射核团齿状核和间位核，在随意运动的起始和完成中起着不同的作用。小脑皮质的外侧区和齿状核，通过其与大脑皮质之间的交互联系，在随意运动发生的早期与大脑皮质联络区、基底神经节、丘脑腹外侧核等神经结构一起，参加了随意运动的设计和运动程序的编制；而小脑皮质的间位区和间位核则参加了随意运动的执行。例如，在猴开始做腕关节的屈或伸运动之前，小脑深部的齿状核和间位核就有细胞放电的变化，但是，齿状核细胞的放电变化却发生在间位核细胞之前，而且放电的型式也较间位核细胞复杂，这种反应时间的先后及反应型式的差别，表明小脑半球的这两个纵区及其相应的投射核团，在随意运动中起着不同的作用。

此外，小脑与运动性的学习记忆和心血管活动也有一定的关系。在家兔瞬膜条件反射的形成和保持中，海马 CA1、CA3 区、小脑皮质第Ⅵ小叶的半球部分（HVI）以及间位核的有关神经元均能产生学习关联性发放。损毁小脑皮质 HⅥ 和间位核，可使上述条件反射以及海马 CA1、CA3 区的学习关联性发放消失。电刺激小脑顶核的嘴侧部能引起明显的心血管反应，包括动脉血压明显升高；心率加快、心律异常，压力感受性和化学感受性调制作用的改变等，这种心血管反应称为顶核升压反应。

小脑的绒球小结叶与身体平衡功能有关，动物切除绒球小结叶后则平衡失调。实验观察到，切除绒球小结叶的猴，由于平衡功能失调而不能站立，只能躲在墙角里依靠墙壁而站立；但其随意运动仍然很协调，能很好地完成吃食动作。在第四脑室附近出现肿瘤的病人，由于肿瘤往往压迫损伤绒球小结叶，患者站立不稳，但其肌肉运动协调仍良好。

小脑前叶与调节肌紧张有关，前叶蚓部具有抑制肌紧张的作用，而前叶两侧部具有易化肌紧张的作用，它们分别与脑干网状结构抑制区和易化区有结构和功能上的联系。

小脑半球与随意运动的协调有密切的关系。小脑半球与大脑皮质有双向性联系，大脑皮质的一部分传出纤维在脑桥换神经元后，投射到小脑半球；小脑半球的传出纤维则在齿状核换神经元，从齿状核发出的纤维可以直接投射到丘脑腹外侧部分或经红核换元后再投射到丘脑腹外侧部分，转而投射到大脑皮质，形成大小脑之间的反馈联系。这一反馈联系对大脑皮质发动的随意运动起调节作用，并在人类中最为发达。小脑半球损伤后，患者随意动作的力诅、方向、速度和范围均不能很好地控制，同时肌张力减退、四肢乏力。患者不能完成精巧动作，肌肉在完成动作时抖动而把握不住动作的方向（称为意向性震颤），行走摇晃呈酩酊蹒跚状，如动作越迅速则协调障碍也越明显。病人不能进行拮抗肌轮替快复动作（例如上臂不断交替进行内旋与外旋），但当静止时则看不出肌肉有异常的运动。因此说明，小脑半球是对肌肉在运动过程中起协调作用的。小脑半球损伤后的动作性协调障碍，称为小脑性共济失调。

第六节　间脑

间脑位于中脑之上，尾状核和内囊的内侧。间脑一般被分成丘脑、丘脑上部、丘脑下部、丘脑底部和丘脑后部五个部分。两侧丘脑和丘脑下部相互接合，中间夹一矢状腔隙称第三脑室。第三脑室经其两侧的室间孔与侧脑室相通，向下通过中脑导水管与第四脑室相通。

1.丘脑（又称背侧丘脑）

丘脑是间脑中最大的卵圆形灰质核团，位于第三脑室的两侧，左、右丘脑借灰质团块（称中间块）相连。

由前脑泡的后部分化而成的高级中枢。位于中脑和大脑半球之间，左右各一，包埋在大脑两半球内，外侧以内囊与大脑的纹状体相隔。左右间脑之间的腔隙为第三脑室，其底部与脑下垂体连接，后上部有松果体。背侧丘脑不仅是感觉的转换站，也是一个复杂的分析整合中枢；下丘脑是较高级的调节内脏及内分泌活动的中枢。

2.上丘脑

位于第三脑室顶部周围，包括丘脑髓纹、缰核和松果体。前两者属边缘系统，松果体为内分泌器官。上丘脑与嗅觉、视觉有密切关系。

【丘脑的功能】

丘脑不仅是除嗅觉外一切感觉冲动传向大脑皮质的转换站，而且是重要的感觉整合机构之一。

丘脑在维持和调节意识状态、警觉和注意力方面也起重要作用。丘脑不仅与一般和特殊型式的激醒有关，而且和情绪联想有关。某些丘脑核团还可作为运动整合中枢，它接受小脑和纹状体的投射纤维。

感觉中继核群。接受特异性感觉的投射纤维，经过转换后再投射到大脑皮质特定感觉区。此核群包括腹后核及内侧膝状体和外侧膝状体。腹后核是躯体感觉传入系统中传导精细触觉和位置觉的内侧丘系，传导肢体和躯干痛、温觉和一般触觉的脊丘系及传导头面部痛、温觉的三叉丘系的终止点。然后，再由此核发出纤维至皮质中央后回皮质躯体感觉区。内侧膝状体是听觉通路上的转换站，其传入纤维主要来自中脑的下丘，其投射纤维至听皮质。外侧膝状体是视觉通路上的转换站，它接受来自同侧颞侧和对侧扒侧视网膜的传入纤维；其投射纤维至视皮质。因此，此类核群是将机体所有特定的感觉冲动（除嗅觉外）传向大脑皮质特定区域，具有点对点的投射关系，从而产生特定的感觉。外周感受器的冲动，很多在丘脑水平合成或整合，然后再投射至特异皮质感觉区。触觉、温觉和痛觉在丘脑水平以下，是分别独立存在的，但在丘脑以上，这些感觉常融合在一起。因此，皮质与外周感受器不直接发生关系，而是通过丘脑的整合。

大脑皮质中继核群。包括前核外侧核及腹前核。此核群接受来自特异皮质下结构的冲动，经转换后投射至定位明确的皮质区。前核接受下丘脑最大的传出纤维束。经前核转换后再投射至扣带回。丘脑腹外侧核接受小脑、苍白球和黑质的传出纤维，转换后投射至中央前回运动皮质。此核是投射至运动皮质的主要皮质下结构，会聚在此核的冲动必然深深影响大脑皮质的运动功能。腹前核虽然接受来自苍白球和黑质网状核的投射，但仅部分神经元将冲动转换后传入大脑皮质。腹前核与髓板内核及背内侧核有纤维连接，因此，腹前核兼有特异和非特异丘脑核的特征。

联络核群。主要包括背内侧核群（DM）、外侧背核（LD）、外侧后核（LP）及丘脑枕。这些核群很少接受上行来的直接投射纤维，而是接受大量的间脑其他核团的纤维，更换神经元后再投射到大脑额叶、顶叶和颞叶皮质联络区。背内侧核群在灵长类和人类最明显，在此核水平的躯体冲动常易受内脏活动的影响，从而在皮质产生特殊的感觉。外侧背核和外侧后核主要接受来自腹侧核的纤维，与复杂的躯体感觉联络机制有关。

髓板内核群。是丘脑的古老部分，包括中央中核、束旁核等。这些核群与大脑皮质无直接联系，而是间接地通过多突触接替更换神经元，然后再弥散地投射到整个大脑皮质。此系统能把由脑干传来的大多数弥散的易化性信号转送到大脑皮质的所有部分，从而引起大脑皮质的普遍激活。

非特异性丘脑皮质投射系统，不仅包括髓板内核，还包括中线核群及部分腹前核。此系统对皮质、额皮质联络区和皮质下结构都有持久的影响，特别是丘脑联络核群。

综上所述，丘脑主要接受两方面的传入，即外周和皮质的，前者带来由于机体内、外环境变化而引起的感觉冲动；而皮质投射又将大脑皮质记忆机制和丘脑联系在一起，并将丘脑置于皮质控制之下。丘脑还与下丘脑和纹状体皮质下结构有纤维连接，通过此连接，丘脑可影响内脏和躯体效应器。

第七节　端脑

大脑包括端脑和间脑，端脑包括左右大脑半球。端脑是脊椎动物脑的高级神经系统的主要部分，由左右两半球组成，在人类为脑的最大部分，是控制运动、产生感觉及实现高级脑功能的高级神经中枢。脊椎动物的端脑在胚胎时是神经管头端薄壁的膨起部分，以后发展成大脑两半球，主要包括大脑皮质、大脑髓质和基底核等三个部分。

【脑半球内部结构】

1.大脑皮质功能区

（1）第Ⅰ躯体运动区：中央前回和中央旁小叶前部。

（2）第Ⅰ躯体感觉区：中央后回和中央旁小叶后部。

（3）视觉区：距状沟两侧皮质。

（4）听觉区：颞横回。

（5）平衡觉区：中央后回下部头面部代表区附近。

（6）味觉区：中央后回下方岛叶。

（7）嗅觉区：海马旁回钩附近

（8）**语言中枢**

1）运动性语言中枢：额下回后部。

2）书写中枢：额中回后部。

3）听觉性语言中枢：颞上回后部。

4）视觉性语言中枢：角回。

2.基底核

包埋于大脑髓质中的灰质团块，位于大脑基底部。主要包括尾状核、豆状核、屏状核、杏仁体等。

纹状体：尾状核、豆状核合称纹状体。主要功能是维持骨骼肌的张力，协调肌群运动。

3.大脑髓质

（1）联络纤维：连结同侧大脑半球。

（2）连合纤维：包括胼胝体、前连合和穹隆连合。

（3）投射纤维：主要是内囊。

内囊：位于背侧丘脑、尾状核、豆状核之间，由上行的感觉纤维和下行的运动纤维构成。在脑的水平切面上呈"＞＜"状，分为内囊前肢、内囊膝、内囊后肢三部分。

1）内囊前肢：位于豆状核和尾状核之间。

2）内囊后肢：位于豆状核和背侧丘脑之间。有皮质脊髓束、皮质红核束、丘脑中央辐射、顶枕颞桥束、视辐射和听辐射的纤维通过。

3）内囊膝：位于内囊前肢和内囊后肢汇合处，有皮质核束通过。

损伤后出现偏身感觉丧失、对侧偏瘫和偏盲，即"三偏综合征"。

【边缘系统】

由边缘叶及其他有关的皮质和皮质下结构如杏仁体、下丘脑、上丘脑、背侧丘脑前核和中脑被盖共同组成。该系统在进化上属脑的古老部分。

第八节　嗅神经

嗅神经是第一对脑神经，编号Ⅰ。嗅神经由特殊内脏感觉纤维组成，由上鼻甲以上和鼻中隔以上部黏膜内的嗅细胞中枢突聚集而成，包括20多条嗅丝。嗅神经的主要功能是将气味的感觉传递给大脑半球的嗅球。嗅神经穿过筛孔进入颅前窝，连于嗅球传导嗅觉。或者说以相互分离的无髓纤维小束分成若干根嗅丝（人类约有20根）穿过筛骨的筛板，止于嗅球，将从嗅器官来的感觉性刺激传导到脑。

神经接收器位于鼻腔的上鼻甲及鼻中隔间的黏膜上，所以任何会造成这条嗅觉路径上的机械性障碍、化学物质之破坏、病毒之感染、肿瘤的压迫或先天的因素皆有可能造成嗅觉低下，甚至嗅觉全丧失。

嗅神经为特殊内脏感觉纤维，由上鼻甲上部和鼻中隔上部黏膜内的嗅细胞中枢突聚集成20多条嗅丝（即嗅神经），穿筛孔入颅，进入嗅球，传导嗅觉。

颅前窝骨折延及筛板时，可撕脱嗅丝和脑膜，造成嗅觉障碍，脑脊液也可流入鼻腔。

【症状】

嗅神经真正的嗅神经很短，迄今尚无原发性嗅神经病的报告，常与其他颅神经疾病合并存在或继发于其他疾病，主要症状为嗅觉障碍。

【病理病因】

主要为传导嗅觉纤维被阻断所致。常见的致病原因为颅内血肿、前颅窝、鞍区与鞍旁肿瘤、外伤、颅内压增高症与脑积水、老年性嗅神经萎缩、各种中毒及感染等。某些颞叶癫痫及精神病医学教育网搜集整理。嗅神经损害的主要表现为嗅觉减退、缺失、嗅幻觉与嗅觉过敏等。

【鉴别诊断】

1.嗅觉减退、缺失

（1）某些有关的病毒感染和慢性鼻炎。其所引起的嗅觉减退常有双侧鼻黏膜发炎和鼻腔阻塞，局部检查可存有鼻黏膜充血、鼻甲肥大等。

（2）颅底肿瘤。以嗅沟脑膜瘤最为常见，病人常有慢性头痛与精神障碍。因嗅神经受压产生一侧或两侧嗅觉丧失。随着肿瘤的生长产生颅内高压症状，颅脑 CT 常能明确诊断。

（3）某些伴有痴呆的中枢神经病（早老性痴呆、柯萨可夫精神病、遗传性舞蹈病等）。可有嗅神经萎缩引起双侧嗅觉减退。此类病人常见于中老年病人，可有阳性家族史。颅脑 CT、MRI 常见脑萎缩等。

（4）颅脑损伤。颅前窝骨折及额叶底面的脑挫裂伤及血肿，可引起嗅神经的撕裂与压迫而引起嗅觉丧失，根据明确外伤史，头颅 X 光、CT 等可明确诊断。

2.嗅幻觉

（1）颞叶癫痫。颞叶癫痫临床表现多种多样，钩回发作时表现嗅幻觉及梦样状态，病人可嗅到一种不愉快的难闻气味如腐烂食品、尸体、烧焦物品、化学品的气味，脑电图检查可见颞叶局灶性异常波。

（2）精神分裂症。在某些精神分裂症患者，嗅幻觉可作为一种症状或与其他幻觉和妄想结合在一起表现出来，精神检查多能明确诊断。

【母细胞瘤】

嗅神经母细胞瘤是一种少见的鼻腔恶性肿瘤，占所有鼻腔恶性肿瘤的 5% 以上，过去被认为是良性或低度恶性肿瘤，因其确切的组织来源不明确，曾被命名为嗅神经上皮瘤、嗅母细胞瘤、成感觉神经母细胞瘤。

嗅神经母细胞瘤也称嗅神经上皮瘤，此病发病罕见，该病最初于 1924 年法国 Berqer 首先报道，33 年以后（1957 年）MenaeFF 仅收集到 22 例，但随着认识的提高，近年文献报道的病例数显著增多，主要见于青壮年，男女均可罹患，本组病例以男性发病为多。起源于鼻腔基板的神经外胚成分，即嗅膜上皮或蝶腭神经节，是罕见的恶性肿瘤。颅内嗅神经母细胞瘤可来自鼻腔，也可以原发于颅内。

1993 年 WHO 肿瘤病理分类将嗅神经母细胞瘤归于神经元肿瘤，并加括号说明包括嗅神经上皮瘤。2000 年新分型将嗅神经母细胞瘤、嗅神经上皮瘤及肾上腺和交感神经母细胞瘤列于神经外胚层肿瘤。

近年来公开出版物仅使用成感觉神经母细胞瘤及嗅神经母细胞瘤作为嗅神经母细胞瘤、

嗅神经上皮瘤的规范主题词。

一般认为嗅神经母细胞瘤及嗅神经上皮瘤是同一种疾病，过去多数学者认为该瘤起源于神经母细胞，故更偏向使用嗅神经母细胞瘤这个名称。

该病由 Berger 和 Luc 首次报道以来，至 1966 年文献报道不过 97 例，至 1997 年文献报道 1100 多例。随着近年来诊断水平的提高，关于此病的报道有增多的趋势。嗅神经母细胞瘤（嗅神经上皮瘤）的诊断与治疗越来越引起人们的重视。

【检查】

嗅神经检查是一种检查病人能否正确分辨所嗅到的气味的方法，嗅球、嗅束、嗅丝的损害及创伤、前颅凹占位病变、颅底脑膜结核、鼻黏膜炎症或萎缩可用此法检查出。

检查方法：嘱病人闭眼，用手指压闭一侧鼻孔，要求其嗅出散发特殊气味的物质如樟脑、香水、乙醇等（不应使用强烈刺激性的物品如氨水等），试完一侧，再试另一侧。嗅觉障碍的种类有减弱、消失、过敏和嗅幻觉。

临床意义：一侧嗅觉减退或丧失，为同侧嗅球、嗅索、嗅丝损害，见于创伤、前颅凹占位病变等。鼻黏膜炎症或萎缩亦可引起两侧嗅觉减退。双侧嗅觉丧失见于蝶鞍附近肿瘤。

【损伤】

嗅神经损伤。嗅神经起源自鼻腔黏膜中的双极嗅细胞，其周围突伸入黏膜表面，呈细毛状，而中枢突组成无髓鞘的嗅丝，即嗅神经，嗅神经从鼻腔向上穿过筛骨的筛孔，止于额叶眶面嗅球的腹侧面。多种原因可造成嗅神经损害，其中外伤为主要原因。其次是颅内压增高、脑膜炎或者手术损伤。在脑外伤病人中伴有嗅神经损伤的为 3%～10%，半数以上的嗅神经损伤都是额部直接暴力所致，嗅神经嗅丝在穿过筛板处被撕脱，一般多伴有鼻旁窦骨折。

另外有 1/3 病人是由于枕部对冲伤引起额叶底部挫裂伤所致。嗅神经损伤后表现为：一侧或双侧嗅觉减退和消失，可伴有脑脊液漏。如果是部分嗅觉障碍，日后可有不同程度的恢复，在恢复过程中可出现异常幻觉，如闻到异味。对于完全嗅觉丧失，如果在两个月内仍未恢复的，则难以再恢复。目前对于嗅神经损伤尚缺乏有效的治疗方法。嗅神经再生与细胞因子：嗅神经损伤后的恢复是困扰医生的难题之一，一些实验研究表明，生长因子在嗅黏膜再生中和嗅黏膜损伤后恢复中有重要的作用，在临床上有一定的应用前景。

（1）嗅上皮与神经黏附分子：脊椎动物的嗅觉感受器细胞不断被位于嗅上皮基底层的分裂、分化的先祖细胞所代替。即使是成年动物，嗅神经元也可以不断地增殖、分化和凋亡。Furukawa 等人用神经黏附分子和微管相关蛋白单克隆抗体对胚鼠、新生鼠、成龄鼠和老龄鼠嗅黏膜行免疫组化染色，研究嗅细胞的发生、成熟和老化的规律，发现年龄小的鼠新神经元的表达要充分一些。基底细胞具有丝裂原活性，可使嗅神经元再生。生长因子可以调节细胞的增生速率，随着年龄增长，细胞增生减低导致嗅觉功能衰退，与生长因子降低有关。

（2）表皮生长因子（epidermal growth factor，EGF）：EGF 家族成员包括：TGF-α（转化生长因子）和 EGF，它们可强烈地促进先祖细胞的增生，研究表明 EGFR 的 mRNA 在嗅黏膜上有表达。Western blot 分析嗅上皮中有 170000 的 EGFR 蛋白质，结果表明 EGFR 介导 TGFα 和 EGF 的有丝分裂原效应是作用于静止的基底细胞而启动细胞循环的。在鼠的胚胎期和新生期嗅表皮的表层和基底层均有增生的细胞，而成年鼠仅基底层的一半呈现增生，老年鼠只在少数几个基底细胞中见增生现象，由此得出结论：随着年龄的增长嗅觉功能的减退是由细胞增生的减低引起的，而 EGFR 的减少又是引起后者的原因之一。

（3）神经生长因子（nerve growth factor，NGF）：NGF 是一种经典的神经营养因子，可延长神经元的寿命，维持外周神经系统和部分中枢神经系统的再生和分化。NGF 的活性是通过细胞膜表面的黏附受体介导的，NGF 受体表达在某些外周和中枢神经元及神经生长和再生过程中的外周神经 Schwann 细胞上。低亲和力 NGF 受体免疫反应在胚胎第 13、14 天嗅黏膜上可以观察到，在胚胎发展过程中它的表达逐渐增强，在生后 5d 开始下降，在正常成年动物则观察不到。低亲和力 NGF 受体位于嗅神经 Schwarm 细胞上，成年动物嗅神经上也存在它免疫反应的痕迹，这些痕迹存在的原因可能是代表短暂的低亲和力 NGF 受体的再表达。嗅上皮损伤后，在成年动物嗅神经上低亲和力 NGF 受体有很强的再表达，说明它在嗅上皮损伤的恢复中具有重要意义。

（4）成纤维生长因子（fibroblast growth factor，FGF）：哺乳动物体内嗅觉感受器神经元不断地生成，而体外培养，神经生成就会很快停止。实验表明 FGF 通过两种途径使神经生成延长，在产生神经元之前，FGF 可使瞬间神经元前体分裂两次，这种作用需要在细胞分裂的 G1 早期使神经元前体暴露于 FGF。体外培养 FGF 也可使一种独特亚群至少几天持续地产生大量神经元。FGF 使一种定型的神经元传递放大细胞分化延缓，并且维系少数细胞的增生和存活，这种细胞可能是干细胞，是神经元前体的先祖细胞。可见 FGF 是通过调节先祖细胞的分化从而影响嗅感觉神经元的生成。

第九节　视神经

视神经（opticnerve）由特殊躯体感觉纤维组成，传导视觉冲动。

由视网膜节细胞的轴突在视神经盘处会聚，再穿过巩膜而构成视神经。视神经在眶内行向后内，穿视神经管入颅窝，连于视交叉，再经视束连于间脑。由于视神经是胚胎发生时间脑向外突出形成视器过程中的一部分，故视神经外面包有由三层脑膜延续而来的三层被膜，脑蛛网膜下隙也随之延续到视神经周围。

所以颅内压增高时，常出现视神经盘水肿。

【解剖】

视神经是中枢神经系统的一部分，视网膜所得到的视觉信息，经视神经传送到大脑。视神经是指从视盘起，至视交叉前角止的这段神经，全长 42～47mm。分为四部分：眼内段，长 1mm；眶内段，长 25～30mm；管内段，长 4～10mm；颅内段，长 10mm。

视神经（nopticus）为特殊躯体感觉神经，传导视觉冲动，其纤维始于视网膜的节细胞。节细胞的轴突于视网膜后部汇成视神经盘后穿过巩膜，构成视神经。视神经于眶内行向后内，经视神经管入颅中窝，连于视交叉，再经视束止于外侧膝状体，传导视觉冲动。视神经外面包有三层被膜，分别与相应的三层脑膜相延续。因此蛛网膜下隙也随之延伸到视神经周围，故在颅内压增高时，常出现视神经盘（视神经乳头）水肿等症。

由视网膜神经节细胞的轴突汇集而成。从视盘开始后穿过脉络膜及巩膜筛板出眼球，经视神经管进入颅内至视交叉前角止。全长 42～47mm，可分为球内段、眶内段、管内段和颅内段四部分。

（1）球内段：由视盘起到巩膜脉络膜管为止，包括视盘和筛板部分，长约 1mm 是整个视路中唯一可用肉眼看到的部分。神经纤维无髓鞘，但穿过筛板以后则有髓鞘。由于视神经纤维通过筛板时高度拥挤，临床上容易出现盘瘀血、水肿。

（2）眶内段：系从眼球至视神经管的眶口部分。全长 25～35mm，在眶内呈"S"状弯曲，以保证眼球转动自如不受牵制。

（3）管内段：为通过骨性视神经管部分。长约 6mm。本段视神经与蝶窦、后组筛窦等毗邻，关系密切。由于处于骨管紧密围绕之中，当头部外伤、骨折等可导致此段视神经严重损伤，称为管内段视神经损伤。

（4）颅内段：此段指颅腔入口到视交叉部分，长约 10mm。两侧视神经越向后，越向中央接近，最后进入视交叉前部的左右两侧角。

视神经的外面有神经鞘膜包裹，是由三层脑膜（硬脑膜、蛛网膜、软脑膜）延续而来。硬脑膜下与蛛网膜下间隙前端是盲端，止于眼球后面，鞘膜间隙与大脑同名间隙相同，其中充有脑脊液。临床上颅内压增高时常可引起视盘水肿，而眶深部感染也能累及视神经周围的间隙而扩散到颅内。

视神经的血液供应：眼内段，视盘表面的神经纤维层，由视网膜中央动脉来的毛细血管供应，而视盘筛板及筛板前的血供，则由来自睫状后动脉的分支供应。二者之间有沟通。Zinn－Haller 环，为视盘周围巩膜内睫状后动脉小分支吻合所成。眶内、管内、颅内段则由视神经中的动脉及颅内动脉、软脑膜血管供应。

第十节　动眼神经

动眼神经（oculomotor nerve）为运动性神经，含有躯体运动和内脏运动两种纤维。躯体运动纤维起于中脑动眼神经核，一般内脏运动纤维起于动眼神经副核。动眼神经自脚间窝出脑，紧贴小脑幕缘及后床突侧方前行，进入海绵窦侧壁上部，再经眶上裂眶，立即分为上、下两支。上支细小，支配上直肌和上睑提肌。下支粗大，支配下直、内直和下斜肌。由下斜肌支分出一个小支叫睫状神经节短根，它由内脏运动纤维（副交感）组成，进入睫状神经节交换神经元后，分布于睫状肌和瞳孔括约肌，参与瞳孔对光反射和调节反射。

睫状神经节（ciliary ganglion）为副交感神经节，位于视神经与外直肌之间，长约 2mm，有感觉、交感、副交感 3 个根进入此节：副交感根即睫状神经节短根，来自动眼神经，在此节交换神经元。自节内神经细胞发出节后纤维加入睫状短神经；交感根来自颈内动脉交感丛；感觉根来自鼻睫神经。由节发出 6～10 条睫状短神经，向前进入眼球。其副交感纤维支配睫状肌和瞳孔括约肌；交感纤维支配脑孔开大肌和眼血管；感觉纤维接受眼球的一般感觉。

动眼神经损伤，可致提上睑肌、上直肌、下直肌、内直肌及下斜肌瘫痪；出现上睑下垂、瞳孔斜向外下方以及瞳孔对光反射消失，瞳孔散大等症状。

第二章　神经外科常见症状和体征

第一节　头痛

头痛（headache）一般是指眉以上至枕下部的头颅上半部之疼痛。大多数头痛是由头颅的疼痛感受器受到某种致痛因素（物理性或化学性）刺激，形成异常神经冲动，经痛觉传导通路传递到人脑皮质而产生痛觉。头部的致痛结构：颅外的有头皮、肌肉、帽状腱膜、骨膜、血管及末梢神经，其中以动脉、肌肉、末梢神经最敏感；颅内的有血管（脑底动脉环及其分支、脑膜动脉、静脉窦及其引流静脉）、硬脑膜（特别是颅底部）、颅神经（主要是三叉、舌咽、迷走神经）和颈1～3脊神经分支。

一、常见原因

（一）原发性头痛

偏头痛、丛集性头痛、紧张型头痛。

（二）继发性头痛

1.颅腔内疾病

（1）炎症性疾病：脑膜炎、脑炎、脑脓肿、蛛网膜炎。

（2）占位性病变：颅内肿瘤、寄生虫性囊肿及肉芽肿。

（3）脑血管疾病：脑血管意外、高血压脑病、动脉瘤、静脉窦血栓形成。

（4）头颅外伤：脑震荡、脑挫裂伤、硬脑膜外及硬脑膜内出血、脑震荡后综合征。

（5）颅内低压性头痛。

（6）头痛型癫痫、癫痫后头痛。

2.颅腔邻近结构的病变

（1）骨膜炎、骨髓炎。

（2）三叉神经、舌咽神经、枕大神经、枕小神经。

（3）青光眼、屈光及调节障碍，副鼻窦炎、鼻咽癌，中耳炎及内耳炎，齿髓炎。

（4）颈椎病。

（5）颞动脉炎。

3.全身及躯体某些系统疾病

（1）传染病：流行性感冒、伤寒、肺炎、疟疾等。

（2）中毒：一氧化碳、酒精、颠茄、鸦片、铅、汞等。

（3）内脏疾病：尿毒症、糖尿病、痛风、心脏病、肺气肿、高血压、贫血、更年期综合征、甲状腺功能亢进。

4.精神性因素

抑郁症、神经症。

二、诊断

头痛是临床上最常见的一种症状，涉及头痛的疾病很多，其病因及发病机制非常复杂，应详细收集病史资料，并进行必要的检查，加以客观分析，大多数可获明确的诊断。

（一）病史

详细了解头痛发生的诱因和形式、部位、性质及伴随症状，可提供进一步检查的线索，有助于诊断。询问病史时必须注意下列几方面。

1.头痛的部位

由于病变刺激不同的神经而形成疼痛部位的差异。颅外组织的疼痛一般是局限性的，多在受刺激处或其神经支配的区域。颅内幕上敏感结构所致的疼痛由三叉神经传导，常出现在额、颞、顶区；幕下结构所致的疼痛由舌咽、迷走神经及颈 1～3 脊神经传导，出现于枕部、上颈部、耳和咽喉部。

2.头痛的时间

各种原因头痛的发作时间各不相同。突然发生，持续时间极短，多为功能性疾病，神经痛可短至数秒或数十秒，频繁发作；偏头痛常持续数小时或 1～2 天；慢性持续性头痛以器质性病变多见，如头部邻近器官（眼、鼻、耳）的疾病，可持续数日；而持续性进行性头痛，则可见于颅内高压、占位性病变；但神经症的头痛可长年不断，波动性较大，随着情绪或体内外因素而变化；早晨头痛加剧者，主要是颅内压增高所致，但也可见于炎性分泌物蓄积的额窦炎或筛窦炎；丛集性头痛多在每日睡眠中发生。

3.头痛的性质

一般不同原因的头痛各有特性。如电击样或刀割样的放射性疼痛多为神经痛；搏动性跳痛，常见于血管性头痛，尤以偏头痛为典型；眼、耳、鼻疾病所伴发者，大多数是胀痛或钝痛；抑郁症、神经症则是隐隐作痛，时轻时重。

4.头痛的程度

头痛严重程度不能直接反映病变的严重程度，但可受病变部位、对痛觉敏感结构的侵害情况、个体反应等因素的影响。通常剧烈头痛见于神经痛、偏头痛、脑膜炎、蛛网膜下腔出血等；中等度头痛，主要出现于占位性病变；轻度头痛，可见于神经症及某些邻近器官（耳、眼、鼻）病变。

5.头痛发生的速度及影响因素

急性突发性头痛，多为脑出血、蛛网膜下腔出血等；亚急性发生的头痛可见于颅内感染；缓慢发生的头痛见于紧张型头痛；而呈进行性加重者，多为颅内占位性病变；反复发作的头痛多为血管性头痛。咳嗽、用力或头部转动，常使颅内压增高而头痛加剧；直立位可使紧张型头痛、低颅压性头痛等加重，而使丛集性头痛减轻；压迫颞、额部动脉或颈总动脉可使血管性头痛减轻。

6.伴随症状

头痛时伴恶心、呕吐、面色苍白、出汗、心悸等自主神经症状，主要见于偏头痛；头痛伴进行性加剧的恶心、呕吐，常为颅内高压的征兆；体位变化时出现头痛加重或意识障碍，见于脑室内肿瘤、后颅窝或高颈段病变；头痛发作时伴有视力障碍、复视，多为偏头痛；头痛伴眼底视盘水肿或出血，常为颅内高压症或高血压性脑病；头痛伴明显眩晕，多见于后颅窝病变；在头痛早期出现精神症状，如淡漠或欣快，可能为额叶病变。

7.其他病史

必须注意全身其他系统器官的病史，尚应该了解清楚家族史、用药史、外伤史、手术史、月经及烟酒嗜好等情况。

（二）体征

可以引起头痛的疾病甚多，临床检查比较复杂，通常必须包括下列几方面。

1.内科检查

许多内脏器官或系统的疾患可发生头痛，除了测量体温、血压、呼吸等一般项目外，应按系统详细检查。如高血压、感染性疾病的发热、中暑、缺氧（如一氧化碳中毒）、慢性肺部疾患的高碳酸血症、严重贫血或红细胞增多症等，均可因脑血流增加而致头痛；而内源性和外源性毒素作用、大量饮酒，则可因脑血管扩张而出现头痛。

2.五官检查

头部邻近器官的疾病也是头痛常见的原因，因此，对头痛病人应仔细检查五官的情况，以便及时查出有关的疾患。如在眼部的视神经炎、儿童的屈光不正、青光眼、眼部表浅炎症（结膜炎、角膜炎、睑板腺炎、泪囊炎等）及眶部组织的炎症；在耳鼻喉方面有鼻炎、鼻窦炎、咽炎、中耳炎或鼻咽部肿瘤，另外颞颌关节病及严重的牙病也可反射性引起头痛。

3.神经系统检查

颅内许多疾病均可引起头痛，故全面的神经系统检查是非常重要的，必须逐项进行，其中头颈部及颅神经尤应仔细检查。通过对阳性体征的综合分析，大多可推断病变的部位，如颅内占位性病变、急性脑血管病、脑或脑膜的炎症等。

4.精神检查

有不少精神科疾病可伴有头痛。神经症是最常见的，头痛部位多变，疼痛的程度与心境的好坏密切相关；隐匿性抑郁症的情绪症状可被躯体症状所掩盖，常呈一些包括头痛在内的全身不典型的疼痛，有些病人拒绝探讨心理和情绪的问题，仅以头痛为唯一主诉。因此，在排除了器质性病变后还应考虑到某些精神因素，需经过仔细的精神检查才能发现其原因。

（三）辅助检查

为了彻底查明引起头痛的病变原因，必须进行有关的辅助检查，但应根据病人的具体情况和客观条件来选择性地应用。

1.颅脑方面

为排除或明确颅内病变，通常根据病情和医疗单位的条件来选择相应的检查，如颅X线摄片（包括颅底、内听道）、脑电图、经颅多普勒超声检查、脑血管造影、放射性核素脑扫描、CT或磁共振成像等。必须指出脑脊液检查，对确定颅内炎症和出血（特别是蛛网膜下腔出血）有重要价值，但若怀疑肿瘤等占位性病变，特别是后颅窝的占位性病变，务必谨慎从事，防止导致脑疝的危险。

2.内科方面

依据临床表现及体格检查所提供的线索，根据需要选择必要的检查，如血常规、尿常规、血糖、血沉、尿素氮、肝功能、血气分析、心电图及内分泌功能等检查。

3.五官方面

主要是眼、耳、鼻、喉及口腔等专科检查，以检查出可能引起头痛的有关疾病。

三、鉴别诊断

头痛病因众多，多以病因结合发病机制来分类，诊断时首要根据临床特点来决定的。

（一）原发性头痛

1.偏头痛

青年女性多见，多有家族史，特征为突然发作性头部剧烈疼痛，可自行或药物缓解，间歇期无症状，易复发。

（1）有先兆的偏头痛：临床较少见，多有家族史，常在青春期发病，呈周期性发作，发作过程分4期：①先兆期：在头痛发作前10～20分钟出现视觉先兆，如闪光、暗点、黑蒙，少数可出现烦躁、眩晕、言语含糊、口唇或手指麻木等；②头痛前期：颅外动脉扩张引起的搏动性头痛，多位于一侧的前头部，也可为双侧或两侧交替；③头痛早期：头痛剧烈，范围可扩散，伴面色苍白、恶心、呕吐、畏光，症状持续数小时或1～2天，数日不缓解者，称为偏头痛持续状态；④头痛后期：头痛渐减轻，多转为疲劳感、思睡，有时见兴奋、欣快，1～2天后消失。

（2）无先兆的偏头痛：临床最多见，先兆症状不明显，头痛程度较有先兆的偏头痛轻，持续时间较长，可持续数日。

（3）特殊类型偏头痛：临床上很少见。①基底动脉型偏头痛：常见于青年女性，与经期有密切关系，先兆症状累及脑干、小脑和枕叶，类似基底动脉缺血的表现，如视力障碍、眩晕、耳鸣、共济失调、构音障碍等，数分钟至半小时后出现枕部搏动性头痛，伴恶心、呕吐，甚至出现短暂意识障碍；②眼肌瘫痪型偏头痛：头痛以眼眶和球后部为主，头痛减轻后出现同侧眼肌瘫痪，常表现为动眼神经麻痹，数小时至数周内恢复；③偏瘫型偏头痛：头痛发作的同时或过后出现同侧或对侧肢体不同程度的瘫痪，并可持续一段时间，脑电图可见瘫痪对侧半球出现慢波。

2.丛集性头痛

青壮年男性多见，多无家族史。特征为无先兆的突然一侧头痛，起于眶周或球后，向同侧颅顶、颜面部扩散，伴同侧结膜充血、流泪、鼻塞、面红。多在夜间睡眠中突然发生，每次持续数十分钟至数小时；每天一至数次，并规律地在相同的部位和每天相同的时间出现，饮酒、精神紧张或服用血管扩张剂可诱发，丛集期持续3～6周。间隔数月或数年后再发。

3.紧张型头痛

是慢性头痛中最常见的一种。主要是由于精神紧张或因特殊头位引起的头颈部肌肉的持久性收缩所致。可发生于枕部、双颞部、额顶部或全头部，有时还可扩散至颈、肩及背部，呈压迫、沉重、紧束样钝痛，颈前后屈伸可诱发，局部肌肉可有压痛和僵硬感。头痛虽然可影响日常生活，但很少因头痛而卧床不起。通常持续数日至数月，常伴紧张、焦虑、烦躁及失眠，很少有恶心、呕吐。

（二）继发性头痛

1.颅内压变动性头痛

由于颅内压改变，牵引颅内疼痛敏感结构（主要是血管）引起头痛。颅内高压性头痛大多为全头痛，在晨间和疲劳后加剧、咳嗽、喷嚏、低头、屏气用力时，促使头痛加重，幕上占位性病变常以额颞部头痛为多，幕下占位性病变以后枕部头痛为著。颅内低压性头痛常见于腰穿后，偶见于脱水、禁食、腹泻后，部分病人原因不明，为额部或枕部持续性胀痛、钝痛，直立时加剧，平卧后减轻或消失，卧床和补盐可使症状消失。

2.颅脑损伤性头痛

多为受伤部位的头皮、脑膜神经受损或压迫，如颅骨骨折、继发性蛛网膜下腔出血、硬膜下血肿等。

3.感染引起的头痛

中枢神经系统或全身性感染性疾病均可出现头痛，多为枕部痛，后转为全头痛，性质为钝痛或搏动性，活动后加剧，下午和夜间较重，体温、血象和病原学检查常可提供感染的证据。脑膜炎的头痛可因直立或屈颈而加剧，卧位时减轻，随炎症消退而缓解。

4.头部邻近器官组织病变的头痛

头部附近的器官病变也可引起头痛，常有扩散性疼痛，如眼部病变多在眶及额部疼痛，鼻、鼻窦及咽部所致多为额部或额颞部疼痛，严重牙痛也扩散至同侧额颞部，

5.全身性疾病的头痛

发热、中毒、缺氧、高血压、高碳酸血症均可通过增加脑血流，甚至扩张脑血管而引起头痛，同时具有全身各系统功能障碍的征象。常为持续性全头部搏动性疼痛，早晨较重，低头或屏气用力时加剧。

6.脑血管病变导致的头痛

见于脑出血、颅内动脉瘤、脑动脉炎、脑动脉硬化、脑血管畸形，可伴有相应的定位体征。颞动脉炎常呈持续性和搏动性颞部疼痛，平卧位时加剧，常有视力损害，颞动脉明显扩张、隆起、压痛。

7.精神性头痛

神经症、抑郁症等，经常出现头痛，部位不定，性质多样，呈钝痛、胀痛，易受环境和情绪的影响，持续数周甚至数年，常伴记忆力、注意力及睡眠等精神方面的症状。

四、辨证论治

（一）风寒头痛

主证：头痛时作，痛连项背，恶风畏寒，遇风尤剧、常喜裹头，口不渴、苔薄白、脉浮

治则：疏风散寒。

方药：川芎茶调散——川芎、荆芥、薄荷、羌活、细辛、白芷、防风、甘草。兼有寒邪侵犯厥阴，用吴茱萸汤去人参、大枣，加姜半夏、藁本、川芎等。

（二）风热头痛

主证：头痛面胀，甚则头痛如裂，发热恶风，面红目赤，口渴欲饮，便秘溲黄，舌质红苔黄，脉数。

治则：疏风清热。

方药：芎芷石膏汤——川芎、白芷、石膏、菊花、藁本、羌活。兼有热盛者加黄芩、薄荷、山栀；热盛伤津加知母、石斛、天花粉；大便秘结，口鼻生疮合用黄连上清丸加大黄、芒硝。

（三）风湿头痛

主证：头痛如裹，肢体困重，纳呆胸闷，小溲不利，大便或溏，苔白腻，脉濡。

治则：祛风胜湿。

方药：羌活胜湿汤——羌活、独活、川芎、蔓荆子、防风、甘草。若湿重纳呆，胸闷便溏者加苍术、厚朴、枳壳、陈皮。若恶心呕吐加半夏、生姜。头痛发于夏季，暑湿内侵，身热汗出，口渴胸闷者可用黄连香薷饮去扁豆加藿香、佩兰、蔓荆子、荷叶、竹茹、知母等。

（四）肝阳头痛

主证：头痛而眩，心烦易怒，夜眠不宁或兼胁痛，面红目赤，口苦舌红，苔薄黄，脉弦有力。

治则：平肝潜阳。

方药：天麻钩藤饮——天麻、钩藤、石决明、川牛膝、桑寄生、杜仲、山栀、黄芩、益母草、朱茯神、夜交藤。若肝肾阴虚加生地、何首乌、女贞子、枸杞子、旱莲草、石斛。肝火偏旺加龙胆草、山栀、夏枯草。

（五）肾虚头痛

主证：头痛且空，眩晕，腰痛酸软，神疲乏力，遗精带下，耳鸣，舌红少苔，脉细无力。

治则：养阴补肾。

方药：大补元煎——人参、炒山药、熟地、龟板、猪脊髓；兼有外感寒邪可用麻黄附子细辛汤。

（六）血虚头痛

主证：头痛头晕，心悸不宁，神疲乏力，面色苍白，舌淡苔薄白，脉细弱。

治则：滋阴养血。

方药：加味四物汤——当归、白芍、川芎、蔓荆子、菊花、黄芩、甘草。气虚明显者加黄芪、白术。肝血不足、肝阳上亢加钩藤、石决明、牡蛎、女贞子。

（七）痰浊头痛

主证：头痛昏蒙，胸脘满闷，呕吐痰涎，舌苔白腻，脉滑或弦滑。

治则：化痰降逆。

方药：半夏白术天麻汤——半夏、白术、天麻、陈皮、茯苓、甘草、生姜、大枣。痰湿久郁化热去白术加黄芩、竹茹、枳实。

（八）瘀血头痛

主证：头痛经久不愈，痛处固定不移，痛如椎刺，或有头部外伤史，舌质紫，脉细或细涩。

治则：活血化瘀。

方药：通窍活血汤——赤芍药、川芎、桃仁、麝香、老葱、鲜姜、大枣、酒。兼有寒邪加细辛、桂枝，以温经通络散寒。

五、其他疗法

（1）夏枯草 30g，水煎服，或用菊花 6～10g，决明子 10g，开水冲泡，每日代茶常饮，适用于肝阳上亢之头痛。

（2）川芎、蔓荆子各 10g，水煎服，适用风邪上犯的头痛。

（3）制川草乌各 10g，白芷、僵蚕各 6g，生甘草 9g，研细末，分成 6 包，每日 1 包，分 3 次用绿茶茶送服，适用于顽固性风寒头痛。

（4）全蝎、地龙、甘草各等分，研末，每服 3g，一日 3 次，适用于顽固性头痛。

（5）白凤仙一株捣烂，火酒浸，露七夕，去渣、饮酒，治寒湿性头痛。

（6）山羊角 15～30g（锉成细末，先煎），白菊花 12g，川芎 6g，水煎服，治偏头痛。

（7）白附子 3g，葱白 15g，白附子研细末，与葱白捣成泥状，取如黄豆大一粒，堆成小圆形纸上，贴在痛侧太阳穴处，约 1 小时左右取下，治偏正头痛。

（8）蓖麻同乳香、食盐捣，贴在太阳穴上治气郁头痛。

（9）鹅不食草 30g，白芷 15g，冰片 1.5g，共研细末备用，发作时用棉球蘸药粉少许塞鼻孔，适应于偏头痛。

（10）针灸：近取印堂、攒竹；远取合谷、内庭用治前额痛；近取太阳、悬颅，远取外关、足临泣治侧头痛；近取天柱，远取后溪、申脉治后头痛；近取百会，远取太冲、内关、涌泉，治头顶痛；取风池、百会、太冲治肝阳头痛；取百会、气海、肝俞、脾俞、肾俞、合谷、足三里治气血不足之头痛。

（11）穴位注射法。①取穴：风池或压痛点。②方法：采用普鲁卡因和咖啡因混合液（25%普鲁卡因 3.5ml，咖啡因 0.5ml）注入风池，每穴 0.5～1ml，或在压痛点内注入 0.1ml。③疗程：隔 3～5 日 1 次，5 次为 1 疗程。本法适用顽固性头痛。

（12）耳针法。①取穴：枕、额、颞、皮质下、脑、神门。②方法：每次取 2～3 穴，留针 20～30 分钟，间隔 5 分钟行针一次，或埋针 3～7 天。顽固性头痛可在耳背静脉放血。③疗程：毫针隔 1～2 日 1 次，埋针 3～7 日 1 次。5～7 次为 1 疗程。

六、预防调护

（1）平时生活应有规律，起居有常，参加体育锻炼，增强体质，避免精神刺激，保护情志舒畅。

（2）饮食有节，宜食清淡，以免过食肥甘，损伤脾胃，聚湿生痰。痰浊中阻，清阳不展，肝阳上亢者，禁食公鸡、猪头肉、螃蟹、虾等以免动风，使病情加重。

（3）头痛剧烈者，宜卧床休息，环境要清静，光线不要过强。

第二节 意识障碍

意识（consciousness）在医学中指大脑的觉醒程度，是中枢神经系统（CNS）对内、外环境刺激做出应答反应的能力，或机体对自身及周围环境的感知和理解能力。意识内容包括定向力、注意力、感知力、思维、记忆力、情感和行为等，是人类的高级神经活动，可通过语言、躯体运动和行为等表达出来。

一、概念

意识障碍（disorders of consciousness）包括意识水平（觉醒或清醒）受损，如昏迷和急性意识模糊状态；以及意识水平正常而意识内容（认知功能）改变，如痴呆和遗忘等。本节讨论的内容是指意识水平下降所致的意识障碍。

二、临床分类

意识水平异常以觉醒障碍为特点，可为上行性网状激活系统或双侧大脑半球急性病变所致。

（一）根据意识障碍程度分类

1.嗜睡

是意识障碍早期表现，唤醒后定向力基本完整，能配合检查，常见于颅内压增高病人。

2.昏睡

处于较深睡眠，较重的疼痛或言语刺激方可唤醒，模糊地作答，旋即熟睡。

3.昏迷

意识水平严重下降，是一种睡眠样状态，患者对刺激无意识反应，不能被唤醒。患者的起病状态、症状体征可能提示昏迷的病因，例如，突然起病的昏迷常提示为血管源性，特别是脑干卒中或蛛网膜下腔出血；数分钟至数小时内，由半球体征如偏瘫、偏身感觉障碍或失语等迅速进展至昏迷是颅内出血的特征；较缓慢（数日至1周或更长）出现的昏迷可见于肿瘤、脓肿、脑炎或慢性硬膜下血肿等；先有意识模糊状态或激越性谵妄、无局灶性体征的昏迷可能由于代谢紊乱或中毒所致。临床可分为浅、中、深昏迷（表2-1）。

表2-1 昏迷程度的鉴别

昏迷程度	对疼痛刺激	无意识动作	腱反射	瞳孔对光反射	生命体征
浅昏迷	有反应	可有	存在	存在	无变化
中昏迷	重刺激有反应	很少	减弱或消失	迟钝	轻度变化
深昏迷	无反应	无	消失	消失	明显变化

（二）特殊类型的意识障碍

1.无动性缄默症（akinetic mutism）

患者对外界刺激无意识反应，四肢不能动，出现不典型去脑强直姿势，肌肉松弛，无锥体束征，无目的睁眼或眼球运动，觉醒—睡眠周期保留或呈过度睡眠，伴自主神经功能紊乱，如体温高、心律或呼吸节律不规则、多汗、尿便潴留或失禁等。为脑干上部或丘脑网状激活系统及前额叶—边缘系统损害所致。

2.去皮质综合征（decorticate syndrome）

患者无意识地睁眼闭眼，瞳孔对光反射、角膜反射存在，对外界刺激无意识反应，无自发言语及有目的动作，呈上肢屈曲、下肢伸直的去皮质强直姿势，常有病理征，保持觉醒—睡眠周期，可无意识地咀嚼和吞咽。见于缺氧性脑病，脑血管疾病及外伤等导致的大脑皮质广泛损害。

3.谵妄（delirium）状态

患者的觉醒水平、注意力、定向力、知觉、智能和情感等发生极大紊乱，常伴激惹、焦虑、恐怖、视幻觉和片断妄想等，可呈间歇性嗜睡，有时彻夜不眠；可伴发热，酒精或药物依赖者戒断性谵妄易伴癫痫发作；常见于急性弥漫性脑损害、脑炎和脑膜炎、感染中毒性脑病等。

4.模糊（confusion）状态

起病较缓慢，定向力障碍多不严重，表现淡漠、嗜睡、注意力缺陷，见于缺血性卒中、肝肾功能障碍引起代谢性脑病、感染及发热、高龄术后病人等。

三、鉴别诊断

临床上昏迷须注意与闭锁综合征（locked－in syndrome）鉴别。后者由于双侧皮质脊髓束及皮质延髓束受损，导致几乎全部运动功能丧失，脑桥及以下脑神经均瘫痪，表现不能讲话和吞咽，四肢瘫，可睁闭眼或用眼球垂直活动示意，看似昏迷，实为清醒。脑电图正常。多见于脑血管病或脑桥中央髓鞘溶解症引起脑桥基底部病变。当检查疑诊昏迷患者时，可让患者做"睁开你的眼睛""向上看""向下看"等动作来进行鉴别。

四、治疗

（一）急救处理

1.体位

一般取平卧位，头偏向一侧。如颅内压高的病人可抬高床头 30°～45°。

2.保持呼吸道通畅

病人头偏向一侧，及时清除口、鼻腔的分泌物及呕吐物，深昏迷患者可行气管插管，必要时气管切开。若患者呼吸急促或缓慢时，无论是否伴发绀，都应吸氧，必要时可予人工气囊辅助呼吸。

3.定时监测生命体征

定时监测体温、脉搏、呼吸及血压的变化。维持有效的呼吸循环功能。

4.病因治疗

明确病因，积极治疗原发病。休克的病人，应首先纠正休克，给予病人保暖，静脉补充液体，保持有效的微循环，必要时应用抗休克药物。药物中毒者应及时催吐洗胃、导泻，大量输液以促进毒物的排除。颅内占位病变者如有手术指征应尽快手术治疗。严重感染性疾病应及时应用抗生素，必要时进行药敏试验以提高疗效。对低血糖昏迷应立即静脉输注高渗葡萄糖；对高血糖性昏迷应用胰岛素、补液等治疗。脑血管意外应判断是脑梗死还是脑出血，并分别进行处理。

5.对症处理

如颅内压增高者行脱水治疗，高热者降温，水电解质紊乱者及时纠正，

（二）一般护理

1.维持正常的排泄功能

昏迷患者一般要留置导尿，在导尿或更换尿袋时注意无菌技术操作并做好相关护理，防止尿路感染；有便秘者可给予开塞露，服缓泻药或灌肠。

2.维持身体的清洁与舒适

定时翻身、被动活动肢体并保持肢体位于正常的功能位置、保持床单整洁、防止褥疮形成。

3.五官护理

每日 2 次口腔护理，眼睑不能闭合者，涂四环素软膏。

4.预防坠积性肺炎

定时翻身、叩背，及时吸痰。

5.预防发生意外伤害

及时修剪指甲，避免抓伤皮肤；躁动不安的病人要使用床栏，必要时可适当使用约束带，以防止受伤或自我伤害。

（三）辨证论治

1.清热开窍法

方药：安宫牛黄丸，紫雪散，局方至宝丹。

2.温通开窍法

苏合香丸、通关散。

3.针灸

主穴：百会、人中、十二井穴、神阙。

配穴：四神聪、风池、大椎、关元。

第三节　眩晕

眩晕是临床常见症状，多为自身或周围物体沿一定方向与平面旋转，或为摇晃浮沉感，属运动性或位置性幻觉，是一种人体空间定位平衡障碍。患者自觉自身或外界物体呈旋转感或升降、直线运动、倾斜、头重脚轻感，有时主诉头晕常缺乏自身或外界物体的旋转感，仅为步态不稳、头重脚轻感。正常情况下，机体在空间的平衡由视觉、本体感觉及前庭迷路感觉的相互协调与配合来实现，视觉认识并判断周围物体的方位及其与自身的关系，深感觉了解自身的姿势、位置、运动的范围及幅度，前庭系统辨别肢体运动的方向及所处的位置，并经相关大脑皮质及皮质下结构的整合不断调整偏差平衡人体的空间定位。

一、发生机制

人体平衡与定向功能依赖于视觉、本体觉及前庭系统，以前庭系统对躯体平衡的维持最为重要，前庭系统包括内耳迷路末梢感受器（半规管中的壶腹嵴、椭圆囊和球囊中的位觉斑）、前庭神经、脑干中的前庭诸核、小脑蚓部、内侧纵束及前庭皮质代表区（颞叶）。前庭神经起源于内耳的前庭神经节的双极细胞，其周围突分布于 3 个半规管的壶腹嵴、椭圆囊斑和球囊斑，中枢突组成前庭神经，与耳蜗神经一起经内听道至脑桥尾部终止于 4 个前庭核。一小部分纤维直接进入小脑，止于顶核及绒球小结，前庭核通过前庭小脑束与小脑联系；前庭核又发出纤维形成前庭脊髓束参与内侧纵束，与眼球运动神经核、副神经核、网状结构及脊髓前角等联系。

前庭受到刺激时可产生眩晕、眼球震颤和平衡失调等症状。前庭系统中神经递质，如乙酰胆碱、谷氨酸、去甲肾上腺素和组胺等参与了眩晕的发生与缓解。正常时，前庭感觉器在连续高强频率兴奋时释放神经动作电位，并传递至脑干前庭核。单侧的前庭病变迅速干扰了一侧紧张性电位发放率，引起左右两侧前庭向脑干的动作电位传递不平衡，导致眩晕。

眩晕的临床表现、症状的轻重及持续时间的长短与起病的快慢、单侧或双侧前庭损害、是否具备良好的前庭代偿功能等因素有关。起病急骤，自身的前庭代偿功能来不及建立，患者眩晕重，视物旋转感明显，稍后因自身调节性的前庭功能代偿，眩晕逐渐消失，故大多前庭周围性眩晕呈短暂性发作；双侧前庭功能同时损害，如耳毒性药物所致前庭病变，两侧前庭动作电位的释放在低于正常水平下基本维持平衡，通常不产生眩晕，仅表现为躯干平衡不稳和摆动幻觉，但因前庭不能自身调节代偿，症状持续较久，恢复慢。前庭核与眼球运动神经核之间有密切联系，前庭感受器受到病理性刺激时常出现眼震。前庭各核通过内侧纵束、前庭脊髓束及前庭－小脑－红核－脊髓等通路，与脊髓前角细胞相连接，因此，前庭损害时可出现躯体向一侧倾倒及肢体错误定位等体征；前庭核还与脑干网状结构中的血管运动中枢、迷走神经核等连接，损害时伴有恶心、呕吐、苍白、出汗，甚至血压、呼吸、脉搏等改变。前庭核对血供和氧供非常敏感，内听动脉供应前庭及耳蜗的血液，该动脉有两个分支，大的耳蜗支供应耳蜗和前庭迷路的下半部分，小的前庭动脉支供应前庭迷路上半部包括水平半规管和椭圆囊，两支血管在下前庭迷路水平有吻合，但在前庭迷路的上半部则无吻合。由于前庭前动脉的血管径较小，又缺乏侧支循环，前庭迷路上半部分选择性地对缺血更敏感，故颅内血管即使是微小的改变（如狭窄或闭塞）后血压下降，均影响前庭系统的功能而出现眩晕。

二、病因

根据病变部位及眩晕的性质，眩晕可分为前庭系统性眩晕及非前庭系统性眩晕。

（一）前庭系统性眩晕

由前庭系统病变引起，

1.周围性眩晕

见于梅尼埃病、前庭神经元炎、中耳炎、迷路炎、位置性眩晕等。可有：①眩晕：突然出现，左右上下摇晃感，持续时间短（数分钟、数小时、数天），头位或体位改变症状加重，闭目症状不能缓解；②眼球震颤：是指眼球不自主有节律的反复运动，可分急跳和摇摆两型。急跳型是眼球先缓慢向一个方向运动至眼窝极限，即慢相；随后出现纠正这种偏移的快动作，即快相。因快相较慢相易识别，临床上以快相方向为眼震方向。周围性眩晕时眼震与眩晕同时并存，为水平性或水平加旋转性眼震，绝无垂直性，眼震幅度细小，眼震快相向健侧或慢相向病灶侧。向健侧注视眼震加重；③平衡障碍：站立不稳，上下左右摇晃、旋转感；④自主神经症状：伴严重恶心、呕吐、出汗和脸色苍白等；⑤伴明显耳鸣、听力下降、耳聋等症状。

2.中枢性眩晕

因前庭神经颅内段、前庭神经核、核上纤维、内侧纵束及皮质和小脑的前庭代表区病变所致，多见于椎基底动脉供血不足、小脑、脑干及第四脑室肿瘤、颅高压、听神经瘤和癫痫等。表现为：①持续时间长（数周、数月甚或数年），程度较周围性眩晕轻，常为旋转或向一侧运动感，闭目后症状减轻，与头位或体位变化无关；②眼球震颤：粗大，持续存在，与眩晕程度不一致，眼震快相向健侧（小脑病变例外）；③平衡障碍：站立不稳，摇晃、运动感；④自主神经症状：不明显，可伴有恶心、呕吐；⑤无耳鸣，听力减退、耳聋等症状，但有神经系统体征。

（二）非前庭系统性眩晕

由前庭系统以外的全身系统疾病引起，可产生头晕眼花或站立不稳，无眩晕、眼震，不伴恶心、呕吐。常由眼部疾病、贫血、血液病、心功能不全、感染、中毒及神经功能失调。视觉病变（屈光不正、眼肌麻痹等）出现假性眼震，即眼球水平来回摆动、节律不整、持续时间长。很少伴恶心、呕吐。深感觉障碍引起的是姿势感觉性眩晕，有深感觉障碍及闭目难立征阳性。

三、诊断

（一）询问病史

仔细询问病史，了解眩晕发作的特点、眩晕的程度及持续的时间、发作时伴随的症状、有无诱发因素、有无耳毒性药物及中耳感染等相关病史，应鉴别真性或假性眩晕及周围性或中枢性眩晕（表2-2）等。

（二）体格检查

对神经系统作详细检查尤其应注意有无眼震，眼震的方向、性质和持续时间，是自发性或诱发性。伴有眼震多考虑前庭、迷路和小脑部位的病变：检查眼底有无视神经盘水肿、有无听力减退和共济失调等。注意血压、心脏等情况。

（三）辅助检查

疑有听神经瘤应作内听道摄片，颈源性眩晕摄颈椎片，颅内占位性病变、脑血管病变选择性行头颅 CT 或 MRI，任何不能用周围前庭病变解释的位置性眩晕和眼震均应考虑中枢性病变，应行颅后窝 MRI 检查，还应作前庭功能、脑干听觉诱发电位检查及贫血、低血糖、内分查：血清肌酸磷酸激泌紊乱等相关检验。

四、治疗

眩晕是一大综合征，包括许多疾病，但患者一般发病较急，需要立即果断处理，以减轻症状。

（一）临时一般处理

（1）应立刻卧床，给予止晕、止吐。常用药物东莨菪碱 0.3mg 或山莨菪碱 10mg 肌内注射。地西泮可减轻患者眩晕、紧张、焦虑。口服地芬尼多（眩晕停）或茶苯海明等抗组胺药，控制眩晕。

（2）输液、纠正水电解质失衡。

（3）脱水：适用用于颅内压增高、梅尼埃病、内分泌障碍而致水潴留等引起的眩晕，如 20%甘露醇静滴，呋塞米 20mg 静注或口服。

（4）血管扩张药：用于脑血管供血不足引起的眩晕，如盐酸培他定 500ml 静滴，5%碳酸氢钠 250ml 静滴。对锁骨下盗血综合征，禁用血管扩张药和降压药，以免"盗血"加重。

（5）肾上腺皮质激素：适用于梅尼埃病，颅内压增高、脱髓鞘疾病等。

表 2-2 周围性眩晕与中枢性眩晕的鉴别要点

	周围性眩晕	中枢性眩晕
1.起病	多较快，可突然发作	较缓慢，逐渐加重
2.性质	真性眩晕，有明显的运动错觉（中毒及双侧神经则以平衡失调为主）	可呈头晕，平衡失调，阵发性不太不稳
3.持续时间	多较短（中毒及炎症除外）数秒（位置性眩晕）至数小时（梅尼埃病一般 20min 至数小时）	多持续较长（轻度椎-基底动脉供血不足也可呈短暂眩晕）
4.消退	逐渐减轻，消退	多持续不退，逐渐加重
5.间歇（缓解期）	梅尼埃病有间歇期，间歇期无眩晕或头晕，中毒及炎症无间歇期	无间歇期，但可持续轻晕，阵发性加重或突然加重步态歪斜
6.听力症状	可伴耳鸣、耳胀及听力下降，梅尼埃病早期呈波动性听力下降	桥小脑角占位病变可有耳鸣及听力逐渐下降，以高频为重也可呈听力突降，其他中枢性眩晕也可无听力状况
7.自主神经性症状	眩晕严重时伴冷汗、苍白、唾液增多、恶心、呕吐、大便次数增多（迷走神经症状及体征）	有无自主神经性症状
8.自发性眼震	在眼晕高潮时出现，水平型或旋转型，有快慢相之分，方向固定，持续时间不长	如伴眼震，可持续较长时间，可出现各种类型眼震，如垂直型、翘板型等，有无快慢相之分，方向不固定，可出现凝视型眼震
9.眼震电图	无过冲或欠冲现象，固视抑制正常，OKN 正常，诱发眼震方向及类型有规律可循，可出现前庭重振现象	可出现过冲或欠冲现象，固视抑制失败，OKN 可不正常，可出现错型或错向眼震，可出现凝视性眼震
10.其他中枢神经系统	无其他中枢神经系统症状和体征，无意识丧失	可同时伴有展神经、三叉神经、面神经状况与体征，可伴意识丧失
11.周围其他情况	梅尼埃病患者血压可偏低，脉压小	可有高血压、心血管疾病、贫血等

（二）病因治疗

积极寻找原发病，如为中耳炎引起，可抗感染或耳科手术治疗；由颅内占位引起，应尽快手术，解除压迫；颈椎病引起者，经对症处理效果不好，可考虑颈椎牵引或手术。

（三）辨证论治

1.肝阳上亢

治法：平肝潜阳，滋养肝肾。

方剂：天麻钩藤汤。

加减：肝火过旺加龙胆草、丹皮；手足麻木，甚则震颤，有肝动化风之势，加龙骨、牡蛎镇肝熄风；发生突然昏倒、不省人事、半身不遂、语言不利等，改用羚羊钩藤汤加全蝎、地龙、蜈蚣、僵蚕等虫类搜风药。

2.气血亏虚

治法：补养气血，健运脾胃。

方剂：归脾汤。

加减：食少便溏，加砂仁、炒麦芽；伴心悸不宁，失眠者，加酸枣仁、生龙牡；气血亏虚日久则使中气不足，清阳不升，表现为眩晕兼见气短乏力，纳差神疲，便溏下坠，脉象无力，治宜补中益气，方用补中益气汤。

3.肾精不足

治法：补肾填精，偏阴虚者兼滋阴，偏阳虚者兼温阳。

方剂：偏阴虚者用左归丸加减，偏阳虚者用右归丸加减。

加减：五心烦热，舌红，脉细数，加知母、黄檗、地骨皮；眩晕心悸，心烦不寐，腰酸足软，耳鸣健忘，遗精口干，五心烦热，舌红少苔，脉细而数，治宜滋阴降火，清心安神，方用六味地黄丸合黄连阿胶汤；眩晕身肿，腰以下肿甚，按之凹陷不起，心悸气短，腰部酸重，尿量减少，四肢厥冷，怯寒神疲，舌质淡胖，苔白，脉沉细，治宜温肾助阳，化气行水，方用济生肾气丸合真武汤。

4.痰浊中阻

治法：燥湿祛痰，健脾和胃。

方剂：半夏白术天麻汤。

加减：呕吐频作，加旋覆花、代赭石、竹茹；眩晕心悸，时发时止，眠多梦，口干口苦，大便秘结，小便短赤，舌红苔黄腻，脉弦滑，治宜清安神，方用黄连温胆汤。

第四节　晕厥及癫痫发作

晕厥和癫痫发作是临床常见的发作性症状，均可导致短暂的可逆性意识丧失。获得全面的病史，如前驱症状、发作时状态、发作后意识模糊期等对这类疾病诊断非常重要。因此，不能忽视病史特别是目击人陈述的病史，配合体格检查和实验室检查。

一、晕厥

晕厥（syncope）是大脑半球或脑干血液供应减少，导致发作性短暂意识丧失伴姿势性张力丧失综合征。可因血管迷走反射、直立性低血压、心排血量减少引起全脑低灌注，或由于椎基底动脉缺血引起脑干选择性低灌注所致。

（一）分类

临床上依据病因及发病机制不同可分为四类。

1.反射性晕厥

因血压调节、心率反射弧功能障碍及自主神经功能不全导致血压急剧下降、心排血量突然减少所致。包括血管迷走性晕厥（单纯性晕厥）、直立性低血压性晕厥、特发性直立性低血压性晕厥、咳嗽性晕厥、排尿性晕厥、吞咽性晕厥、颈动脉窦性晕厥、舌咽神经痛性晕厥等。

血管迷走性晕厥最常见，可发生于所有年龄，年轻体弱的女性多见。情感刺激、疲劳、疼痛、恐惧、见血、失血和医疗器械检查等可为诱因，通常发生于长时间站立时。系迷走神经张力增加使动脉血压降低、心率减慢，引起中枢神经系统低灌注所致。

2.脑源性晕厥

严重脑血管闭塞疾病、高血压脑病、主动脉弓综合征、基底动脉型偏头痛，以及脑干病变如肿瘤、炎症和延髓血管运动中枢病变等所致。

3.心源性晕厥

发生迅速，无任何预感，与直立体位无关，运动诱发晕厥提示心脏性原因，患各种心脏病是独有的特点。

（1）心律失常：如心动过缓、心动过速或心跳突停、Q－T间期延长综合征等。

（2）急性心腔排出受阻：如心瓣膜病、冠心病和心肌梗死、先天性心脏病如法洛四联症、原发性心肌病、左房黏液瘤及巨大血栓形成、心包填塞等。

（3）肺血流受阻：如原发性肺动脉高压症、肺动脉栓塞等，

4.其他晕厥

如哭泣性晕厥（情感反应）、过度换气综合征、低血糖性晕厥和严重贫血性晕厥等。

中枢性疾病或前庭神经、小脑及本体感觉传导路病变可引起平衡障碍，通常表现眩晕或共济失调两种临床症状，

（二）临床特点

晕厥发作起病突然，持续时间短。典型可分为三期。

1.发作前期

晕厥前驱症状通常持续10秒至1分钟，表现倦怠、头晕目眩、恶心、苍白、出汗、流涎、视物模糊、恍惚和心动过速等。有预感时立即躺下可减少损伤。

2.发作期

患者感觉眼前发黑，意识丧失而跌倒，伴面色苍白、大汗、血压下降、脉缓细弱和瞳孔散大，心动过速变为心动过缓，可发生尿失禁。偶见强直或角弓反张，强直－阵挛样发作，可误诊为癫痫。数秒至数十秒恢复，神经系统检查无阳性体征。

3.恢复期

患者平卧后意识迅速（数秒至数分钟）恢复，可遗留紧张、头晕、头痛、恶心、苍白、出汗、无力和便意感等。休息数分或数十分钟缓解，不留任何后遗症，偶有极短暂的（＜30秒）发作后模糊状态伴定向力障碍和易激惹。

二、癫痫发作

癫痫发作（seizure）是脑神经元过度异常同步放电导致短暂的神经功能异常。临床形式多样，可表现发作性意识障碍，以及运动、感觉、行为及自主神经功能异常发作等。引起脑部结构或代谢异常的各种局限性或弥漫性病变，以及目前不明原因的病变均可导致痫性发作。

由于大多数癫痫发作发生在医院外，医生通常必须回顾性地确立诊断。最能提示发作的两个病史特点是：①与局灶性起始性痫性发作有关的先兆：②全面性强直－阵挛发作后意识模糊状态。

三、癫痫发作与晕厥的鉴别

癫痫发作与晕厥的病因、病理生理和治疗均不相同，二者的鉴别非常重要，详见表 2-3。

表 2-3 癫痫发作与晕厥的鉴别要点

临床特征	癫痫发作	晕厥
先兆症状	无或短（数秒）	可较长（数十秒）
发作与体位关系	无关	通常发生在站立位
发作时间	白天或夜间，睡眠时间较多	白天较多
发作时皮肤颜色	青紫或正常	苍白
肢体抽动伴尿失禁或舌咬伤	常见	少见
发作后意识模糊	常见，高度提示癫痫发作	无或少见
神经系统定位体征	可有	无
心血管异常	无	常有
发作间期脑电图异常	常有	罕见

四、治疗

（一）治疗原则

1.癫痫治疗的开始

诊断明确并分清发作类型后就应考虑治疗问题。但首次癫痫发作后，除积极寻找病因外，一般不急于给予药物治疗。对于 1 年或 1 年以上才发作一次也不一定给予药物治疗。对于每年发作 2 次及 2 次以上者除进行病因治疗外，一般都给予正规的抗癫痫治疗。

2.药物的选择

选择抗癫痫药物主要是根据发作类型，其次考虑药物的不良反应，另外也应考虑病人的经济状况。

3.治疗方法

开始一种药物治疗，自小剂量开始，逐渐增加剂量，尽可能进行血药浓度监测。当一种药物已达最大治疗剂量、血药浓度已达最大有效范围或出现明显不良反应时应考虑换药。换药时应先加上第二种药物，然后再将第一种药物逐渐撤去。个别难治的癫痫有时可能需两种药物合用治疗。治疗过程中要对病人进行定期复查，复诊时了解药物的疗效及不良反应，进行一些必要的实验室检查，调整药物剂量或更换药物品种。

（二）癫痫持续状态的治疗

癫痫持续状态（或称癫痫状态）是指 2 次癫痫发作中间意识不清醒或一次发作持续达 30min 以上时。癫痫持续状态是一种急症，若不能及时控制，可造成持久的、严重的脑损害直至死亡。癫痫持续状态一旦诊断成立，应尽快使用有效的 AEDs 控制发作，同时应处理好相关的并发症。

1.AEDs 的应用

癫痫持续状态时一般选用静脉给药，以期尽快控制发作。常用药物及给药方法如下。

（1）安定：静脉注射，成人首次10～20mg，以2～4mg/min的速度静脉注射，儿童首次用量为0.25～0.5mg/mg，以每分钟＜1mg的速度静脉注射。静脉注射安定时，要严密观察呼吸，若发现呼吸变慢、变浅应立即停止注射，并同时进行人工辅助呼吸，一次静脉注射安定发作停止后应立即给予安定10mg/h静脉点滴维持，直至病人清醒后改用口服AEDs，

（2）苯妥英钠：静脉注射，成人首次14～16mg/kg，速度为50mg/min，儿童15～20mg/kg，速度＜25mg/mi。一次注射后可用苯妥英钠500～1000mg加生理盐水缓慢静脉点滴维持24h。苯妥英钠可能抑制心脏传导系统。因此，有心动过缓、心脏传导阻滞和严重冠心病者慎用。在静脉注射时应严密观察心率和血压。

（3）利多卡因：首次2～3mg/kg，以25～50mg/min的速度缓慢静脉注射，发作控制后，以5～10mg/（kg·h）静脉点滴维持治疗。

（4）氯硝西泮：首次1～4mg缓慢静脉注射，如发作仍未控制，可间隔1～2min注射1mg，直至发作被完全控制或总量达10mg。

2.并发症的处理

（1）保持呼吸道通畅：癫痫持续状态时呼吸道分泌物常常很多，可造成不同程度的呼吸道阻塞、缺氧甚至窒息死亡。应及时清除呼吸道分泌物，必要时气管切开以利排痰。

（2）降颅压：长时间、反复的癫痫发作可造成脑水肿，需用脱水剂以降低颅内压、减轻脑水肿。常给20%甘露醇250ml快速静脉点滴，6h 1次，

（3）抗感染：持续较长时间的发作，患者处于昏迷状态，尤其是呼吸道积存大量分泌物，常常合并感染，应及时使用足量的抗生素以控制感染。

（4）保持水、电解质及酸碱平衡：及时补充水分和电解质以维持生理需要。对可能出现的酸中毒应及时纠正。

（5）吸氧：因癫痫反复发作及呼吸道阻塞可造成不同程度的缺氧，应适时吸氧，以保证全身尤其是大脑有充足的氧气供应。

（三）预防发作治疗

1.大发作

首选苯妥英钠、苯巴比妥或卡马西平，次为扑痫酮、氯氮、安定、丙戊酸钠等。

2.小发作

可选安定、氯氮、苯巴比妥、苯琥酸、乙琥胺、氯安定等。

3.局限性癫痫

药物治疗同大发作。

4.精神运动性发作

可选马西平、扑痫酮、苯妥英钠、苯巴比妥等。

5.用药注意事项

①一般选用一种或两种药，由最小剂量开始，如不能控制时再逐渐加量。药物无效需换时，在用新药同时将原药逐渐减量至撤除。②药物治疗达到有效控制2～3年后，可逐月减量，经半年至一年观察，复查脑电图亦正常，始可决定是否全部停药。③避免诱发因素，勿用烟酒等，按时服药。不参加高空、高温、水上和驾驶等工作。

（四）外科治疗

癫痫疾患在应用抗癫痫药物治疗后有 70%～80%获得控制发作，但仍有 20%～30%患者在联合应用两种或两种以上抗癫痫药后，其血液浓度也已达治疗剂量，而不能控制发作，称之难治性癫痫。对难治性癫痫，频繁发作（影响智力），且伴有严重的弥漫异常慢波者则可考虑手术治疗。

（1）切除或破坏癫痫灶：手术切除癫痫灶如前颞叶切除术（最常用治疗癫痫的经典手术）、脑皮质切除术（治疗局灶性癫痫的基本方法）、大脑半球切除术、癫痫病灶切除术、胼胝体部分切除术、多处软脑膜下横切术等。还可用热电凝、冷冻等立体定向破坏术。后者适用于不能切除的脑组织，否则将出现神经功能损害。切除术或破坏癫痫灶不能对所有的癫痫患者有效，如病期久者，可能已出现对侧大脑半球相对应区域形成"镜灶"，以致在原病灶切除后仍有癫痫发作。

（2）破坏抽搐的传导通路：穹隆是从海马和间脑向外传递癫痫电活动的主要通路。破坏穹隆适用于颞叶癫痫；破坏前连合适用于从一侧皮层开始的癫痫放电继发全身性发作；破坏双侧 Forel～H 区（Forel－H 位于从豆状核到黑质的中间，是癫痫波向下传导最集中处）可治疗原发性癫痫。破坏单侧 Forel－H 区可治疗起源于该区的局灶性癫痫。但该处破坏的疗效不佳，仅作为辅助手段。

（3）抑制强化结构：脑内有些结构如杏仁核、丘脑腹外侧核不但有传播作用，而且有发作中补充能量，激活、支持癫痫电活动的泛化和强化癫痫的作用。因此，破坏或阻滞杏仁核和丘脑腹外侧核可提高中枢的抽搐值。

外科手术治疗可使 50%～60%的病例获得基本控制发作。学者们认为采用综合手术可以提高疗效和减少并发症。如应用计算机立体定向病灶切除加破坏抽搐的传导通路，海马加杏仁核或穹隆加杏仁核破坏术等。

（五）分证论治

1.肝火痰热

治法：化痰泻火，熄风定痫。

方剂：黄连温胆汤加减。

加减：若肝火内炽，证见口干欲饮、舌红少苔，加龙胆泻肝汤、黛蛤散、麦冬、沙参等养阴清热；痰多者加涤痰汤、礞石滚痰丸等化痰开窍；大便不通加大黄、龙荟；抽搐较重加全蝎、钩藤。

2.肝风痰浊

治法：涤痰熄风，开窍定痫。

方剂：定痫丸化裁。

加减：若痰多壅盛加三圣散涌去风痰，痰黏不利加瓜蒌，胸闷呕恶加佛手、桔梗，眩晕，目斜者加天麻、珍珠母。注意，本方中虫类药物宜从小剂量开始，研粉冲服。既愈之后，继服河车丸断其后。

3.瘀血内阻

治法：活血化瘀，通窍定痫。

方剂：抵当汤加味。

加减：若眩晕，加钩藤、天麻、菊花；颈项强直加葛根，也可用《医林改错》之黄芪赤风汤送服龙马自来丹。但马自来丹中的马钱子有剧毒，炮制及用量应严格控制。如马钱子中毒，急煎肉桂 6g 灌服。

4.肝肾阴虚治法

滋补肝肾，潜阳熄风。

方剂：大补元煎。

加减：若性急心烦，心肝火旺，加龙胆草，灯芯草、莲子心；大便干燥；加火麻仁、郁李仁；久病不愈，形体瘦弱，加龟甲胶、鹿角胶、菟丝子、河车丸等，加强滋阴填精之功效；阴虚火旺者加知母、黄檗。

5.脾胃虚弱

治法：健脾益气，化痰断痫。

方剂：六君子汤加味。

加减：便溏者加薏苡仁、炒扁豆、炮姜健脾止泻，腹胀、呕恶加枳壳、旋覆花降逆和胃，纳呆食少加山楂、麦芽、神曲，痰黄难咯加温胆汤。本症患者平时宜服香砂六君子丸、参苓白术散等健脾和胃，以断生痰之源。

6.心脾两虚

治法：益气健脾，养血安神。

方剂：养心汤。

加减：失眠多梦，加龙骨、牡蛎、琥珀安神定魄；头晕健忘，益智仁；心烦口干，加生地黄、竹叶、玉竹，平时可常服归脾汤、六君子汤等调养。

（六）其他治疗

1.针刺

惊厥后期或间歇期，可采用针刺治疗。辨证选穴如下：①肝火痰热：本神、丰隆、行间；②肝风痰浊：风池、太冲、曲池、足三里；③肝肾阴虚：肝俞、肾俞、复溜、四神聪；④脾胃虚弱：中脘、天枢、丰隆、脾俞、胃俞。

2.推拿部位

人中、曲池、冲门、内关、合谷、风池、肝俞、胆俞、太冲、丰隆、三阴交、申脉、照海、脾俞、心俞、肺俞。

操作：风痰闭阻，发作时以食指掐点人中。待患者苏醒后，施用揉拿手三阴法、点按曲池、神门、内关、合谷；施揉拿颈吹法，点按风池；施一指托天法。痰火内盛，发作时以拇指掐点涌泉，不醒再以拇指掐点人中；待苏醒后，点按肝俞、胆俞，嘱患者仰卧位，施提拿足三阴法，点按太冲、丰隆、三阴交。白天发作点按申脉；夜间发作点按照海。心肾亏虚，患者坐位，医者以双手拇指点按脾俞、肺俞、心俞，嘱患者俯卧位，施双龙点肾法，嘱患者仰卧位，施推脾运胃法，施用揉拿手三阴法，点按内关。

第五节 精神异常

综合医院的神经内科急诊中常常会遇到以精神异常为主诉的病人，接诊医生的首要工作是判断病人的精神异常是由脑部器质性病变（如脑炎、脑血管病）所致的精神症状，还是一类原因不明的脑功能紊乱性疾病（如精神分裂症、情感性精神病）。前者需及时查找病因，做出相应处理；后者则可转精神科进一步诊治。常见的精神症状往往突出表现在感觉、知觉、注意、记忆、思维、情感、行为等方面精神活动的改变，而一些精神症状组成的综合征可以在疾病的某一阶段集中表现出来，是神经系统某些疾病病理生理过程的集中反映，对临床诊断具有一定的价值。常见的有以下几种。

一、谵妄

谵妄（delirium）是综合医院中最为常见的精神障碍，尤其在重症和老年病人中发生率较高。这是一种以意识障碍为主的急性脑病综合征，系非特异性病因所致，其病理基础是整个大脑皮层的功能障碍。谵妄的诊断主要依据临床表现。谵妄的病因依靠病史、体格检查和实验室检查来确定。

（一）常见原因

主要有脑器质性疾病，如颅内感染、脑外伤、脑血管病、颅内肿瘤、癫痫等；躯体疾病，如感染性疾病、内脏疾病、营养代谢及内分泌障碍、中毒、手术等；心理社会应激，如亲人突然亡故、搬迁到陌生环境等。

（二）临床表现

一急性起病，少数病人可见前驱症状，如倦怠、对声光敏感、失眠等。谵妄症状具波动性，昼轻夜重是其重要特征，有些病人睡眠－醒觉周期颠倒，白天嗜睡，夜间出现症状。持续数小时至数周，总病程不超过 6 个月。

1.意识障碍

病人的意识呈混浊状态，意识清晰度下降，意识范围缩窄。严重时可进入昏迷。

2.感知障碍

病人常常伴有幻觉或错觉，尤以幻视和错视多见，内容多为恐怖性或迫害性。

3.行为障碍

病人常常呈现精神运动性兴奋，躁动不安，在恐怖性视幻觉、视错觉的影响下，可出现逃避或攻击行为。部分病人可表现为精神运动性抑制，反应迟钝，甚至呈现木僵或亚木僵状态。

4.认知障碍

病人早期表现为注意力不集中，随后出现逻辑推理能力降低，理解困难，思维不连贯，记忆减退或记忆错误，定向障碍，尤以时间和地点的定向最易受损。可有短暂断片妄想，内容多为被害妄想。

5.情感障碍

病人早期可表现为轻度抑郁、焦虑、易激惹；病情严重时，情感较淡漠，有时可有恐惧、激越或欣快。

（三）鉴别诊断

当谵妄病人幻觉、妄想明显时注意与精神分裂症、躁狂症等精神疾病的鉴别。前者具有特征性的意识障碍和定向力障碍，幻觉以恐怖性幻视为主，脑电图检查常见弥漫性慢波，其他辅助检查也可发现器质性疾病的证据；后者无意识障碍和定向力障碍，幻觉以言语性幻听为主，辅助检查未见特殊异常。

（四）护理

意识障碍的患者失去自理生活和自卫的能力，还可危及他人安全。医护人员首先应了解意识障碍的原因、特点及程度，掌握病情。对于意识蒙眬状态的患者，医护人员应主动关心，加强生活和安全护理，严密观察意识状态的进展情况。对于严重意识障碍的患者，应安置在安静的房间，避免不良刺激；患者受错觉、幻觉或妄想的影响，可能躁闹不安，甚至发生攻击性行为，应设专人护理或设置床档，必要时可暂时给予保护性约束；密切观察生命体征的变化，夜间尤应注意。注意加强生活护理，保证饮食营养入量。

二、兴奋躁动状态

兴奋躁动状态又称为精神运动性兴奋，是指病人的动作和言语明显增加，病人常因缺乏自我保护导致外伤，或扰乱他人、毁坏物品。当病人较长时间处于兴奋状态时，体力消耗过度，加之饮食和睡眠不足，容易导致脱水、电解质紊乱或继发感染，甚至全身衰竭。

（一）常见原因及症状特点

1.精神分裂症

表现为不协调性精神运动性兴奋，常见于精神分裂症青春型，表现为言语零乱，思维散漫，情感喜怒无常，行为幼稚、愚蠢、怪异、冲动，性欲及食欲亢进，可伴片段的幻觉和妄想，有时会出现攻击他人或毁物的行为。

2.心境障碍的躁狂发作

多数表现为协调性精神运动性兴奋，包括情感高涨或易怒好斗；言语增多，联想加速，甚至音联意联，随境转移；动作增多，整日忙碌，但做事虎头蛇尾。典型的躁狂症状较易诊断，若既往有抑郁发作史，则更支持躁狂发作诊断。

3.癔症

表现为情感爆发，即在精神刺激后出现哭闹不休以宣泄委屈，夸张做作色彩浓重，严重者可号啕大哭、捶胸顿足、撕衣毁物、在地上打滚、以头撞墙或有自杀姿态等。每次发作持续约一至数小时。发作前有精神因素、癔症人格、症状的表演性和情感发泄的特点均有助于诊断。

4.急性应激障碍

急剧的、强烈的精神刺激后数分钟至数小时突然起病，表现为高度警觉状态，强烈恐惧体验的精神运动性兴奋，激越或情感爆发，行为有一定盲目性。一般持续数小时至1周，通常在1个月内缓解。根据诱因、发病过程、临床表现与精神因素密切相关等特点可以明确诊断。

5.精神发育迟滞

病人在智力低下的基础上，因自我控制能力降低，易出现冲动性兴奋，如被激怒时发生毁物、自伤或伤人，但持续时间很短。诊断主要依靠智商测定，生长发育史及学习成绩。

6.癫痫

（1）病人在癫痫发作后可出现意识模糊状态，同时表现出恐惧、愤怒、行为混乱，可有毁物、伤人等行为，持续几分钟至几天不等，终止突然，清醒后对发作情形遗忘。

（2）精神运动性发作的病人在发作时除意识障碍外，可出现自言自语、喊叫、奔跑等行为异常。有癫痫发作史，脑电图检查可发现尖波或棘波，均有助于诊断。

7.器质性精神障碍

躯体疾病、中毒或感染等脑器质性精神障碍出现类躁狂症状，病人呈现情绪高涨、言语多、动作多，呈阵发性发作。诊断主要依靠病史、阳性体征和实验室检查的结果。

（二）护理

躁狂状态患者表现为心境高涨、思维奔逸、动作增多。这类患者不仅影响病房的管理秩序和安全，持续兴奋躁动还可导致衰竭。应将患者安置在安静的环境，尽量减少刺激，以减缓患者的兴奋性。护理人员要尊重患者，态度温和，避免用言语激惹或挑逗患者。对于难以安静的患者，可以适当安排参加简单可行的文娱活动，分散注意力，以缓和其兴奋状态。对于极度兴奋的患者，应安置于隔离房间，给予适当约束。患者处于兴奋状态，体力消耗较大，应及时补充水分和营养，加强个人卫生护理，保证充足的睡眠。

三、缄默/木僵状态

缄默指病人在意识清晰状态下沉默不语，或用表情、手势或书写表达自己的意见。木僵状态指病人在意识相对完整时出现的普遍的精神运动性抑制，表现为随意运动完全抑制，全身肌肉紧张，不说、不动，对外界刺激毫无反应，一般需持续24小时方有诊断意义。症状较轻的病人表现为言语和动作明显减少、迟缓，称为亚木僵状态。

（一）常见原因及症状特点

1.器质性疾病

器质性木僵见于各种病因，如感染、中毒、脑肿瘤、脑血管病、脑外伤、癫痫等所致的严重的急性脑损害。病人除了木僵症状之外，尚有意识障碍和病理反射等体征。

2.紧张型精神分裂症

紧张型病人可表现为缄默不语或用书写作答，也可表现为紧张性木僵，出现违拗行为，不语、不动、不食、不饮，双目凝视，面无表情，大小便潴留，口含涎液，全身肌张力增高，甚至出现蜡样屈曲或空气枕头的症状。紧张性木僵持续时间不一，可与紧张性兴奋交替发生，后者表现为突然由木僵状态转变为兴奋、冲动，有时会危及自身和他人安全。

3.抑郁发作

抑郁性木僵见于严重的抑郁发作，多为不完全性木僵，随着病人情绪低落的加重，运动减少，可逐渐进入木僵状态。病人通常无违拗表现，肌张力正常。耐心询问可获微弱回答，或者以点头、摇头示意。

4.急性应激障碍

是由突然而强烈的精神创伤引起的心因性木僵，常伴有意识模糊。心因性木僵持续时间短，恢复后病人对木僵期间的经历多不能回忆。

5.癔症性缄默症

病人以点头、手势、表情或书写来表达自己的意思，且对病况泰然处之。癔症性缄默症病人发病前的精神因素和癔症人格有助诊断。

6.药物性木僵

常在某些抗精神病药物治疗早期、快速加量或药物剂量较大时发生，常伴有急性锥体外系反应，如肌张力增高等，减药或停药可减轻木僵程度。

（二）鉴别诊断

1.缄默需与以下症状相鉴别

（1）癔症性失声症，病人不能发音或仅发耳语声，发病与精神因素有关。

（2）构音障碍，病人发音困难或发音异常，常见于双侧皮质脑干束受损（假性延髓性麻痹）或舌咽、迷走、舌下神经损害（真性延髓性麻痹）影响发音器官的功能所致。

（3）运动性失语症，病人能讲单词但不成句，呈"电极式言语"，严重者完全不能说话，系大脑的言语运动中枢受损（如脑卒中、外伤）所致。

2.木僵与昏迷的鉴别

前者无意识障碍，各种反射均保存，病人通常注视检查者，或追视移动物体，常抗拒检查，可出现违拗行为，木僵解除后病人可回忆木僵期间发生的事情；而后者有严重意识障碍，各种反射减弱或消失，常闭眼，无违拗行为，清醒后不能回忆昏迷期间发生的事情。

（三）护理

木僵患者终日卧床、缄默不语、身体僵住保持一定姿势，生活完全不能自理。因此要加强基础护理，定时做口腔护理，床铺整洁，保护皮肤清洁干燥，定期翻身，更衣，预防褥疮。注意饮食护理，保证营养摄入，必要时可鼻饲或静脉输液。注意大小便情况。有的患者可突然转为兴奋状态，出现攻击性行为，对此要警惕观察，进行护理干预，保护患者及他人的安全。

四、幻觉/妄想状态

急性幻觉状态指病人突然出现大量持久的无客观事实依据的虚幻知觉。幻觉以听幻觉和视幻觉为多见，也可出现触幻觉、味幻觉和嗅幻觉等。幻觉内容多为负性的、对病人不利的、引起不愉快情绪的，如听到辱骂、威胁或恐吓的声音。多数病人出现幻觉后可以继发妄想，且多为被害妄想。病人常伴有恐惧、愤怒的情绪反应，并可出现逃避、自伤、自杀或暴力攻击行为。

急性妄想状态指病人突然出现大量持久的病理性的歪曲信念。妄想内容杂乱，如被害妄想、关系妄想、物理影响妄想等混杂在一起或者彼此交替出现。病人的言行常常受到其妄想支配，产生拒食、逃避或攻击行为。

（一）常见原因及症状特点

1.精神分裂症

精神分裂症急性期可出现大量幻觉、妄想，通常以言语性幻听和被害妄想为主，妄想内容多荒谬怪异。急性幻觉、妄想状态下病人常显情绪激动，甚至产生自伤、自杀、躲避或冲动伤人行为。

2.心境障碍

严重抑郁症病人可出现片段的听幻觉，内容多为负面的评论性内容；也可以罪恶妄想、虚无妄想和被害妄想为突出症状。病人常有情绪极度低落等抑郁症状群。严重的躁狂症病人，可出现夸大妄想、非血统妄想，亦可有与心境障碍不相协调的被害妄想等。

3.精神活性物质所致精神障碍

（1）酒精性幻觉症：酒依赖病人在意识清晰状态下可出现丰富的听幻觉、被害妄想和嫉妒妄想；在震颤谵妄时也可有明显的听幻觉和视幻觉（多为小动物或昆虫）。

（2）致幻剂或麻醉品引起的幻觉症：摄入致幻剂（如印度大麻）或麻醉品（如可卡因）后，可出现急性幻觉状态，病人有听幻觉、视幻觉和时空感知综合障碍等。服用精神活性物质史，血、尿中该物质或其代谢产物检测阳性，均有助于诊断。

4.急性器质性精神障碍

谵妄时可有大量恐怖性的视错觉和视幻觉，或为内容多变的片断妄想如关系妄想、被害妄想，可有逃避反应。常见于脑和躯体的急性器质性疾病。意识障碍、脑或躯体疾病的症状和体征有助于诊断。

（二）护理

妄想状态的患者对妄想内容坚信不疑，并可支配患者的思维、情感和行为，有时可能造成意外的发生。护理时应该根据妄想的内容特点和疾病的不同阶段进行护理。入院时的妄想状态患者多数不肯暴露妄想内容，拒绝住院治疗，为此，医护人员态度要和蔼，言语要恰当，取得信任。症状活跃期，患者对妄想内容十分敏感，医护人员不可贸然触及患者的妄想内容，以免引起反感；对于主动述说的患者，要耐心倾听，不必与其争辩。当患者妄想开始动摇或自知力开始恢复时，应加强心理护理，帮助患者认识疾病。

对于因被害妄想而拒食的患者，应鼓励自行取饭，集体进餐，以减轻或消除疑虑；对于有自罪妄想的患者，常为赎罪无休止地参加劳动或吃剩饭，医护人员应给予劝阻，关心照顾生活，保证患者正常进食，防止体力过度消耗；对于有关系妄想的患者，要注意在患者面前不得低声或耳语，以免引起患者的疑虑，使妄想泛化。若患者的妄想泛化及工作人员或其他患者，应减少或避免接触，必要时可暂时将工作人员调至其他病房或给患者更换房间，并要加强观察，以防意外。

（三）辨证论治

1.痰气郁结证

治则：理气解郁，化痰醒神。

代表方：逍遥散合顺气导痰汤加减。

常用药：柴胡、白芍、当归、茯苓、白术、甘草、枳实、木香、香附、半夏、陈皮、陈胆星、郁金、石菖蒲。

2.心脾两虚

治则：健脾益气，养心安神。

代表方：养心汤合越鞠丸加减。

常用药：人参、黄芪、甘草、香附、神曲、苍术、茯苓、当归、川芎、远志、柏子仁、酸枣仁、五味子。

3.痰火扰神

治则：清心泻火、涤痰醒神。

代表方：生铁落饮加减。

常用药：龙胆草、黄连、连翘、陈胆星、浙贝母、橘红、竹茹、石菖蒲、远志、茯神、生铁落、朱砂、玄参、天冬、麦冬、丹参。

4.火盛阴伤

治则：育阴潜阳，交通心肾。

代表方：二阴煎合琥珀养心丹加减。

常用药：黄连、牛黄、黄芩、生地黄、阿胶、当归、白芍、人参、茯神、酸枣仁、柏子仁、远志、石菖蒲、生龙齿、琥珀、朱砂。

5.痰热郁结

治则：豁痰化瘀，调畅气血。

代表方：癫狂梦醒汤加减。

常用药：陈皮、半夏、胆南星、柴胡、香附、青皮、桃仁、赤芍、丹参。

第六节 眼球震颤

眼球震颤是一种眼球不自主的节律性往返运动。眼球震颤分：生理性眼震和病理性眼震。

一、生理性眼震

生理性眼震见于正常人。

（一）终末眼震

为双眼侧视超过正常限度时出现的眼震。

（二）视动性眼震

凝视眼前不断移动的物体时产生的眼震。

（三）诱发性眼震

为诊断目的而采用前庭功能检查诱发出的眼震。

二、病理性眼震

病理性眼震有：眼源性眼震；前庭周围性眼震；前庭中枢性眼震。

三、诊断

（一）震颤的形式

眼球震颤的形式有冲动性和摆动性两种。

（1）冲动性眼球震颤是双节律性的，是眼球呈不等速度的向两侧运动，以慢相向一侧转动，然后再以快相向相反方位转动。通常以快相作为眼球震颤的方向。

（2）摆动性眼球震颤是眼球自中点向两侧摆动，其运动幅度和速度相等，无快慢相之分。

（二）震颤的方向

眼球震颤的方向有水平性、垂直性、旋转性、斜动性和混合性，其中以水平性为多见。

（三）眼球震颤的自觉症状

先天者因注视反射尚未发育，一般无自觉症状；后天者成年以后可出现自觉症状。

（1）视力减退：由于黄斑发育不好或因震颤引起的混乱不利于黄斑进行注视，注视反射不能发展。

（2）物体运动感：视外界物体有动荡感，眩晕、恶心，呕吐，常把不动的物体感觉为不停地往返移动。

（3）复视：中枢性眼球震颤多有震颤性复视。

（4）代偿头位：头转向眼球震颤常伴有先天性白内障或白化症等，有明显的视力障碍，震颤的形式多为速度相等的摆动性、水平性震颤。后天性常为垂直性或旋转性震颤。

（5）中枢性眼球震颤：为炎症、肿瘤、变性、外伤、血管性疾病引起前庭或其与小脑干的联系通路发生所致的眼球震颤，多为冲动或水平性眼球震颤，一般无眩晕症状，但有时出现震颤性复视。

（6）先天性特发性眼球震颤：多为冲动或水平性，注视时更显，无明显器质病变。视力下降多为物像震颤所致，因此在慢相方向某一区内可出现震颤减轻现象，即休止眼位时此处可明显提高视力。

四、治疗

（一）病因治疗

眼球震颤不是一个独立的疾病，而是一种临床表现。因此首先要针对病因进行对症治疗。

（二）手术治疗

对先天性特发性眼球震颤，可采取手术治疗。将其休止眼位移向正前方，以增进视力，减少或抑制眼球震颤的出现。其方法是先确定休止眼位，然后将两眼的内外直肌各按5，6，7和8mm加强或减弱进行移位，使休止眼位移至正前方。

第七节　共济失调

共济失调是小脑、本体感觉及前庭功能障碍导致运动笨拙和不协调，累及四肢、躯干及咽喉肌可引起姿势、步态和语言障碍。

小脑、脊髓、前庭和锥体外系共同参与完成精确、协调运动。小脑对执行精巧动作起重要作用。每当大脑皮质发出随意运动指令，小脑总是伴随发出制动性冲动，如影随形，以完成准确的动作。

一、病因

（一）周围神经病损

1.急性

急性多发性神经炎、急性多发性神经根神经炎、急性中毒性神经炎、Fisher综合征。

2.慢性

糙皮病性神经炎，砷、铅、酒精中毒性神经炎，肥大性间质性神经病，腓骨肌萎缩症，遗传性共济失调性多神经炎，糖尿病性神经炎等。

（二）脊髓病损

1.急性

脊髓痨性共济失调，脊髓转移癌或恶性肿瘤伴发脊髓性共济失调。

2.慢性

脊髓亚急性联合变性，脊髓结核，遗传性共济失调症中的 Friedreich 型、Roussy-Levy 型、后索型。颅脊部病损、糖尿病性脊髓病、多发性硬化脊髓型、脊髓蛛网膜炎、脊髓压迫症、脊髓空洞症。

（三）脊髓-小脑病损

多为慢性进行性疾病，如遗传性共济失调症多种联合类型中的 Sanger-Brown 共济失调。

（四）小脑病损

1.急性

急性小脑炎，急性小脑共济失调症，小脑振荡，小脑卒中，小脑脓肿，急性酒精、苯妥英钠类药物中毒。

2.慢性

遗传性共济失调症小脑型，OPCA，小脑萎缩，小脑受压，小脑肿瘤，小脑寄生虫肉芽肿，小脑发育不全，颅脊部畸形，颅后窝占位性病变，共济失调性毛细血管扩张症，癌性小脑病损综合征。

（五）前庭-迷路病损

1.急性

前庭神经炎、内耳炎、迷路或内耳出血、椎－基底动脉血栓形成、脑干出血或梗死。

2.慢性

小脑脑桥角蛛网膜炎、小脑脑桥角占位病变。

（六）四叠体中心部位病损

1.急性

以血管病变为主，如小脑上动脉、四叠体动脉卒中。

2.慢性

以占位病变如松果体肿瘤为常见。

（七）丘脑型病损

1.急性

以丘脑卒中为主。

2.慢性

以肿瘤常见。

（八）大脑病损

1.急性病变

以血管病及感染型病损为主。

2.慢性病损

以占位病变、退行性病变常见。

（九）神经系统弥散性病损

1.脱髓鞘及变性病变

多发性硬化症、脑白质营养不良症、亚急性坏死性脑脊髓病变、脑瘫、皮质－纹状体－脊髓变性、进行性核上性麻痹、核黄疸后遗症、急性播散性脑脊髓炎、癌性脊髓小脑变性。

2.内分泌疾病

黏液水肿、尿崩症、甲状旁腺功能减低。

3.药物性共济失调

苯妥英钠、扑痫酮、卡马西平、链霉素、庆大霉素、卡那霉素、新霉素，降压药物如甲基多巴、交感神经阻滞剂。

4.中毒性疾病

乙醇、汞、砷、铅、氰、铊、苯。

5.先天性疾病

毛细血管扩张性共济失调症、白内障共济失调症（Marinesco-Sjogren 综合征），先天性β-脂蛋白缺乏症。

6.其他

缺氧性脑病、慢性肝性脑病、低血糖、枫糖尿症。

二、发病机制

（1）深部感觉传导系各部结构受损：末梢深感觉感受器及其三个接力的传入神经元及中枢部顶叶皮质而导致深部感觉性共济失调。

（2）迷路－前庭系的传入传出神经结构受损可引起前庭性共济失调。

（3）小脑及其传入传出神经结构受损，如小脑半球、蚓部、三对小脑脚病损可出现小脑共济失调。

（4）大脑性共济失调：为大脑皮质经脑桥到小脑皮质的传导神经结构受损所致，分别称额叶、颞叶、顶叶性共济失调。

三、临床表现

（一）症状

1.动作笨拙

日常生活动作如扣纽扣、穿衣、取物、用筷等动作表现得不准、不灵巧，可伴意向性震颤。

2.站立不稳，走路摇晃

深部感觉及前庭性共济失调者闭目时加重，步态跨阈，且以躯干为重，小脑性病损基底宽、左右摇晃，呈醉酒步态，躯干、四肢均可受累。

3.伴发症状

（1）深感觉障碍。

（2）前庭性眩晕、眼震及前庭功能异常。

（3）小脑性可伴言语口吃、构音不良、眼震。

（4）大脑性症状较轻，并具有额、颞、顶、枕叶相应症状，如记忆、计算、定向、情感障碍及各种失语症。

（二）体征

1.感觉功能

运动觉、位置觉、重量觉、音叉觉等深部感觉减退或消失；顶叶病损尚可有定位觉、实体觉等皮质感觉异常。

2.共济运动检查

（1）言语功能：常有言语口吃、吐词不清、构音困难及言语缓慢，呈吟诗状或爆破式言语。

（2）静态检查：①患者双足并拢站立，双手向前平伸、闭目。后索病变出现感觉性共济失调，睁眼站立稳，闭眼站立不稳，称为 Romberg 征阳性；小脑病变时，睁眼闭眼均不稳，闭眼更明显，蚓部病变向前后倾倒，小脑半球病变向病侧倾倒；前庭功能异常时，闭眼一会出现站立不稳。②Mann 试验：双足前后错位，前足跟与后足尖站成一直线。小脑病变时，站立不稳，为 Mann 试验阳性。

（3）动态检测：①仰卧起坐试验：双上肢紧抱胸前起坐，见病者下肢跷起。②后仰试验：直立位使胸部后仰，病者不见下肢屈曲。③上肢可分别行指鼻、指耳、指指、指体、指物试验或轮替翻手试验等，亦可观察其扣纽扣、启锁、解绳等日常动作，见动作笨拙、摇晃、震颤、尺度障碍、不准或转换困难。④下肢可行跟膝胫或足指目标试验均笨拙不准。⑤步态检查：原地踏步或直线行走，先睁眼后闭眼分别检查，正常人踏 50 次，原位不超过正常：小脑病者呈醉汉步态；前庭型常偏离中线，多次步行呈星状足迹；深感觉障碍者显步态重、猛撞，举足高、落地重，闭目、夜间更剧。

四、辅助检查

可依据病情需要，选择下列检查。

（一）血检查

可有贫血、血沉加快、血脂、血糖、血生化、某些代谢及毒物等异常改变。

（二）脑脊液检查

可发现感染性、出血性及某些代谢性疾病的改变。

（三）肌电图、脑电图、诱发电位

对神经、肌肉、周围或中枢病变有一定的定位定性诊断意义。

（四）遗传学及免疫学有关检测

对遗传性、代谢性、变性性疾病的诊断有特殊意义。

（五）影像学检查

CT、MRI、DSA、SPECT 对中枢神经系统感染、肿瘤、血管病、某些变性病有重要意义。

（六）病理检查

对神经、肌肉或脑组织的病变组织活检可以确诊。

五、鉴别诊断

（1）除外精神异常、意识障碍、智能低下的患者，因其不能合作而导致误诊。

（2）排除因病态不随意运动，如震颤、手足徐动、舞蹈样动作等而干扰随意动作引起的误导误诊。

（3）排除因失认症、失用症及空间认知障碍等所致。

第三章　颅脑损伤

第一节　概述

颅脑损伤是一种常见的外伤形式，而且随社会现代化程度的不断提高，再加上各种运动损伤，使颅脑损伤的发病率呈继续增高的趋势。脑损伤多见于交通事故、工伤事故、自然灾害、坠落、跌倒、爆炸、火器伤以及各种钝利器对头部的直接打击，常与身体其他部位的损伤合并存在。

颅脑损伤可分为头颅和脑两部分损伤：头颅部包括头皮、颅骨，脑部是泛指颅腔内容物而言，即脑组织、脑血管及脑脊液。根据损伤特点可将颅脑损伤分为局部和弥漫性损伤，在局部脑损伤中，创伤会导致脑挫伤和血肿的发生，从而出现颅内占位效应造成脑移位形成脑疝；在弥漫性脑损伤中，致伤力使得轴索膜功能障碍，同时膜两侧离子分布失衡，最终导致轴索持续去极化，失去神经传导功能，造成广泛神经功能障碍，此时引起的原发性昏迷可与局部脑损伤造成的继发性昏迷相鉴别。

一、颅脑损伤机制

颅脑损伤的病理改变是由致伤因素和致伤方式决定的。了解患者损伤机制，对推测脑损伤的部位、估计受损组织的病理改变以及制定适当的治疗方案都有指导意义。

（一）直接暴力

外力直接作用于头部而引起损伤。

1.加速性损伤

相对静止的头颅突然遭到外力打击，由静态转为动态。此时通常冲击性损伤严重，而对冲性损伤较轻。

2.减速性损伤

运动着的头颅突然碰撞在外物上，迫使其在瞬间内由动态转为静态。其损伤效应主要是对冲性脑损伤，其次为局部冲击伤。如：枕部着地，常致额颞前端和脑底部挫裂伤，而顶部着地，可致额叶眶面、颞前叶和同侧枕叶内侧面损伤等。

3.挤压性损伤

头颅在相对固定时，因两侧相对的外力挤压而致伤，尤指婴儿头部的产伤，由于没有加速性或减速性损伤效应，故脑组织往往没有显著损伤。

（二）间接暴力

外力作用于身体其他部位而后传递至颅脑。

1.挥鞭样损伤

躯体突然为暴力驱动，作用力经颅颈连接部传至头部，迟动的头颅与颈椎间以及脑组织与颅腔之间，甚至脑实质内各不同结构的界面间出现剪应力。

2.颅颈连接处损伤

又称脑传递样损伤坠落伤时，臀部或双足先着地，冲击力由脊柱向上传导致枕骨髁部，而引起损伤。

3.胸部挤压伤

又称创伤性窒息，胸壁突然遭受巨大压力冲击，致使上腔静脉血流逆行入颅，可造成脑损伤。综上所述，当患者伤情危急，而又高度怀疑存在颅内血肿时，需紧急钻孔探查清除血肿，钻孔的部位和顺序选择要参考头部着力部位、损伤性质、瞳孔变化及颅骨骨折等因素综合判断。

二、颅脑损伤临床分型

（一）根据病情轻重分类

1960 年我国首次制定急性闭合性颅脑损伤的分型标准，经两次修订后已较为完善，被广泛应用至今。

1.轻型

指单纯性脑震荡，可伴有或无颅骨骨折。

（1）昏迷 0～30min。

（2）仅有轻度头昏、头痛等自觉症状。

（3）神经系统和脑脊液检查无明显改变。

2.中型

指轻度脑挫裂伤，伴有或无颅骨骨折及 SAH，无脑受压者。

（1）伤后昏迷时间 12 小时以内。

（2）轻度神经系统阳性体征。

（3）生命体征（体温、血压、脉搏、呼吸）有轻度改变。

3.重型

指广泛颅骨骨折，广泛脑挫裂伤及脑下损伤或颅内血肿。

（1）伤后昏迷时间 12 小时以上，意识障碍加重或出现再度昏迷。

（2）有明显神经系统阳性体征。

（3）生命体征（体温、血压、脉搏、呼吸）有明显改变。

4.特重型

（1）脑原发损伤重，伤后深昏迷，有去皮质强直或伴有其他部位的脏器损伤、休克等。

（2）已有晚期脑疝，包括双侧瞳孔散大，有生命体征严重紊乱或呼吸已近停止。

注：临床上又将伤后 3 小时内立即出现双瞳散大、生命体征严重改变，深昏迷者称作特急性颅脑损伤。

（二）根据昏迷程度分类

格拉斯哥昏迷评分（Glasgow Coma Scale，GCS）仍然是最广泛和便于应用的临床分级标准。按照 GCS 评分简单划分为：GCS13～15 分，伤后意识障碍在 20 分钟以内为轻型；GCS 9～12 分，伤后意识障碍为 2.0 分钟至 6 小时为中型；GCS3～8 分，伤后昏迷或再昏迷时间在 6 小时以上为重型。

三、脑损伤的临床表现

（一）意识障碍

1.根据意识障碍产生的时间可分类

（1）原发性意识障碍：伤后立即出现，通常由原发颅脑损伤造成，其机制为广泛皮质损伤、弥漫性轴索损伤等。

（2）继发性意识障碍：伤后存在一段时间的清醒期，或原发性意识障碍一度好转，病情再度恶化，意识障碍又加重。颅内血肿是继发性意识障碍的最常见原因。

2.根据意识障碍的程度，由轻到重分为5级

（1）嗜睡：对刺激反应淡漠，可被唤醒，停止刺激随即入睡，回答简单问题基本正确，生理反射（瞳孔、角膜及吞咽反射）和生命体征正常。

（2）蒙眬：对刺激反应迟钝，可有轻度烦躁，能主动变换体位，不能正确回答问题，语无伦次，生理反射和生命体征无明显改变。

（3）浅昏迷：对语言刺激基本无反应，刺痛可躲避，深浅反射尚存。

（4）中昏迷：对语言刺激无反应，痛刺激反应迟钝，浅反射消失，深反射减退或消失，角膜和吞咽反射尚存，常有溺尿。

（5）深昏迷：对刺激无反应，深浅反射消失，瞳孔光反射迟钝或消失，四肢肌张力极低或强直，尿潴留，生命体征严重紊乱。

（二）头痛和呕吐

如患者全头剧烈胀痛，且逐渐加重，并伴有反复的呕吐，说明颅内压力进行性增高，应警惕颅内血肿的发生。

（三）瞳孔改变

（1）伤后一侧瞳孔立即散大，光反应消失，或同时伴有眼内直肌麻痹，眼球外斜，若合并意识障碍，则提示脑病的发生；若患者此时意识清醒，应考虑动眼神经原发损伤。

（2）伤后双侧瞳孔不等大，光反应灵敏，瞳孔缩小侧睑裂变窄，眼球内陷，同侧面部潮红，少汗，为同侧霍纳 Horner 征。

（3）双侧瞳孔大小不等，伴有眼球位置外斜，表示中脑受损。

（4）双侧瞳孔缩小，光反应消失，并伴中枢性高热，为脑桥损伤。

（5）一侧瞳孔先缩小后散大，光反应差，意识障碍加重，而对侧瞳孔早期正常，晚期亦随之散大，为典型小脑幕切迹疝。

（6）双侧瞳孔散大固定，光反应消失，多为濒危状态。

（四）锥体束征

（1）凡伤后早期没有表现锥体束征，继后逐渐出现，伴有躁动和意识障碍加重者，常为颅内继发血肿的信号。

（2）一侧肢体腱反射亢进并伴有恒定的锥体束征阳性，说明对侧大脑半球运动区损伤。

（五）脑疝

1.小脑幕切迹疝

包括小脑幕切迹上疝（小脑蚓部疝）和小脑幕切迹下疝（颞叶沟回疝），当出现幕上血

肿或严重脑水肿时，颞叶内侧靠近小脑幕缘的结构，包括海马、沟回，海马旁回，由于幕上压力增高，而向幕下移动，压迫行经脚间池的动眼神经、大脑脚和大脑后动脉，并挤压脑干，出现明显的临床症状，包括瞳孔变化、意识障碍和枕叶皮质损伤。

2.枕骨大孔疝

又称小脑扁桃体下疝，是因后颅凹占位病变或因幕上占位病变导致全面颅内压增高的后果，造成脑脊液循环受阻并对延髓挤压。临床上可突然发生呼吸骤停而猝死。

（六）脑外伤的全身性改变

1.生命体征

（1）通常单纯脑外伤后较少出现伤后早期休克现象，否则应怀疑伴有其他脏器损伤，如气胸、内脏大出血等。

（2）伤后早期生命体征紊乱，已经恢复正常，但随即出现血压升高、脉压加大、呼吸变缓，说明存在颅内压进行性升高，应怀疑继发颅内血肿。

2.电解质代谢紊乱

（1）低钠血症：①两种理论：a.抗利尿激素分泌综合征（SIADH）；b.脑性耗盐综合征（CSW）。②治疗：对症补充氯化钠和盐皮质激素，伴有尿量增多时可予神经垂体后叶素，若表现为高血容量的 SIADH，应限制水的摄入量。

（2）高钠血症：治疗应及时复查血电解质，根据高血容量性低血容量性高钠分别调整输液成分。

3.脑性肺水肿

（1）诊断：多见于严重颅脑损伤，起病急，早期出现呼吸困难，伴有大量血性泡沫痰，有广泛湿啰音，及时行 X 线胸片检查可确诊。

（2）治疗：原则与支气管哮喘相同，以支气管解痉为主。

4.应激性溃疡

（1）诊断：呕吐咖啡色胃内容物，也可呕吐鲜血，可伴失血性休克。

（2）治疗：常规对严重颅脑损伤患者给予抑酸药，用凝血酶和冰盐水胃内灌洗，同时纠正低血容量。

5.凝血机制障碍

（1）诊断：重型颅脑损伤约半数患者可出现凝血机制障碍，严重者表现为弥散性血管内凝血（DIC），凝血时间和凝血酶原时间延长，血清纤维蛋白降解产物（FDP）水平增高。

（2）治疗：积极输注新鲜血浆及其血液成分。

6.脑死亡

需由专职组织判定：①对外界和体内各种刺激均无反应；②连续观察 1 小时以上无自主呼吸和运动；③双瞳散大，固定，无光反应；角膜反射消失；④脑电图描记 10 分钟以上，增益 5μV/mm 以上呈平波。必要时尚可采用脑血管造影、放射性核素血管扫描，CT 增强扫描和经颅多普勒血管扫描等方法，进一步证实脑血循环是否已中止。

四、外伤神经系统检查

（一）神经系统一般检查

1.头颅望诊

（1）颅底骨折的征象：①熊猫眼征：眼眶周围皮下瘀血。②Battle 征：耳后乳突周围皮下瘀血。③脑脊液鼻漏/耳漏。④鼓室积血或外耳道裂伤。

（2）颅面骨折的检查：①LeFort 骨折：面骨触诊不稳定。②眶缘骨折：可触及反常运动。③眶周水肿、眼球突出。

2.颅颈听诊

（1）颈动脉听诊：杂音可能与颈动脉夹层动脉瘤有关。

（2）眼球听诊：杂音提示颈内动脉海绵窦瘘。

3.脊柱外伤的体征

4.癫痫的证据

单发、多发或持续癫痫状态。

（二）神经系统检查

1.脑神经检查

（1）视觉功能：①如果意识清楚，最理想的方法是应用近视力检测卡，如果患者不能辨认，则进一步行数指检查；仍不成功则检查手动和视觉光感是否存在。儿童可以出现暂时性皮质盲，持续 1～2 天，一般见于枕部受到打击。②如果意识不清检查传入性瞳孔反射，应用强光照射（swinging flashlight）试验，可以提示是否有视神经损伤。

（2）瞳孔：室内光线下的大小和对光反射。

（3）面神经：注意区分周围性和中枢性面瘫。

（4）眼底镜检查：检查是否存在视盘水肿、视网膜出血，视网膜脱离，视网膜的异常提示视神经前端的损伤。进一步的详细检查要应用散瞳剂，但是造成一定时间内无法观察瞳孔变化，必须慎重应用。

2.意识水平/精神状态

（1）格拉斯哥昏迷评分（GCS）可以定量评价昏迷患者的意识水平。

（2）对能语言交流的患者检查定向力。

3.运动系统检查（检查从运动区皮质发出途经脊髓的运动传导束）

（1）患者合作：检查四肢肌力和肌张力。

（2）患者不合作：观察四肢对疼痛刺激的活动反应（要鉴别自主活动、姿态和脊髓反射），也有助于评价意识障碍患者的躯体感觉功能。

（3）疑有脊髓损伤：检查静息状态下肛门括约肌张力，如果患者合作检查肛门括约肌自主收缩功能；检查肛门反射和球海绵体肌反射。

4.感觉系统检查

（1）合作患者：①检查躯干和四肢针刺觉，主要皮区的触觉（C_4，C_6，C_7，C_8，T_4，T_6，T_{10}，L_2，L_4，L_5，S_1，骶尾骨区）。②检查脊髓后索功能：如下肢关节位置觉。

（2）不合作患者：检查患者对疼痛刺激的中枢反应，即痛苦表情、对刺痛的定位等；

而不是单纯的肢体屈曲回缩，这可能只是脊髓反射。

5.反射

（1）肌肉牵张反射（腱反射）：反射存在表明肌肉的瘫痪是由于中枢神经系统的损伤而不是周围神经损害，反之亦然。

（2）足跖反射（Babinski 征）。

（3）疑有脊髓损伤：检查肛门反射和球海绵体肌反射。

五、颅脑损伤的救治原则

（一）急诊脑外伤患者接诊处置

监测生命体征，观察意识状态，尤其是神志瞳孔等重点体征变化，询问病情，确定 GCS 评分及分型。全身检查，确定有无胸、腹、脊柱，四肢复合伤，及时行头颅 CT 检查，做出初步诊断以及适当的急诊处置。根据病情，决定就地抢救或直接进入手术室施行急诊手术。

（二）救治原则

抢救生命（心－肺－脑复苏），解除脑疝，止血，预防感染，复合伤的治疗。

（三）各种类型的急诊手术

头皮和颅骨损伤的清创手术，血肿钻孔引流术，标准开颅血肿清除术。

（四）综合治疗

正常颅内压见表 3-1。包括降低颅内压，改善脑循环，改善通气，糖皮质激素类制剂和止血药物的使用，预防性使用抗生素，水电解质平衡，全身营养与能量支持。

表 3-1 正常颅内压

年龄组	正常值范围
成人和大龄儿童	＜10～15（＜1.33～1.995kPa）
小龄儿童	3～7（0.399～0.931kPa）
婴儿	1.5～6（0.1995～0.798kPa）

（五）亚低温治疗

（六）危重患者抢救及监护

包括颅内压、脑血流和脑电图、心肺功能监护等。

（七）康复治疗

预防和对症治疗各种外伤后并发症，包括高压氧，锻炼神经功能和认知能力的恢复，精神心理治疗。

六、颅脑损伤的预后

（一）格拉斯哥结果分级（GOS）

1975 年 Jermett 和 Bond 提出伤后 0.5～1 年患者恢复情况的分级：

（1）Ⅰ级：死亡。

（2）Ⅱ级：植物状态，长期昏迷，呈去皮质强直状态。

（3）Ⅲ级：重残，需他人照顾。

（4）Ⅳ级：中残，生活能自理。

（5）Ⅴ级：良好，成人能工作、学习。

（二）颅脑损伤的后期并发症

（1）外伤后癫痫。

（2）交通性脑积水：发生率约等于重型颅脑损伤的 3.9%。

（3）外伤后综合征（或脑震荡后综合征）。

（4）促性腺激素减低性性腺功能低下。

（5）慢性创伤性脑病。

（6）Alzheimer病（AD）：多见于颅脑损伤，尤其是重型颅脑损伤，其发生机制与脑外伤促进神经组织淀粉样蛋白的沉积。

第二节 头皮损伤

一、应用解剖

（一）额顶枕部

头皮是被覆于头颅穹隆部的软组织，头皮是颅脑部防御外界暴力的表面屏障，具有较大的弹性和韧性，对压力和牵张力均有较强的抗力。故而暴力可以通过头皮及颅骨传入颅内，造成脑组织的损伤，而头皮却完整无损或有轻微的损伤。头皮的结构与身体其他部位的皮肤有明显的不同，表层毛发浓密、血运丰富，皮下组织结构致密，有短纤维隔将表层、皮下组织层和帽状腱膜层连接在一起，三位一体不易分离，其间富含脂肪颗粒，有一定保护作用。帽状腱膜与颅骨骨膜之间有一疏松的结缔组织间隙，使头皮可赖以滑动，故有缓冲外界暴力的作用。当近于垂直的暴力作用在头皮上，由于有硬组织颅骨的衬垫，常致头皮挫伤或头皮血肿，严重时可引起挫裂伤；近于斜向的或切线的外力，因为头皮的滑动常导致头皮的裂伤、撕裂伤，但在一定程度上又能缓冲暴力作用在颅骨上的强度。解剖学上可分为 5 层。

（1）皮肤层较身体其他部位的厚而致密，含有大量毛囊、皮脂腺和汗腺。含有丰富的血管和淋巴管，外伤时出血多，但愈合较快。

（2）皮下组织层由脂肪和粗大而垂直的纤维束构成，皮肤层和帽状腱膜层均由短纤维紧密相连，是结合成头皮的关键，富含血管神经。

（3）帽状腱膜层覆盖于颅顶上部，为大片白色坚韧的腱膜结构，前连于额肌，后连于枕肌，侧方与颞浅筋膜融合，坚韧且有张力。该层与骨膜连接疏松，是易产生巨大帽状腱膜下血肿的原因。

（4）腱膜下层由纤细而疏松的结缔组织构成，其间有许多血管与颅内静脉窦相通。

（5）骨膜层紧贴于颅骨外板，颅缝贴附紧密，其余部位贴附疏松，可自颅骨表面剥离。

（二）颞部

颞部头皮向上以颞上线与额顶枕部相接，向下以颧弓上缘为界。组织结构可分以下 6 层。

（1）皮肤颞后部皮肤与额顶枕部相同，前部皮肤较薄。

（2）皮下组织与皮肤结合不紧密，没有致密纤维性小梁，皮下组织内有耳颞神经、颞浅动、静脉经过。

（3）颞浅筋膜系帽状腱膜直接延续而成，在此处较薄弱。

（4）颞深筋膜被盖在颞肌表面，上起颞上线，向下分为深浅两层，分别附于颧弓的内外面，两层间合成一封闭间隙，内容脂肪组织。深层筋膜质地较硬，内含腱纤维，创伤撕裂后，手指触及裂缘，易误认为骨折。

（5）颞肌起自颞窝表面，向下以肌腱止于下颌骨喙突。颞肌表面与颞深筋膜之间有一间隙，内含脂肪，向下与颊脂体相延续。

（6）骨膜此处骨膜与骨紧密相结合，不易分开。

（三）颅顶软组织血管

1.动脉

颅顶软组织的血液供给非常丰富，动脉之间吻合极多，所以头皮损伤愈合较快，对于创伤治疗十分有利。但是另一方面因为血管丰富，头皮动脉在皮下组织内受其周围的纤维性小梁的限制，当头皮损伤时血管壁不易收缩，所以出血极多甚至导致休克，必须用特殊止血法止血。

供应颅顶头皮的动脉，除眼动脉的两个终支外，都是颈外动脉的分支。

（1）眶上动脉和额动脉是眼动脉（发自颈内动脉）的终支。自眶内绕过眶上缘向上分布于额部皮肤。在内眦部，眼动脉的分支鼻背动脉与面动脉的终枝内眦动脉相吻合。

（2）颞浅动脉是颈外动脉的一个终支，越过颧弓根部后，行至皮下组织内（此处可以压迫止血），随即分成前、后两支。前支（额支）分布额部，与眶上动脉相吻合；后枝（顶支）走向顶部与对侧同名动脉相吻合。

（3）耳后动脉：自颈外动脉发出后，在耳郭后上行，分布于耳郭后部的肌肉皮肤。

（4）枕动脉起自颈外动脉，沿乳突根部内侧向后上，在乳突后部分成许多小支，分布顶枕部肌肉皮肤。另有脑膜枝经颈静脉孔和髁孔入颅，供应颅后窝的硬脑膜。

上述诸动脉的行走方向都是由下向上，呈放射状走向颅顶，故手术钻孔或开颅时，皆应以颅顶为中心做放射状切口，皮瓣蒂部朝下，以保留供应皮瓣的血管主干不受损伤。

2.静脉

头皮静脉与同名动脉伴行，各静脉相互交通，额部的静脉汇成内眦静脉，进而构成面前静脉；颞部的静脉汇成颞浅静脉；枕部的静脉汇入颈外浅静脉。

颅外静脉还借导血管和板障静脉与颅内的静脉窦相交通。头颅部的静脉没有静脉瓣，故头、面部的化脓性感染，常因肌肉收缩或挤压而经此路径引起颅骨或颅内感染。

常见的颅内、外静脉交通有以下几支。

（1）内眦静脉经眼静脉与海绵窦交通在内眦至口角连线以内的区域发生化脓感染时，可通过此路径而造成感染性海绵窦栓塞，故此区有"危险三角区"之称。

（2）顶部导血管位于顶骨前内侧部，联结头皮静脉与上矢状窦。顶部帽状腱膜下感染可引起上矢状窦感染性栓塞。

（3）乳突部导血管经乳突孔联结乙状窦与耳后静脉或枕静脉。

（4）枕部导血管联结枕静脉和横窦。项部的痈肿有引起横窦栓塞的危险。

（5）经卵圆孔的导血管联结翼静脉丛和海绵窦，故面深部的感染引起海绵窦感染者也不少见。

正常情况下，板障静脉和导血管的静脉血流很不活跃，但当颅压增高时，颅内静脉血可经导血管流向颅外，所以在长期颅压增高的患者，板障静脉和导血管可以扩张变粗，儿童尚可见到头皮静脉怒张现象。

（四）淋巴

颅顶没有淋巴结，所有淋巴结均位于头颈交界处，头部浅淋巴管分别注入下述淋巴结。

（1）腮腺（耳前）淋巴结位于颧弓上下侧，咬肌筋膜外面，有颞部和部分额部的淋巴管注入。

（2）下颌下淋巴结在颌下腺附近，有额部的淋巴管注入。

（3）耳后淋巴结在枕部皮下斜方肌起始处，有颅顶后半部的淋巴管注入。

以上淋巴结最后注入颈浅淋巴结和颈深淋巴结。

（五）神经

除面神经分布于额肌、枕肌和耳周围肌外，颅顶部头皮的神经都是感觉神经。

额部皮肤主要是三叉神经第一枝眼神经的眶上神经和滑车上神经分布。颞部皮肤主要由三叉神经第三枝下颌神经的耳颞神经分布。耳郭后面皮肤由颈丛的分枝耳大神经分布。枕部皮肤由第2颈神经的后枝枕大神经和颈丛的分枝枕小神经分布。枕大神经投影在枕外隆凸下2cm距中线2～4cm处，穿出斜方肌腱，分布枕部大部皮肤。枕大神经附近的瘢痕、粘连可引起枕部疼痛（枕大神经痛），常在其浅出处做枕大神经封闭治疗。

二、头皮损伤的类型及处理

颅脑损伤患者多有头皮损伤。头皮是一种特殊的皮肤，含有大量头发、毛囊、皮脂腺、汗腺及皮屑，往往隐藏污垢和细菌，一旦发生开放性损伤，容易引起感染，但头皮的血液循环十分丰富，仍有较好的抗感染能力。头皮损伤外科处理时的麻醉选择，要根据伤情及患者的合作程度而定。头皮裂伤清创缝合一般多采用局麻，对头皮损伤较重或范围较大者，仍以全身麻醉为佳。单纯头皮损伤通常不致引起严重后果，但有时也可因头皮损伤后大量出血导致休克，所以应妥善处理。另外，头皮损伤若处理不当，可诱发深部感染，因此对于头皮损伤应给予足够的重视。

（一）头皮擦伤

1.临床表现

（1）头皮表层不规则轻微损伤。

（2）有不同深度的表皮质脱落。

（3）有少量出血或血清渗出。

2.诊断要点

损伤仅累及头皮表层。

3.治疗原则

处理时一般不需要包扎，只需将擦伤区域及其周围头发剪去，用肥皂水及生理盐水洗净，拭干，涂以红汞或甲紫即可。

（二）头皮挫伤

1.临床表现

（1）头皮表面可见局限性的擦伤，擦伤处及其周围组织有肿胀、压痛。

（2）有时皮下可出现青紫、瘀血。

（3）可同时伴有头皮下血肿。

2.诊断要点

损伤仅累及头皮表层及真皮质。

3.治疗原则

将损伤局部头皮消毒包扎即可，亦可在涂以红汞或甲紫后采用暴露疗法，注意保持伤口干燥。

（三）头皮血肿

头皮富含血管，遭受各种钝性打击后，可导致组织内血管破裂出血，从而形成各种血肿。头皮出血常发生在皮下组织、帽状腱膜下或骨膜下并易于形成血肿。其所在部位和类型有助于分析致伤机制，并能对颅骨和脑的损伤作出估计。

1.皮下血肿

头皮的皮下组织层是头皮血管、神经和淋巴汇集的部位，伤后易发生出血、水肿。

（1）临床表现：由于头皮下血肿位于头皮表层和帽状腱膜，受皮下纤维隔限制而有其特殊表现：①体积小、张力高。②疼痛十分显著。③扪诊时中心稍软，周边隆起较硬，往往误为凹陷骨折。

（2）诊断要点：采用 X 线切线位拍片的方法或在血肿缘加压排开组织内血液和水肿后，即可辨明有无凹陷骨折。有助于排除凹陷骨折，以明确皮下血肿的诊断。

（3）治疗原则：皮下血肿无须特殊治疗，早期给予冷敷以减少出血和疼痛，24～48 小时后改为热敷以促进其吸收。

2.帽状腱膜下血肿

帽状腱膜下层是一疏松的结缔组织层，其间有连接头皮静脉和颅骨板障静脉以及对脑神经。原发性颅脑损伤静脉窦的导血管。当头部遭受斜向暴力时，头皮发生剧烈的滑动，可引起导血管撕裂，出血较易扩散，常形成巨大血肿。

（1）临床表现：①血肿范围宽广，严重时血肿边界与帽状腱膜附着缘一致，前至眉弓，后至枕外隆凸与上项线，两侧达颞弓部，恰似一顶帽子戴在患者头上。②血肿张力低，波动明显，疼痛较轻，有贫血外貌。③婴幼儿巨大帽状腱膜下血肿，可引起失血性休克。

（2）诊断要点：采用影像学检查结合外伤史及临床表现诊断。

（3）治疗原则：帽状腱膜下血肿的处理，对较小的血肿亦可采用早期冷敷、加压包扎，24～48 小时后改为热敷，待其自行吸收。若血肿巨大，则应在严格皮肤准备和消毒下，分次穿刺抽吸积血后加压包扎，尤其对婴幼儿患者，须间隔 1～2 天穿刺 1 次，并根据情况给予抗生素，必要时尚需补充血容量的不足。多次穿刺仍复发的头皮血肿，应考虑是否合并全身出血性疾病，并做相应检查，有时需要切开止血或皮管持续引流。头皮血肿继发感染者，应立即切开排脓，放置引流，创口换药处理。

3.骨膜下血肿

颅骨骨膜下血肿，除婴儿可因产伤或胎头吸引助产所致者外，一般都伴有颅骨线形骨折。出血来源多为板障出血或因骨膜剥离而致，血液积聚在骨膜与颅骨表面。

（1）临床表现：血肿周界限于骨缝，这是因为颅骨在发育过程中，将骨膜夹嵌在骨缝之内，故很少有骨膜下血肿超过骨缝者，除非骨折线跨越两块颅骨，但血肿仍将止于另一块颅骨的骨缝。

（2）诊断要点：采用影像学检查结合临床表现诊断。

（3）治疗原则：骨膜下血肿的处理，早期仍以冷敷为宜，但忌用强力加压包扎，以防积血经骨折缝流入颅内，引起硬脑膜外血肿。血肿较大时，应在严格备皮和消毒情况下施行穿刺，抽吸积血1～2次即可恢复。对较小的骨膜下血肿，亦可采用先冷敷，后热敷待其自行吸收的方法。但婴幼儿骨膜下血肿易发生骨化形成骨性包壳，难以消散，对这种血肿宜及时行穿刺抽吸并加压包扎。

4.新生儿头皮血肿及其处理

（1）胎头水肿（产瘤）：新生儿在分娩过程中，头皮受产道压迫，局部血液、淋巴循环障碍，血浆外渗，致使产生头皮血肿。表现为头顶部半圆形包块、表皮红肿，触之柔软，无波动感透光试验阴性。临床不需特殊处理，3～5天后可自行消失。

（2）帽状腱膜下血肿：出血较大，血肿范围广。头颅明显肿胀变形，一般不做血肿穿刺而行保守治疗。血肿进行性增大，可试行压迫颞浅动脉，如果有效，可结扎该动脉。患儿如出现面色苍白、心率加快等血容量不足表现，应及时处理。

（3）骨膜下血肿（头血肿）：由于骨外膜剥离所致。多见于初产妇和难产新生儿，约25%可伴有颅骨骨折。血肿多发于头顶部，表面皮肤正常，呈半圆形、光滑、边界清楚，触之张力高，可有波动感。以后由于部分血肿出现骨化，触之高低不平。常合并产瘤，早期不易发现。一般2～6周逐渐吸收，如未见明显吸收，应在严格无菌条件下行血肿穿刺抽出积血，以避免演变成骨囊肿。

5.并发症及其防治

（1）头皮感染：急性头皮感染多为伤后初期处理不当所致，常发生于皮下组织，局部有红、肿、热、痛，耳前、耳后或枕下淋巴结有肿大及压痛，由于头皮有纤维隔与帽状腱膜相连，故炎症区张力较高，患者常疼痛难忍，并伴全身畏寒、发热等中毒症状，严重时感染可通过导血管侵入颅骨及（或）颅内。治疗原则是早期给予抗菌药物及局部热敷，后期形成脓肿时，则应施行切开引流，持续全身抗感染治疗1～2周。

（2）帽状腱膜下脓肿：帽状腱膜下组织疏松，化脓性感染容易扩散，但常限定在帽状腱膜的附着缘。脓肿源于伤后头皮血肿感染或颅骨骨髓炎，在小儿偶尔可因头皮输液或穿刺引起。帽状腱膜下脓肿患者常表现头皮肿胀、疼痛、眼睑水肿，严重时可伴发全身性中毒反应。帽状腱膜下脓肿的治疗，除抗菌药物的应用外，均应及时切开引流。

（3）骨髓炎颅盖部位的急性骨髓炎：多表现为头皮水肿、疼痛、局部触痛，感染向颅骨外板骨膜下扩散时，可出现波特水肿包块。颅骨骨髓炎早期容易忽略，X线平片也只有在感染2～3周之后始能看到明显的脱钙和破坏征象。慢性颅骨骨髓炎则常表现为经久不愈的窦道，反复溃破流脓，有时可排出脱落的死骨碎片。此时X线平片较易显示虫蚀状密度不均的骨质破坏区，有时其间可见密度较高的片状死骨影像，为时过久的慢性颅骨骨髓炎，也可在破坏区周围出现骨质硬化和增生，通过 X 线平片可以确诊。颅骨骨髓炎的治疗，应在抗菌治疗的同时施行手术，切除已失去活力和没有血液供应的病骨。

（四）头皮裂伤

头皮裂伤后容易招致感染，但头皮血液循坏十分丰富，虽然头皮发生裂伤，只要能够及时施行彻底的清创，感染并不多见。在头皮各层中，帽状腱膜是一层坚韧的致密结缔组织，它不仅是维持头皮张力的重要结构，也是防御浅表感染侵入颅内的屏障。当头皮裂伤较浅，未伤及帽状腱膜时，裂口不易张开，血管断端难以收缩止血，出血较多。若帽状腱膜断裂，则伤口明显裂开，损伤的血管断端易于随伤口收缩、自凝，反而较少出血。

1.头皮单纯裂伤

（1）临床表现：常因锐器的刺伤或切割伤，裂口较平直，创缘整齐无缺损，伤口的深浅多随致伤因素而异。除少数锐器直接穿戳或劈砍进入颅内，造成开放性颅脑损伤者外，大多数单纯裂伤仅限于头皮，有时可深达骨膜，但颅骨常完整无损，也不伴有脑损伤。

（2）诊断要点：详细询问伤情，并结合临床表现，必要时进行头颅影像学检查排除其他伤情。

（3）治疗原则：治疗原则是尽早施行清创缝合，即使伤后逾 24 小时，只要没有明显的感染征象，仍可进行彻底清创一期缝合，同时应给予抗菌药物及 TAT 注射。

清创缝合方法：剃光裂口周围至少 8cm 以内的头皮，在局麻或全麻下，用灭菌盐水冲洗伤口，然后用消毒软毛刷蘸肥皂水刷净创口和周围头皮，彻底清除可见的毛发、泥沙及异物等，再用生理盐水冲洗，冲净肥皂泡沫，继而用灭菌干纱布拭干以碘酒、乙醇消毒伤口周围皮肤，对活跃的出血点可用压迫或钳夹的方法暂时控制，待清创时再一一彻底止血。常规铺巾后由外及里分层清创，创缘修剪不可过多，以免增加缝合时的张力。残存的异物和失去活力的组织均应清除，术毕缝合帽状腱膜和皮肤。若直接缝合有困难时可将帽状腱膜下疏松组织层向周围潜行分离，施行松解后缝合；必要时亦可将裂口做 S 形或瓣形延长切口，以利缝合。一般不放皮下引流条。

2.头皮复杂裂伤

（1）临床表现：常为钝器损伤或因头部碰撞所致，裂口多不规则，创缘有挫伤痕迹，创口间尚有纤维组织相连，没有完全断离。伤口的形态常能反映致伤物的大小和形状。这类创伤往往伴有颅骨骨折或脑损伤，严重者可引起粉碎性凹陷骨折，故常有毛发或泥沙等异物嵌入，易致感染。

（2）诊断要点：详细询问伤情，并结合临床表现，必要时进行头颅 X 线片或 CT 检查排除其他伤情。

（3）治疗原则：清创缝合方法是术前准备和创口的冲洗清创方法已如上述。对复杂的头皮裂伤进行清创时，应做好输血的准备。机械性清洁、冲洗应在麻醉后进行，以免因剧烈疼痛刺激引起的心血管不良反应。对头皮裂口应按清创需要有计划地适当延长，或做附加切口，以便创口能够一期缝合或经修补后缝合。创缘修剪不可过多，但必须将已失去血供的挫伤皮缘切除，以确保伤口的愈合。对头皮残缺的部分，可采用转移皮瓣的方法，将创面闭合，供皮区保留骨膜，以中厚皮片植皮。

3.头皮撕裂伤

（1）临床表现：大多为斜向或切线方向的暴力作用在头皮上所致，撕裂的头皮往往呈舌状或瓣状，常有一蒂部与头部相连。头皮撕裂伤一般不伴有颅骨和脑损伤，极少伴有颅骨骨折或颅内出血。这类患者失血较多，有时可达到休克的程度。

（2）诊断要点：详细询问伤情，并结合临床表现，头颅影像学检查可排除其他伤情。

（3）治疗原则：清创缝合方法是原则上除小心保护残蒂之外，应尽最减少缝合时的张力，可采用帽状腱膜下层分离，松解裂口周围头皮，然后予以分层缝合。由于撕裂的皮瓣并未完全撕脱，常能维持一定的血液供应，清创时切勿将相连的蒂部扯下或剪断。有时看来十分窄小的残蒂，难以提供足够的血供，但却能使整个皮瓣存活。若缝合时张力过大，应首先保证皮瓣基部的缝合，然后将皮瓣前端部分另行松弛切口或转移皮瓣加以修补。

（五）头皮撕脱伤

强大暴力拉扯头皮，将大片头皮自帽状腱膜下层或连同骨外膜撕脱，甚至将肌肉、一侧或双侧耳郭、上眼睑一并撕脱。

1.现场急救处理

（1）防止失血性休克，立即用大块无菌棉垫、纱布压迫创面，加压包扎。

（2）防止疼痛性休克，使用强镇痛剂。

（3）注射破伤风抗毒素。

（4）在无菌、无水和低温密封下保护撕脱头皮并同伤者一起，送往有治疗条件的医院。

2.头皮撕脱伤的治疗

原则是根据创面条件和头皮撕脱的程度，选择显微外科技术等最佳手术方法，以达到消灭创面、恢复和重建头皮血运的目的，从而最大限度地提高头皮存活率。

（1）撕脱头皮未完全离体，有良好血液供应：剃发彻底清创、消毒后，将撕脱头皮直接与周围正常皮肤缝合，留置皮管负压引流，创面加压固定包扎。

（2）撕脱头皮完全离体，无血液供应：①撕脱头皮无严重挫伤，保护良好，创面干净，血管无严重扯拉损伤。此种情况，应立即行自体头皮再植术。撕脱头皮的头发尽量地剪短，不刮头皮，避免损伤头皮和遗留残发不易清除，消毒后放入冰肝素林格液中清洗，寻找头皮主要血管（眶上动静脉、滑车动静脉、颞浅动静脉、耳后动静脉）并做出标记，选择直径较大动静脉1～2条，在显微镜下行血管端端吻合。吻合动脉直径必须大于1毫米，吻合部位必须是从正常头皮中分离而出，血管内膜无损伤，否则吻合成功率明显降低。为减少头皮热缺血时间，应争分夺秒先吻合1支头皮动脉，然后再逐一吻合其他血管。如果头皮静脉损伤严重，吻合困难，可采用自体大隐静脉移植，必须保证至少一条静脉吻合通畅。如果撕脱头皮颜色转红，创面出现渗血，说明吻合口通畅，头皮血液供应恢复。缝合固定头皮时，应避免吻合血管扭曲和牵拉。留置皮管负压引流，轻压包扎。应慎重选择吻合血管，以免吻合失败后，创面失去一期植皮的机会。②因各种原因无法进行头皮血管显微吻合术，头部创面无明显污染，骨膜完整。此种情况，可将撕脱头皮削成薄层或中厚皮片一期植皮。皮片与周围正常皮肤吻合固定，加压包扎以防止移位。皮片越薄，成活率越高，皮片越厚，成活率越低，但存活后皮片越接近正常皮肤。③头皮连同骨膜一起撕脱，颅骨暴露，血管显微吻合失败。在创面小的情况下，可利用旋转皮瓣或筋膜转移覆盖暴露的颅骨，同时供应区皮肤缺损行一期植皮。筋膜转移区创面择期行二期植皮。④颅骨暴露范围大而无法做皮瓣和筋膜转移者，可行大网膜移植联合植皮术。剖腹取自体大网膜，结扎切断左胃网膜动静脉，保留右胃网膜动静脉以备血管吻合。将离体大网膜置于利多卡因肝素液中，轻轻挤揉，然后铺盖颅骨表面，四周吻合固定。将右胃网膜动静脉与颞浅动静脉吻合，如果颞浅静脉损伤，取自体大隐静脉一条，长8～10cm，做右胃网膜静脉和颈外静脉搭桥。大网膜血液循环恢复后，立即取自体中厚皮片一块，覆盖大网膜表面，四周与正常皮肤吻合固定，轻压包扎。⑤对于上述诸种手术均失败，且伴大面积颅骨暴露者。切除颅骨外板或在颅骨表面每间隔1cm钻孔直达板障层。待肉芽生长后二期植皮。

3.头皮、创面严重挫伤和污染

（1）撕脱头皮严重挫伤或污染，而头部创面条件较好者，可从股部和大腿内侧取薄层或中厚皮片，行创面一期植皮。

（2）头部创面严重挫伤或污染而无法植皮者，彻底清创消毒后可以利用周围正常头皮做旋转皮瓣覆盖创面，皮瓣下留置引流管。供皮区头皮缺损一期植皮。

（3）创面已感染者，应换药处理。待创面炎症控制，肉芽生长良好时行二期植皮。

（六）头皮缺损

1.小面积头皮缺损的处理

头皮缺损小于1.0cm，沿原创口两侧，潜行分离帽状腱膜下层各4～5cm，使皮肤向中心滑行靠拢，而能直接缝合伤口。

2.中等面积头皮缺损的处理

头皮缺损小于6.0cm，无法直接缝合，需做辅加切口，以改变原缺损形态，减少缝合张力，以利缝合。

（1）椭圆形或菱形头皮缺损：利用"S"形切口，沿伤口轴线两极做反方向弧形延长切口后，分离伤口两侧帽状腱膜下层，再前后滑行皮瓣，分两层缝合伤口。

（2）三角形头皮缺损：利用三臂切口，沿伤口三个角做不同方向的弧形延长切口，长度根据缺损大小确定，充分分离切口范围的帽状腱膜下层，旋转滑行皮瓣，分两层缝合伤口。

3.大面积头皮缺损的处理

不规则和大面积头皮缺损，利用转移皮瓣修复。常用辅加切口有弧形切口和长方形切口。切口长度和形态需要经过术前计算和设计。双侧平行切口因为影响伤口血液供应而目前已少用。术中通过皮瓣移位和旋转覆盖原头皮缺损区，供皮区出现的新鲜创面应有完整骨膜，可行一期植皮。皮瓣转移后，在基底部成角处多余皮肤形成"猫耳"，不可立即切除，以免影响皮瓣血液供应，应留待二期处理。临床常用头皮瓣有：颞顶后或颞枕部皮瓣向前转移修复顶前部创面；枕动脉轴型皮瓣向前转移修复颞顶部创面；颞顶部和颞枕部皮瓣向后转移修复顶枕部创面。

第三节　颅骨损伤

一、概述

颅骨骨折较常见，占收治闭合性颅脑损伤的 30%～40%。由于颅骨骨折常并发脑、脑膜、颅内血管和神经的损伤，若处理不及时，可引起颅内血肿、脑脊液漏、颅内感染等并发症，影响预后。因此，及时、有效、正确地诊断和治疗尤为重要。

颅骨骨折分类较多，按照骨折的部位不同，可分为颅盖和颅底骨折；根据骨折的形态不同，可分为线形、凹陷、粉碎和洞形骨折等。此外，视骨折局部与外界是否相通，又可分为闭合性骨折和开放性骨折。本节就颅骨骨折的手术技术及并发症防治进行讨论。

二、颅盖骨折

颅盖骨折，即颅骨穹隆部骨折，顶骨及额骨骨折多见，枕骨和颞骨骨折次之。骨折形态主要包括以下 3 类：线形骨折、凹陷性骨折和粉碎性骨折。其中，闭合性线性颅盖骨折常不需做外科处理，但如引起颅内血肿、脑脊液漏、外伤性气颅等并发症时，则需按各类并发症的治疗原则进行针对性的治疗。开放性线性颅盖骨折，在头皮清创中一般也不需做特殊处理，但如骨折处有明显的污染，难以清洗干净时，则应去除污染的骨折边缘。凹陷骨折，尤其是粉碎性骨折，多伴有脑和脑膜的挫裂伤，在受伤的近期，可出现颅内血肿、脑水肿等并发症，远期则可能出现癫痫等。因此，大多数凹陷性骨折需要外科手术处理。

三、颅骨凹陷性骨折

此类骨折多见于额区和顶区，多为接触面较小的钝器打击头颅或头颅碰撞在凸出的物体上所引起。着力点头皮往往有擦伤、挫裂伤。常见颅骨全层陷入颅内，也可见内板单独陷入。陷入骨折片周边的骨折线呈环形或放射状。骨折片有的整片陷入，较多的是呈碎片状陷入，多有骨片移位。骨折片常刺破硬脑膜。婴幼儿骨质较软，可出现看不到骨折线乒乓球样凹陷。

（一）临床表现

1.症状与体征

在软组织出血不多时，通过头部触诊可以确定较大的凹陷性骨折。较小的凹陷性骨折，与边缘较硬的头皮下血肿难于区分，需借助 X 线平片加以鉴别。如果陷入的骨折片压迫或刺伤脑组织，临床上可出现损害部位的脑局灶性损害症状和体征，并出现局限性癫痫等。若并发颅内血肿，则可出现颅内压增高和脑受压症状。凹陷性骨折刺破静脉窦可引起致命的大出血，如静脉窦受压影响血液回流，也可引起颅内压增高。

2.影像学检查

（1）X 线平片检查：骨折线为低密度，呈线状、星状或分叉状。凹陷骨折为颅骨全层向颅内凹陷，骨折线呈不规则状或环状。

（2）头颅 CT 检查：有助于了解脑组织损伤及颅内出血情况。

（二）手术技术

1.适应证与禁忌证

（1）适应证：①凹陷超过 1cm 者；②骨折位于运动区，引起偏瘫、失语或局灶性癫痫者；③骨折片刺破硬脑膜，并发脑组织挫裂伤或脑内血肿者；④骨折位于大静脉窦表面，造成血流受阻，引起颅内压增高者；⑤骨折位于前额，严重影响美观者。

（2）禁忌证：①深度小于1cm的非功能区凹陷骨折，无脑受压症状者；②无颅内压增高的静脉窦区的轻度凹陷者，③婴幼儿的"乒乓球样"凹陷骨折。

2.术前准备

（1）麻醉：一般采用局部麻醉，婴幼儿或难以配合手术者采用气管内插管全身麻醉。

（2）术前询问病史，进行全身体格和神经系统检查，并阅读辅助检查资料，明确诊断，制订手术方案。

（3）向病员及（或）家属交代病情、手术必要性、危险性及可能发生的情况。

（4）剃去局部或全部头发，头皮清洗、消毒。

（5）备血，进行术前、麻醉前用药。

3.手术入路与操作

（1）体位与皮肤切口：额区和顶区凹陷性骨折的患者取仰卧位；颅骨骨折位于颞区时取仰卧位，头偏健侧；颅骨骨折位于枕部者可取侧卧位或俯卧位。围绕骨折区做马蹄形皮瓣，切口距离骨折区外缘1～2cm。皮瓣翻向颅底侧，常可见骨膜破裂。将骨膜向四边剥离后，暴露颅骨。

（2）凹陷骨折的撬掀整复：如果凹陷骨折范围不大，程度较轻微时，手术切口可绕骨折外围做一马蹄形皮瓣，于凹陷区近旁钻孔，小心于硬脑膜外放入骨撬，达凹陷中心处，然后将其撬起。如有脑脊液或脑组织碎片流出，应适当扩大钻孔，找到硬脑膜破口，清除坏死的脑组织或血肿，并修补硬脑膜。如果硬脑膜未破，但张力较高，呈紫色时，应切开硬脑膜探查，以防硬脑膜下或脑内血肿。

（3）凹陷骨折的骨瓣取下整复：如骨折区范围较大，撬掀法整复困难时，可在骨折区外缘钻4个孔，再锯开。取下整块骨瓣，将其整复后放回原处并用丝线、钢丝或颅钉固定。

（4）凹陷骨折片的切除：碎骨片应该摘除，先取出游离小骨片，再把其余骨片摘除；如骨折片嵌入骨折边缘区，不可强拉；可将此处的颅骨边缘用咬骨钳咬去，再切除碎骨片。当骨折位于静脉窦表面时，应在做好止血和输血的充分准备下，先于骨折边缘一旁颅骨上钻孔，然后围绕骨折环形咬去正常颅骨，使骨折区游离后整块切除。

（5）静脉窦修补：小破口可用吸收性明胶海绵压迫止血，为防止滑脱，可用缝线或生物胶固定。大破口在上述止血法无效时，可用丝线直接缝合。

（6）硬脑膜下探查和缝合硬脑膜：切除骨折片后，用咬骨钳修整骨折边缘。如果硬脑膜未破，色泽正常，张力不高时，可不切开硬脑膜，否则应在硬脑膜上切一小口，探查硬脑膜下。如硬脑膜已损伤，即通过硬脑膜切口清除坏死脑组织和血肿，然后修补缝合硬脑膜，悬吊硬脑膜于骨窗四周软组织上，以防硬脑膜剥离而发生硬脑膜外血肿。

（7）分层缝合头皮切口。

4.术中注意事项

骨折片取出后应检查局部硬脑膜有无破损，必要时切开硬脑膜查看脑组织，排除脑内血肿。硬脑膜应该严密缝合，有缺损时可将邻近的骨膜翻转修复，以防脑脊液漏。也可用骨折碎片拼补在骨缺损区。骨瓣复位后应认真检查，确定无出血才能分层缝合头皮。如果颅骨缺损过大，或骨折片已不适用于颅骨修补，则可采用人工材料修补术。

5.术后处理

（1）密切观察神志、瞳孔、生命体征、语言反应、肢体活动等情况，行意识状况（GCS）评分，每1～2h 1次，必要时复查头颅CT。

（2）应用广谱抗生素，预防感染。

（3）应用止血药物：如巴曲酶（立止血）、氨甲苯酸（止血芳酸）、氨基己酸等，连续2～3d。

（4）应用抗癫痫药：如苯妥英钠、丙戊酸钠等，特别是伴有脑损伤者需要长期服用。

（5）脱水剂的应用：对伴有脑损伤患者，应用20%甘醇液静脉滴注，根据脑损伤程度，每日2～3次。

（6）颅骨缺损最大直径大于3cm，或缺损部位位于功能区或前额部有碍于美观者，可在半年后做颅骨修补术。

（三）并发症及其防治

1.颈内动脉海绵窦瘘

颈内动脉海绵窦段损伤后，动脉血液经破口直接流入海绵窦内，即形成颈内动脉海绵窦瘘。少数患者经长期反复压迫颈动脉后可以获得痊愈，但多数患者需进行手术治疗。目前常用的治疗方法包括：手术栓塞和血管内栓塞治疗。

2.外伤性癫痫

外伤性癫痫是指继发于颅脑损伤后的癫痫性发作，可发生在伤后的任何时间，早期者于伤后即刻出现，晚期者可在头伤痊愈后多年发作。外伤性癫痫的发生以青年男性为多，可能与头伤机会较多有关。一般说来，脑损伤愈重，并发癫痫的机会愈大；开放性脑损伤较闭合性者多。

外伤后早期1周以内的短暂的抽搐，多无重要临床意义，此后也不再发作者，无须特殊治疗。对反复发作的早期或中期癫痫则应给予系统的抗癫痫药物治疗。一般应根据发作类型用药，如大发作和局限性发作，选用抗癫痫药物的顺序为苯妥英钠、苯巴比妥、卡马西平、丙戊酸钠；小发作则常用丙戊酸钠、乙琥胺、地西泮（安定）或苯巴比妥；精神运动发作则首选卡马西平，其次为苯妥英钠、苯巴比妥、扑米酮、丙戊酸钠或地西泮（安定）；肌阵挛发作则宜选用地西泮（安定）、硝西泮（硝基安定）或氯硝西泮（氯硝基安定）。用药的原则是使用最小剂量，完全控制发作，又不产生不良反应，故剂量应该从小开始，逐渐增加剂量到完全控制发作。所选定的药物一旦有效，最好是单一用药，不轻易更换，并行血药浓度监测，维持血药浓度直至完全不发作2～3年，再根据情况小心逐步缓慢减药，若达到完全停药后仍无发作，则可视为临床治愈。对少数晚期难治性癫痫经系统的药物治疗无效时，则需行手术治疗，在脑皮质脑电图监测下将脑瘢痕及癫痫源灶切除，约有半数以上的患者可获得良好效果。皮质上的癫痫放电灶则宜采用软脱下灰质切除的方法。

3.头部外伤后感染

闭合性头部损伤后颅内外的感染均不多见，主要的感染是开放性颅脑损伤，特别是火器伤损伤。

（1）头皮感染：①头皮脓肿：急性头皮感染多为伤后初期处理不当所致，常在皮下组织层发生感染，局部有红、肿、热、痛，耳前、耳后或枕下淋巴结肿大及压痛，由于头皮有纤维隔与帽状腱膜相连，故炎症区张力较高，患者常疼痛难忍，并伴全身畏寒、发热等中毒症状，严重时感染可通过导血管侵入颅骨及（或）颅内。治疗原则是早期可给予抗菌药物及局部热敷，后期形成脓肿时，则应施行切开引流，持续全身抗感染治疗 1～2 周。②帽状腱膜下脓肿：帽状腱膜下组织疏松，化脓性感染容易扩散：一般限定在帽状腱膜的附着缘。脓肿多源于伤后头皮血肿感染或颅骨骨髓炎，在小儿偶见因头皮输液或穿刺而引起者。此类患者常表现头皮肿胀、疼痛、眼睑水肿，严重时可伴发全身性中毒反应。治疗时，除应用抗菌药物外，应及时切开引流。③骨髓炎：颅盖部急性骨髓炎常表现为头皮水肿、疼痛、局部触痛，感染向颅骨外板骨膜下扩散时，可出现波特水肿包块。在早期该病容易被忽略，X 线平片上，只有在感染 2～3 周之后方能看到明显的脱钙和破坏征象。慢性颅骨骨髓炎，常表现为经久不愈的窦道，反复溃破流脓，有时可排出脱落的死骨碎片。此时 X 线平片较易显示虫蚀状密度不均的骨质破坏区，其间有时可见密度较高的片状死骨影像，有些慢性颅骨骨髓炎病例，也可在破坏区周围出现骨质硬化和增生，通过 X 线平片可以确诊。颅骨骨髓炎的治疗，应在抗菌治疗的同时施行手术，切除已失去活力和没有血液供应的病骨。

（2）硬脑膜外积脓：颅骨骨髓炎较易伴发硬脑膜外积脓，有时亦可因开放性颅骨骨折后清创不彻底而引起，这时头皮伤口常已愈合。发病早期患者多有头痛、发热等，脓肿形成后，可出现颅内压增高及局部脑组织受压症状，如偏瘫、失语等。CT 检查可见，出现类似硬脑膜外血肿的梭形影像，早期呈低密度，1 周以后渐变为等密度或高密度影。由于病灶区硬脑膜有炎性肉芽增生，内凸的硬脑膜显著强化，表现为特征性的致密弧形带。

硬脑膜外积脓应行手术治疗，清除硬脑膜外脓液及肉芽组织，伴颅骨骨髓炎者须同时切除病骨，对靠近上矢状窦或横窦的硬脑膜外积脓，应警惕血栓性静脉窦炎。一般在清除脓肿后，应继续抗菌治疗 3～4 周，同时，酌情给予抗凝治疗，预防静脉窦血栓形成。

（3）硬脑膜下积脓：硬脑膜下积脓常继发于严重的鼻窦炎，也可发生于颅骨骨髓炎或穿透性颅脑伤之后。发病早期，患者常有头痛、发热及颈项强直等表现。稍后可出现颅内压增高症状，多数患者缺乏神经定位体征，较易漏诊。少数患者由于硬脑膜下积脓较大造成脑受压，或因皮质表面静脉血栓形成，亦可出现神经功能障碍，如偏瘫、失语或偏盲。

一般主张硬脑膜下积脓的治疗应采用钻孔引流及冲洗的方法，即在积脓区的中心及稍低部位钻孔，切开硬脑膜，排除脓液，放入导管（用导尿管）用抗生素溶液反复缓慢冲洗。术后留置导管，常规引流、冲洗及给药。全身应用抗生素。

（4）脑膜炎：颅脑损伤后的脑膜炎多见于颅底骨折并脑脊液漏的患者，或因颅脑开放伤而引起。化脓性细菌进入蛛网膜下隙的途径除经开放的创口之外，亦可从血液、呼吸道、鼻窦及乳突区甚至蝶鞍进入。急性期患者常有头痛、恶心、呕吐、全身畏寒、体温升高、脑膜刺激征阳性及颈项强直。但也有少数患者发病隐匿，如脑脊液漏所致的复发性颅内感染。

细菌性脑膜炎的治疗，应及时查明病原菌，尽早应用能透过血脑脊液屏障的强效抗生素，在全身用药的同时，应行鞘内注射抗生素治疗。

（5）脑室炎：外伤性脑室炎属细菌性脑室炎，主要见于脑穿透性脑损伤，特别是脑室穿通伤早期清创不彻底的患者，或继发于脑膜炎、脑脓肿。轻度的脑室炎，临床上可无特殊表现，其症状与脑膜炎相似，早期常被忽视。因此，凡脑膜炎患者经常规治疗之后，临床症状和实验室检查无相应的好转，甚至病情加重者，即应考虑有脑室炎的可能。严重的脑室炎起病急，常有高热、谵妄、意识障碍及生命体征改变等，甚至出现脑疝。因脑脓肿突然溃破，大量脓液进入脑室系统，可引起强烈的自主神经反应，表现为高热、昏迷、双瞳散大、血压下降，迅即出现呼吸衰竭和循环衰竭，救治极其困难。

细菌性脑室炎的治疗与脑膜炎相似，应尽早查清致病菌，进行药物敏感试验，选用能穿透血脑脊液屏障的强效抗生素及药物，及早给药。如果脑室系统无梗阻，选用的抗菌药物有效，感染常能得以控制。若是脑室系统有阻塞，或抗生素药效较差时，则应在全身用药的同时，反复进行脑室穿刺引流，并经脑室内给药，必要时行双管冲洗引流。

（6）脑脓肿：外伤后脑脓肿多与碎骨片或异物存留有关，在火器性穿透伤中，污染的弹片残留比高速射入的枪弹更易引起感染。此外，弹片、枪弹经由颌面部、鼻窦或耳颞部、乳突气房等处射入，感染的发生率明显增高。

外伤性脑脓肿的治疗，与耳源性或血源性脑脓肿基本相同，一般在脓肿还未形成前，仍处于化脓性脑炎阶段，可以采用非手术方法，给予大剂量的强效抗生素。

4.其他并发症

（1）颅内低压综合征：颅脑损伤后，颅内压多有不同程度的升高，但有少数为颅内压降低。也有的在伤后初期有一阶段为颅内压升高，以后变为颅内低压。腰椎穿刺压力一般在7.85kPa（80mmH$_2$O）以下，可诊断为颅内低压综合征，患者可出现严重的头昏和头痛等症状，在排除脑脊液通路梗阻后，可诊断为颅内低压综合征。

治疗上应注意卧床休息，采取平卧或头低足高位；同时大量补充液体，口服或静脉滴注，必要时腰椎穿刺注入滤过的空气或氧气，隔日1次；可用普鲁卡因行一侧或双侧颈交感神经节封闭；如有脑脊液漏，长期不愈者，应进行修补术。

（2）静脉窦血栓形成：闭合性颅脑损伤时，颅内静脉窦可因骨折片的刺入或压迫而受损，常继发静脉窦血栓形成。有时损伤轻微，甚至静脉窦表面看不出明显改变，但由于伴有血液浓缩、血流缓慢和凝血机制增强等因素，也可出现本病。发病部位以上矢状窦较为多见，其他静脉窦发生较少。

多采用非手术疗法，给以脱水药物减轻脑水肿，并应用低分子右旋糖酐-40及血管扩张药。有骨折片压迫，致静脉窦闭塞，出现明显症状者须手术治疗，将骨片撬起复位或摘除碎骨片，解除对静脉窦的压迫。术前要做好输血准备，以防术中大出血。单纯因静脉窦血栓引起颅内压增高以致威胁患者视力或生命时，可行颞肌下减压术。

（3）脑脂肪栓塞：颅脑损伤合并四肢骨折，继发脑脂肪栓塞者并不少见。多为长骨骨折后骨髓腔内的脂肪进入脑血管所致，少数肥胖型伤员，在遭到大面积的挤压伤时，脂肪经静脉或淋巴管进入血循环而形成脂肪栓子也可引起脑脂肪栓塞。治疗措施：将骨折肢体固定并抬高，避免粗暴的整复和按摩，以防止脂肪继续进入血循环内；采用5%碳酸氢钠静脉滴注，扩张血管，改善脑血循环，并可使脂肪与之结合，而逐渐溶解脂肪栓子；应用溶血脂类药物，如去氢胆酸钠静脉滴注；应用大剂量的肾上腺皮质激素，小剂量肝素注射，降低血小板黏着性；应用低分子右旋糖酐-40，可以降低血液黏滞性，改善血液循环；控制癫痫发作；也可给予大量维生素B、吸氧及降温等治疗。

（4）脑外伤后综合征：系指脑震荡或轻度脑挫裂伤后数月到数年，仍有某些自觉症状，但神经系统检查时无阳性体征者。临床上对此有许多不同诊断名称，如"脑外伤后综合征""脑震荡后遗症""脑外伤后遗症"和"外伤性神经症"等。

在伤后急性期内，伤员应安静休息，少用脑力，避免阅读长篇刊物，对暂时出现的头部症状的必然性做好解释工作，解除伤员的思想顾虑，进行适当的对症治疗。

四、颅底骨折

单纯性颅底骨折很少见，大多为颅底和颅盖的联合骨折。颅底骨折可由颅盖骨延伸而来；或着力部位于颅底水平；头部挤压伤时暴力使颅骨普遍弯曲变形；在少数的情况下，垂直方向打击头顶或坠落时臀部着地也可引起颅底骨折。

颅底骨折以线形为主，可以仅限于某一颅窝，亦可能穿过两侧颅底或纵行贯穿颅前、颅中、颅后窝。由于骨折线经常累及鼻旁窦、岩骨或乳突气房，使颅腔和这些窦腔交通而形成隐性开放性骨折，容易引起颅内继发感染。

（一）临床表现

1.症状与体征

颅前窝发生骨折后，血液向下侵入眼眶，引起球结合膜下及眼睑皮下瘀血，呈紫蓝色，多在伤后数小时后出现，称为"黑眼征"或"熊猫眼"，对诊断有重要意义。此外，颅前窝骨折还常有单侧或双侧嗅觉障碍，眶内出血可致眼球突出，若视神经管骨折或视神经受损，尚可出现不同程度的视力障碍。颅前窝骨折累及筛突或筛板时，可撕破该处硬脑膜及鼻腔顶部黏膜，而致脑脊液鼻漏或气颅。个别情况下，脑脊液也可经眼眶内流出形成脑脊液眼漏。

颅中窝骨折常累及岩骨，损伤内耳结构或中耳腔，故患者常有听力障碍和面神经周围性瘫痪。由于中耳腔受损，脑脊液即可由此经耳咽管流向咽部或经破裂的鼓膜进入外耳道形成耳漏。若骨折伤及海绵窦，则可致动眼神经、滑车神经、三叉神经或展神经麻痹，并可引起颈内动脉假性动脉瘤或海绵窦动静脉瘘，甚至导致大量鼻出血。鞍区骨折，波及下丘脑或垂体柄，患者可并发尿崩症。

颅后窝骨折时虽有可能损伤面神经、听神经、舌咽神经、迷走神经、副神经及乙状窦、舌下神经等，但临床上不多见，其主要表现为颈部肌肉肿胀，乳突区皮下迟发性瘀斑（Battle征）及咽后壁黏膜瘀血水肿等征象。

2.影像学检查

（1）X线平片不易显示颅底结构，对诊断意义不大。

（2）CT检查扫描可利用窗宽和窗距调节，清楚显示骨折的部位，有重要价值。

（3）MRI扫描检查对颅后窝骨折亦有重要意义，尤其是对颅颈交界区的损伤更具有参考价值。

（二）治疗

颅前窝骨折本身无须特殊处理，治疗主要是针对由骨折引起的并发症和后遗症。早期应以预防感染为主，可在使用能透过血脑脊液屏障的抗菌药物的同时，做好五官清洁与护理，避免用力擤鼻及放置鼻饲胃管。采半坐卧位，鼻漏任其自然流出或吞咽下，颅压下降后脑组织沉落在颅底漏孔处，促其愈合，切忌填塞鼻腔。通过上述处理，鼻漏多可在2周内自行封闭愈合，对经久不愈长期漏液达4周以上，或反复引发脑膜炎以及有大量溢液的患者，则应施行修补手术。

颅中窝骨折的治疗原则与颅前窝骨折相同，仍以防止感染为主。有脑脊液耳漏的患者，应清洁消毒外耳皮肤，然后用灭菌脱脂棉或纱布敷盖，定时更换。采取半坐卧位头偏向患侧，以促其自愈，如果漏液持续 4 周以上则应考虑手术治疗。对伴有海绵窦动静脉瘘的患者，早期可采用 Mala 试验，对部分瘘孔较小的病例有一定效果。但对为时较久、症状有所加重或迟发的动静脉瘘患者，则应及早手术治疗。

颅后窝骨折的治疗，急性期主要是针对枕骨大区及高位颈椎的骨折或脱位，若有呼吸功能紊乱和（或）颈脊髓受压时，应及早行气管切开和颅骨牵引，必要时做辅助呼吸或人工呼吸，甚至施行颅后窝及颈椎板减压术。

（三）并发症及其防治

1.脑脊液鼻漏及耳漏

颅脑损伤后，颅底骨折伴有硬脑膜及蛛网膜同时破裂，脑脊液通过损伤的鼻旁窦或岩骨，经鼻或耳流出，即形成脑脊液鼻漏或耳漏。多数脑脊液漏经非手术疗法可以自愈，仅有少数长期不能自愈者需行手术治疗。

（1）非手术疗法：主要是预防和控制感染，以待瘘孔自然愈合。耳和鼻的脑脊液漏均不可填塞和冲洗，以免污染的液体逆流入颅内。鼻孔处滴以抗生素溶液，耳道以乙醇棉轻拭，耳外用无菌棉球或纱布敷盖，按无菌伤口处理。对清醒的伤员宜取头高位，借颅内压降低或脑的重力而促进破口的粘连与愈合。周身给予抗菌药物。

（2）手术疗法：下列情况应考虑手术治疗，漏液持续 4 周以上不能自愈者；并发化脓性脑膜炎者；颅骨骨折裂隙超过 3mm，漏液持续 1 周以上无减少者；晚期发生的脑脊液漏或脑脊液漏愈合有复发者；并发有慢性鼻旁窦炎者。

根据漏液的来源不同，选择不同的脑脊液鼻漏或耳漏修补术。

2.脑神经损伤

脑神经损伤多系颅底骨折所致，也可因脑干损伤累及脑神经核团，或继发于其他疾病。症状显著的脑神经损伤几乎都是在通过颅底孔道出颅的部位受到损伤，可因骨折直接造成神经断裂，或因牵拉、挫伤或神经血液供应障碍引起。

（1）嗅神经损伤：颅脑损伤患者伴嗅神经损伤者为 3%～10%，半数以上的嗅神经损伤是额部直接暴力所致，嗅神经丝在穿过筛板处被撕脱，同时伴有鼻旁窦骨折。约有 1/3 的患者系由枕部受力所引起的对冲性额叶底部挫裂伤所致。伤后随即出现一侧或双侧嗅觉减退或丧失，并常伴有脑脊液鼻漏。若为部分嗅觉障碍，日后可有不同程度的好转，于恢复之前常出现异常嗅觉。若系双侧完全嗅觉丧失，持续 2 个月以上者，则常难恢复。

（2）视神经损伤：闭合性颅脑损伤伴视神经损伤的发生率为 0.5%～4%，且大多为单侧受损，常因额部或额颞部的损伤所引起，特别是眶外上缘的直接暴力，往往伴有颅前窝及（或）颅中窝骨折。

视神经损伤的部位，可以在眶内或视神经管段，亦可在颅内段或视交叉部。视神经损伤后，患者立即表现出视力障碍，如失明、视敏度下降、瞳孔间接对光反射消失等。视神经损伤的治疗较困难，对已经断离的视神经尚无良策。若系部分性损伤或属继发性损害，应在有效解除颅内高压的基础上，给予神经营养性药物及血管扩张剂，必要时可行血液稀释疗法，静脉滴注低分子右旋糖酐－40及丹参注射液，改善末梢循环，亦有学者采用溶栓疗法。视神经管减压手术，仅适用于伤后早期视力进行性障碍，并伴有视神经管骨折变形、狭窄或有骨刺的患者。对于那些伤后视力立即丧失且有恢复趋势的伤员，手术应视为禁忌。

（3）动眼神经损伤：常为颅前窝骨折累及蝶骨小翼所致，亦可因颅中窝骨折穿过海绵窦而引起，偶尔继发于颈内动脉海绵窦瘘、动脉瘤或海绵窦血栓。动眼神经完全麻痹时，患者伤后随即出现上睑下垂、瞳孔散大、光反射消失，眼球偏向外侧稍下方，且向上、向下、向内的运动及辐辏功能丧失。如系不完全麻痹时，则上睑下垂和瞳孔散大程度较轻，但患者常有复视，特别是向健侧凝视时更为明显，向患侧看时可减轻或消失。若患者属脑干损伤，累及动眼神经核，或伴有颅内继发血肿引起颞叶钩回疝时，亦可出现动眼神经麻痹的症状，应慎加鉴别，前者常波及双眼，后者则继发于进行性颅内压增高和脑受压，且多为单眼，但对伤后持续昏迷的患者有时易于混淆，须借助于影像学辅助检查，加以识别。

对外伤性动眼神经损伤尚无特殊治疗方法，主要靠神经营养性药物及血管扩张剂。轻度复视可及时进行斜视矫正训练，尤其是儿童更宜尽早矫治。对完全麻痹1年以上的重症患者，可行眼科斜视纠正术及上睑下垂整形术，亦有助于改善功能和容貌。

（4）三叉神经损伤：多见于颌面部骨折累及三叉神经及其分支，而在颅内损伤三叉神经根、半月节或其主要分支者少见。患者伤后多出现患侧颜面部麻木感。眼支损伤后常致前额部感觉障碍，角膜反应消失或减退，如果同时伴发面神经损伤，可因眼睑闭合不全而引起角膜炎，有失明的危险，应善加保护，一旦发生感染应及时施行眼睑缝合术。上颌支损伤常由圆孔或上颌骨骨折所引起，伤后除颊部及上唇麻木之外，尚有上颌牙齿感觉障碍。下颌支损伤可因卵圆孔骨折而致，常同时伤及三叉神经运动支，除下颌部的皮肤和黏膜麻木外，下齿槽感觉亦丧失，咀嚼无力，张口时下颌偏向患侧。

三叉神经损伤的治疗主要依靠药物和理疗。少数出现顽固性疼痛发作，可施行射频损毁术或手术治疗。

（5）展神经损伤：展神经单侧损伤较双侧者多，其完全性损伤可使眼球内斜、外展不能，部分性损伤时患者仅在向患侧凝视时出现复视。治疗目前尚无良策。眼科斜视矫正手术至少应在伤后半年至1年才能考虑。

（6）滑车神经损伤：滑车神经损伤可因蝶骨小翼骨折或眼眶骨折累及上斜肌的滑车部而引起，但明显的滑车神经麻痹多为眶后出血所致。其临床特点是当患者向下凝视时出现复视，尤其是近距离注视时更为显著。患者常诉下楼梯时出现双影，移步艰难，故多采取倾斜头部的姿势，以纠正复视。

滑车神经损伤的治疗目前亦无良策，除对症治疗之外，有学者将断离之滑车神经再缝合取得成功，但为数甚少。

（7）面神经损伤：颅脑损伤伴面神经损伤的发生率约为3%，常见原因是颅中窝岩骨部及乳突部的骨折。早发型者，伤后立即出现面肌瘫痪，患侧失去表情，眼睑闭合不全，口角偏向健侧，尤以哭笑时更为明显，患眼常有暴露性角膜炎。如果面神经损伤在鼓索神经近端，则同侧舌前2/3味觉亦丧失。迟发型者常于伤后5～7d出现面肌瘫痪，多因出血、缺血、水肿或压迫所致，预后较好。

治疗方面，由于面神经损伤后恢复的可能性较大，早期处理应以非手术治疗为主，采用地塞米松及适量脱水以减轻创伤反应及局部水肿，给予神经营养性药物及钙离子阻滞剂，改善神经代谢及血管供血状况，常能促进神经功能恢复。外科治疗仅用在神经已经断离或严重面瘫，经4~6个月的非手术治疗毫无效果的患者。其目的不仅能恢复面肌的运动功能，而且有益于矫正容貌，解除患者心理上的压力。

（8）听神经损伤：听神经损伤约占颅脑外伤的0.8%，均伴有岩骨骨折并累及中耳腔。患者伤后患侧听觉立即失聪，其原因可能有以下几种情况：中耳腔积血最为常见，因属传导性耳聋，当血液吸收后听力即有所改善或完全恢复；其次是直接损伤内耳结构，听神经受牵拉、撕裂及挫伤等，系神经性耳聋，听力往往完全丧失，恢复亦差，另外，偶有因听骨链受损，为锤骨和砧骨脱位引起的传导性耳聋，常残留不同程度的听力障碍，尤其是老年人恢复较差。

听神经损伤的治疗，目前尚无良策，仍以药物治疗为主，急性期可给予激素及适量脱水以减轻局部水肿、促进神经营养及供血状况，使用神经生长因子等改善神经功能。对后期经久不愈的耳鸣及眩晕，则需依靠适量的镇静剂来抑制或减轻症状，如苯巴比妥、美克洛嗪、氯丙嗪或异丙嗪等。对个别严重耳鸣或眩晕、久治无效者可考虑耳科手术治疗，破坏迷路或选择性切断前庭神经。

（9）后组脑神经损伤：后组脑神经位于颅后窝，受损的机会相对较少，多因骨折线波及颈静脉孔及舌下神经孔所致，严重时可伴发面、听神经损伤。舌咽神经受损后患者吞咽困难，患侧咽反射消失或减退，舌后1/3味觉丧失；迷走神经受损表现为伤侧软腭运动障碍，声带麻痹而声嘶；副神经受损时可见患侧胸锁乳突肌及斜方肌瘫痪，患者出现垂肩；舌下神经损伤则半侧舌肌萎缩，伸舌偏向患侧。后组脑神经损伤治疗，仍以神经营养药物及血管扩张剂为主，同时可以配合针灸、理疗，吞咽困难者可放置胃管。发面、听神经损伤。舌咽神经受损后患者吞咽困难，患侧咽反射消失或减退，舌后1/3味觉丧失；迷走神经受损表现为伤侧软腭运动障碍，声带麻痹而声嘶；副神经受损时可见患侧胸锁乳突肌及斜方肌瘫痪，患者出现垂肩；舌下神经损伤则半侧舌肌萎缩，伸舌偏向患侧。

后组脑神经损伤治疗，仍以神经营养药物及血管扩张剂为主，同时可以配合针灸、理疗，吞咽困难者可放置胃管。

第四节　脑挫裂伤

一、概述

脑挫裂伤（cerebral contusion and laceration）是指各种暴力因素导致脑组织的实质性损害，致使脑组织结构挫伤或裂伤。一般均采用药物治疗，有部分患者因继发性病理损害严重，颅内压进行性增高，甚至发展成脑疝，则必须施行手术治疗。通过手术方式可迅速解除或缓解颅内高压，否则继发性病理损伤将直接威胁患者的生命，并影响神经功能的恢复。

二、临床表现

（一）症状与体征

脑挫裂伤可发生于暴力直接着力点和其相对应的部位，后者又称对冲性脑挫裂伤，多见于额叶前端、颞叶前端和额叶底区。除损伤部位在暴力着力点相对应区域外，还有损伤范围较广泛、程度较严重等特点。临床表现差异很大，轻者轻度意识障碍，严重者长期昏迷，或者因为严重的脑继发性损害及其并发症而致残或死亡。

1.意识障碍

绝大部分患者伤后均立即出现意识障碍，昏迷时间少则几分钟，多则数小时，甚至长期昏迷不醒。

2.头痛和呕吐

清醒后在成年人中常出现头痛、头昏、恶心、呕吐等症状，儿童则常常出现厌食与呕吐等症状。

3.精神症状

烦躁、抑郁、情感和行为障碍等。

4.癫痫

位于大脑凸面的损伤以及儿童脑损伤，常有不同类型的癫痫发作。

5.生命体征变化

伤后早期可有血压偏高，脉搏变快，呼吸浅而快。如有颅内压增高时，可产生血压升高、特别是收缩压增高，脉压加大，脉搏减慢，呼吸深大。体温可中度升高，持续性高热多因下丘脑或脑干损伤所致。

6.脑膜刺激征

严重脑挫裂伤可合并蛛网膜下隙出血，患者畏光，并有颈项强直。

7.伤灶症状

可有偏瘫、偏身感觉障碍，以及不同程度的语言功能障碍。

8.瞳孔变化

严重颅内压增高常引起脑移位，发生小脑幕切迹疝时，同侧瞳孔可先有短时间缩小，很快散大和对光反应迟钝或消失。晚期则双侧瞳孔散大，对光反应消失，患者濒临死亡。

（二）影像学检查

1.头颅 X 线平片

多数脑挫裂伤有颅骨骨折（颅盖或颅底），头部 X 线摄片可以显示骨折线、骨折碎片或凹陷等情况。

2.头部 CT 扫描

（1）脑实质变化：损伤早期，挫裂伤的脑组织 CT 扫描呈现低密度改变，形状多不规则，其中灶性出血可见点状和片状高密度；如出血较多或相互融合，则形成大片高密度区。随着血块逐渐吸收，其密度也相应降低，呈现混杂密度影，在损伤和出血周围因脑水肿其低密度区域逐渐扩大。在中期和后期坏死脑组织及血块被吸收，显示出低密度的软化灶或与脑室相通，相邻脑组织萎缩、脑沟变宽、变深。

（2）蛛网膜下隙变化：在侧裂池、纵裂池、脑基底池内可见高密度、不规则的线条状或片状积血。局部脑压升高时相邻脑池、脑沟消失，颅内压显著升高时所有脑池均可消失。

（3）脑室及中线结构变化：脑挫裂伤时因脑室壁或胼胝体损害，脑室内可见高密度出血影。一侧大脑半球压力升高时，同侧侧脑室受压变小，并有变形和移位；可见钙化的松果体、大脑镰也向对侧移位。有弥漫性颅内压增高者，双侧脑室均变小或消失，但是中线结构无明显移位。

三、手术技术

脑挫裂伤以非手术治疗为主，但一些严重的冲击伤及对冲性脑挫裂伤，除脑组织原发性损伤外，继发严重的脑水肿、脑肿胀和脑内出血，产生局部脑组织受压或颅内高压危象，手术可能挽救患者的生命，或者为神经功能的恢复创造一定的条件。碎裂和失活的脑组织周围水肿可持续较长时间，这种损伤灶的水肿和出血对周围脑组织产生压迫，加之损伤以后的脑组织的微循环障碍，进一步加重了脑水肿的程度及其范围，如此可形成恶性循环，颅内压增高逐渐加重甚至发展成脑疝；损伤灶周围的脑组织因为长期水肿和被挤压，势必影响脑细胞代谢，甚至发生细胞死亡；大量和长期应用脱水剂会影响身体内环境的稳定和心脏、肾脏的功能。所以，对严重的碎裂、失活的脑组织，即使不合并有出血，也可能同样存在严重的占位效应，也应视作血肿的占位作用对待。

采取手术方法清除这些失活的脑组织以及夹杂在其中的血块，一方面能够及时解除占位效应，缓解脑组织水肿，降低颅内压，避免脑疝的发生及阻止其发展；另一方面，因解除了对周围脑组织的压迫，有利于改善和促进脑功能的恢复；同时还可大大减少脱水剂的使用剂量及使用时间，避免和减少由此引起的相应并发症的发生。

（一）适应证

（1）脑挫裂伤严重，头部 CT 扫描显示脑内血肿达 30ml。

（2）额叶区或颞叶前区严重脑组织碎裂，其间有多个大小不等血块，血肿量 20ml 左右，周围脑组织水肿严重，同侧侧脑室前角或下角受压或者消失，中线移位达 0.5cm 以上。

（3）一侧额叶和颞叶脑挫裂伤并弥漫性点状和片状出血，脑组织水肿，同侧的侧脑室受压和移位，中线偏移近 1cm，临床已出现小脑幕切迹疝表现。

（4）中央区附近脑挫裂伤并发脑内出血达 15ml 以上。

（5）小脑挫裂伤并出血为 10ml 以上，或因水肿压迫导水管、第四脑室，甚至发生梗阻性脑积水。

（6）双侧额叶和颞叶广泛性脑挫裂伤，经非手术治疗意识障碍加重，颅内压监护压力大于 5.33kPa（40mmHg）时。

（二）禁忌证

（1）年龄过大，一般情况较差。

（2）严重的心脏、肺、肾、肝脏疾病及其功能障碍。

（3）出血和凝血功能障碍。

（4）脑挫裂伤严重，但无脑室受压或中线结构被推挤、移位等占位征象者。

（5）病情至深度昏迷、去皮质强直状、双侧瞳孔散大、对光反应消失等脑疝晚期状态。

（三）术前准备

脑挫裂伤的手术治疗，一般是在药物及其他降颅压措施不奏效的情况下方采用，它不同于大多数外伤性颅内血肿在入院当时或者伤后早期即需要进行手术。手术时间一般都在 24～48h 以后，少数可能在 1 周左右。由于意识障碍，患者自己不能进食，有些患者可能已经并发呼吸道感染、消化道出血、营养不良及水电解质紊乱等，手术前必须进行相应处理，并做好术前各方面的充分准备。

1.患者亲属对治疗情况的了解

脑挫裂伤施行手术主要是为了挽救患者生命，其次是改善和促进脑功能的恢复。手术前应该将患者的情况如实地告诉其亲属和相关单位领导，对手术的利弊、术中和术后可能发生的情况等，均应该详细地介绍清楚。如手术后可能仍然有昏迷，瘫痪不能恢复或恢复不满意，可能有语言障碍、癫痫发作，因为颅内压增高需要去除部分颅骨、因此可能发生相应的并发症及今后还需做颅骨修补术，手术后颅内可能发生出血需再次手术；或者因感染、消化道出血等严重并发症危及生命等。在家属完全理解后，再在正式手术同意书上签字，以完善医疗文书的相关法律文件手续。

2.权衡手术利弊

脑挫裂伤手术指征不同于颅内血肿容易把握，对于处理颅脑损伤经验不太丰富的医师会感到困难。决定手术应该由有相关经验的主治医师以上的人员一起参加讨论，详细了解受伤史、治疗经过及目前患者的症状和体征。并必须复习全部影像学检查资料，包括头部 X 线摄片、受伤以后所有头部 CT 扫描片，如条件允许最好手术前复查头颅 CT 扫描。医师在手术前必须清楚患者的临床表现是好转、稳定或者是恶化，只有在病情继续恶化的情况下，并排除其他非颅内因素所致方可考虑手术，或者是头部 CT 扫描其占位效应进一步发展，脑水肿范围扩大、出血增加才决定手术治疗。对于那些手术目的主要是为了促进患者神经功能的恢复，而不是为了解决颅内高压，比如功能区附近的小血肿或一侧颞叶前区和颞叶中区坏死、液化性脑组织的清除等，虽然手术创伤不大，手术也相对安全，但手术医师并不能够保证术中或术后不发生新的创伤性出血。诸如此类情况，应根据医院手术室、麻醉师及手术医师的手术经验来权衡手术或非手术的利弊，如手术及麻醉各方面条件好，手术医师手术经验成熟可以选择手术，及时清除血细胞凝集块，解除对脑功能区的压迫；或者清除局部坏死和液化的脑组织，促进脑水肿的消退，解除周围脑组织压迫有利于神经功能的恢复。相反，如果预计手术成功率不高，对于此类脑挫裂伤仍然以非手术治疗为好。

3.呼吸道感染患者的准备

颅脑外伤后呕吐物、口腔和鼻咽部出血和分泌物吸入肺部，以及吞咽困难和有呼吸道疾病史的患者，易发生肺部感染，除合理应用抗生素，及时吸除呼吸道的异物和分泌物外，对痰液多又黏稠而不易清除、咳嗽反射差、口或鼻咽部有损伤，影响呼吸道通畅，以及颅底骨折不断有血液流出者，应及早行气管切开术，并最好安置带气囊的双腔气管导管，以备术中连接麻醉机用。

4.肾脏功能不全患者的准备

有肾脏疾病史的患者，应尽量减少甘露醇药物脱水，可选用或联合应用对肾脏功能影响较小的脱水剂及药物。术前应检查肾脏功能，如肾功能严重障碍，则不能勉强地施行手术。

5.血糖增高患者的准备

血糖增高除与糖尿病有关外，重型颅脑损伤有 1/3 左右可在伤后出现高血糖。术前应根据血糖情况给予胰岛素治疗，可按 4～6g 葡萄糖配用 1U 胰岛素，由静脉输入，待血糖水平稳定后逐渐减少胰岛素的用量。

6.纠正水电解质紊乱

由于大量脱水剂的使用，患者又不能正常地进饮食，容易造成水和电解质紊乱。应根据患者的血压、脉搏、尿量予以调整液体输入量；根据心电图、血液生化检查情况输入钠离子和钾离子等电解质，避免发生脱水和严重的电解质与酸碱代谢失衡。

7.颅内压增高及脑疝患者的准备

脑挫裂伤后因脑水肿、颅内出血，可产生程度不同的颅内压增高，经使用脱水剂等降颅压措施处理后，颅内压仍不能有效地控制，甚至发生脑疝。遇此情况，应立即、快速地输入20%甘露醇250ml加入地塞米松10mg。对于青壮年患者，为赢得手术时间，在抓紧做急症开颅手术准备的期间，可再次、重复输入1次脱水剂，以缓解严重的颅内高压。大量脱水可造成有效血容量的减少，使血压和脑灌注压下降。根据尿量的多少，应同时输入生理盐水或复方林格液，以保证脑部循环不受太大影响，须避免因血压下降引起脑组织灌注不足而加重继发性的脑损害。

8.手术准备

施行脑挫裂伤手术均在急症条件下进行，一旦手术方案被决定，手术准备工作应立即、同步地进行。①手术室护士立即做好手术间、器械及布类用品的消毒，准备接患者进手术室；②麻醉医师会诊患者后，将手术麻醉可能发生的问题告诉其亲属，完善麻醉签字同意书，立即做麻醉器械及药物的准备；③配血400～800ml，备术中使用；④剃光头部毛发，清洁头部皮肤，头部的伤口消毒后包扎；⑤留置导尿管；⑥术前肌内注射苯巴比妥钠0.1g，阿托品0.5mg或山莨菪碱10mg。其他同开颅手术的术前准备。

（四）手术入路

随着影像技术的不断发展，CT扫描、MRI检查已广泛应用于颅脑损伤患者的诊断。国内县或区级基层医院已经基本具备有CT机器设备，使脑挫裂伤的诊断更容易、更快捷、更准确。应根据CT扫描显示病灶的部位及范围选择手术入路。本着尽可能避免或减少主要神经功能新的创伤、又能在较好的显露下清除碎裂和失活的脑组织和血块，以及能够兼顾做一定减压术的原则，选择创伤尽可能小的（包括微创术）手术方式，减轻手术对机体的不良反应，有利于手术后的康复。

目前应用于脑挫裂伤的手术入路（方式）有以下几种：①额颞骨瓣开颅术（或去骨瓣减压术，图3-1A）；②改良翼点入路开颅术（图3-1B）；③双侧额、颞骨瓣开颅术（或双侧去骨瓣减压术，图3-1C）；④骨窗开颅术（图3-1D）；⑤颅骨钻孔冲洗引流术。

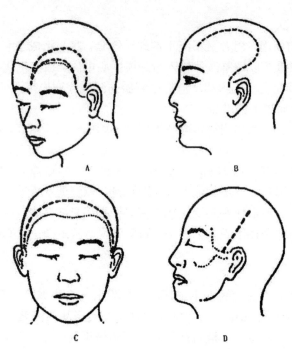

A.额颞骨瓣开颅术切口；B.改良翼点入路开颅术切口；C.双侧额颞骨瓣开颅术切口；D.骨窗开颅术切口

图 3-1　不同手术入路切口

1.额颞骨瓣开颅术（或去骨瓣减压术）

（1）基本做法：严重的脑挫裂伤、特别是对冲性脑挫裂伤，损伤部位多在额叶区、颞叶前区（即额极、颞极），以及额叶眶面和颞叶底区。传统的手术方式即采用额颞骨瓣开颅手术，采用此入路可以清除额极、颞极区域碎裂脑组织及出血，同时可做相应脑叶的切除和去骨瓣减压术。但此入路对于额叶底面（即眶回、直回区域）的坏死脑组织和血块清除有一定困难，除非切除同侧额极方能较好地暴露该区域的病灶。

清除失活脑组织、出血灶以后，是否进行去骨瓣减压，通常存在一些分歧。保留骨瓣并缝合硬脑膜，如果术后仍存在颅内高压，将有发生脑疝并危及生命的危险。去除骨瓣以后也可能存在一些问题，例如，早期脑组织膨出被骨窗边缘挤伤甚至出血，后期脑组织塌陷以后对患者精神和心理会产生一定程度不利的影响，另外尚需再次做颅骨修补成形手术。究竟是否去除骨瓣、全部还是大部分去除骨瓣进行外减压术，应该根据术前患者的临床情况、头部CT 检查损伤程度，以及在清除失活脑组织及血块以后颅内压的状况做决定。

有些患者（如广泛性严重的脑挫裂伤）颅内压有显著增高，但出血并不多，在手术前即可决定要做去大骨瓣减压术；而有一些患者是在手术中根据颅内压改变的情况来决定是否施行去骨瓣减压术，以及究竟去除多少骨瓣。Caroli 等（2001）对 95 例脑挫裂伤患者行开颅去骨瓣减压术，术后观察此减压术能够有效地降低颅内压，随访患者也有较满意的效果。但他们不主张做脑叶切除的内减压术，认为切除少量脑组织对缓解颅内高压意义不大，而切除过多脑组织必然影响神经功能。De Luca（2000）对一组脑挫裂伤行开颅去瓣减压术治疗，

41%的患者恢复良好，严重功能障碍者占18%，植物生存为23%，病死率18%。Munch 等对脑挫裂伤患者行单侧减压的结果为：50 岁以下患者早期手术较延迟手术效果好；还有其他一些学者也主张，减压手术应在早期进行。在持续行颅内压监测情况下，如果颅内压在4.6～5.3kPa（35～40mmHg）以上。脑灌注压在 9.3kPa（70mmHg）以下，即应施行开颅去骨瓣减压术。

（2）去骨瓣减压指征：下列情况可以作为是否做去骨瓣减压术的指征。①术前已发生了脑疝；②头部 CT 扫描脑挫裂伤范围广泛而严重，但出血量较少；③术中清除失活脑组织及血块量不多；④关颅时脑组织仍有膨出等情况，应考虑去除骨瓣全部，或根据脑压情况仅去除靠近颅底部的颞骨和蝶骨部分，保留凸回的额骨和顶骨，去除这些部分颅骨相当于颞肌下减压术。相反，如术前无脑疝，且 CT 扫描损伤灶相对局限在一侧额、颞叶或一个脑叶或虽有脑疝但清除失活脑组织及血细胞凝集块以后，颅内已有较大空间以及脑组织明显塌陷，则不宜做去骨瓣减压术。

（3）麻醉方式：气管内插管全身麻醉。

（4）体位：仰卧位，头部向对侧倾斜30°左右，同侧肩部适当垫枕，防止颈部血管扭曲颅内静脉回流不畅而影响颅内压，以及气管的牵拉扭曲影响呼吸道的通畅性。

（5）手术步骤：切口起自耳郭前方，弧形向后上走行至冠状缝后 2cm 处，转向内至中线或距中线 3cm 处再平行向前，止于眉弓上 2cm 平面，形成额区、颞区马蹄形皮瓣切口，或者做一小的冠状皮瓣切口。帽状腱膜下注入含肾上腺素生理盐水（200ml 生理盐水加入 1%肾上腺素 0.5ml），也可用 0.25%～0.5%普鲁卡因 200ml，加入同样的肾上腺素做皮瓣下方注射，用以减低全身麻醉的深度。如手术前已经确定做去骨瓣减压术，则不做帽状腱膜下注射而将药液直接注入骨膜下，便于骨膜的剥离及止血。在做头皮切口切开时，主刀医师和助手医师分别用一手的手指紧压切缘，并向切口两侧牵拉，如切缘不易牵开，表明切开的深度未达腱膜层。边切开、边上头皮止血夹或止血钳，也可分 3～4 段切开及上止血夹。对于有明显的血管出血，应用双极电凝立即烧灼止血，经过被钳夹以后的血管可能已有损伤，而使缝合皮肤时再去电凝止血反而更感困难。在帽状腱膜下以钝性和锐性相结合的方法分离皮肤腱膜瓣，并向前外侧翻转和固定。游离皮瓣时注意保护颞浅动脉主干及其分支，避免损伤或切断。如已决定去骨瓣可不做腱膜下游离，从皮肤切口处直接切开至骨膜，颞肌钝性分开，出血予以电凝，避免肌纤维横断太多发生术后颞肌的肌肉萎缩。用骨衣刀直接从颅骨上剥离骨膜，形成皮肤肌肉骨膜瓣，然后向前外侧翻转，可节省手术时间及减少术中的出血。

骨瓣成形，分离并牵开颞肌，切开骨膜，稍做分离后，在颅骨上钻 4～6 孔，内侧钻孔应距中线 1～2cm，避免损伤蛛网膜颗粒及引流静脉；于额骨突后应钻 1 孔；颞部后方钻孔尽量靠近颅底，该处钻孔时因骨质较薄勿过度用力。颞骨鳞区可用鹰嘴咬骨钳咬除，在两骨孔间用线锯导板引入线锯，锯断颅骨。肌肉骨瓣向外侧翻转并固定，翻开骨瓣前用神经剥离子伸入其下方，将脑膜中动脉及其与颅骨的粘连分离开，如抬起骨瓣时撕裂了该血管，应立即予以电凝烧灼止血，或在骨缘下方以 1 号丝线缝扎止血。骨窗边缘应用骨蜡封闭止血。

脑膜剪开，一般先在额区和（或）颞前区切开脑膜 1cm 左右，放出硬脑膜下的血性脑积液或吸出积血，待脑压稍有降低以后，再剪开脑膜，将脑膜瓣向中线侧翻转，或做硬脑膜的星形切开。如果颅内压仍然很高，为防止切开脑膜时脑组织膨出损伤，可以采取以下措施：

①快速输入 20%甘露醇 250ml；②适当加深麻醉的深度；③在距碎裂脑组织最近部位（避免功能区及重要血管）做 1～2cm 脑膜切开，清除其下方失活的脑组织及其血块；④对颅压下降不显著者可行过度换气；脑肿胀时血压可能较高，应给予适当降低血压处理，待脑压下降以后再扩大脑膜切口。

清除失活的脑组织，脑挫裂伤易出现硬脑膜下和蛛网膜下隙积血，用生理盐水反复冲洗，吸除积血以后可见挫裂伤处的软脑膜下呈紫色或紫红色，或可见小血块和碎裂、坏死的脑组织。用中号或小号吸引管由浅入深吸除失活的脑组织及夹杂在其内的血凝块。是否为失活脑组织对缺少经验的手术医师判断尚有一定困难：其一，挫裂脑组织呈碎裂状或豆花样，容易吸除；而正常脑组织结构完整、连续，吸除时感困难；其二，吸除失活脑组织时很少渗血，而正常脑组织则创面易出血。对于正常脑组织应尽量避免损伤和切除，皮质的切口不一定太长，皮质切开处用吸收性明胶海绵或速即纱覆盖，以小脑压板稍做牵开。如应用手术显微镜或手术放大镜、通过 1～2cm 长的皮质切口即能清楚地显示脑内损伤情况，借此逐步清除病灶。用生理盐水冲洗创面，寻找出血点，尽量保存每一根正常的动脉和静脉，除非血管已经断裂，必须使用双极电凝止血，这样对周围脑组织的损伤相对较小。脑组织创面渗血用吸收性明胶海绵或速即纱覆盖，再用棉片轻轻压迫一会儿即可止血。清除失活脑组织后脑组织变软、下陷，且脑组织搏动明显。如脑张力仍较高，可将额极区或颞极区切除行颅内减压术。若切除以后颅内压仍继续增高，须注意其他部位有可能发生新的出血。

关颅，用生理盐水反复冲洗术野，以及周围硬脑膜下隙，检查无出血及陈旧性积血，在脑膜下隙或相邻脑池内放入引流管，用以行术后持续性引流血性脑脊液。如果脑压不高，估计术后脑水肿不严重者，可将硬脑膜缝合，或将其与颞肌肌膜做减张缝合，并切除颞骨鳞区，做颞肌下减压术；如脑压较高、脑挫裂伤广泛、术后仍有严重的脑水肿者，则应去除颅骨瓣，减张缝合硬脑膜，或星形剪开硬脑膜，敞开不做缝合，严密缝合颞肌、腱膜层及皮肤。

2.改良翼点入路开颅术

传统的额颞骨瓣开颅术虽然骨瓣较大，但仍不能满意地显露额极区或颞极区，特别是颅前窝底额叶眶侧的损伤，必须切除额极才能显露清楚。采用改良的、即扩大翼点入路，通过切除蝶骨嵴外侧部分后即能达到显露颅前窝底的目的，甚至可以暴露对侧额叶底面，能沿除对侧额叶底区失活脑组织及血块。所以，该入路特别适合于一侧额区和颞前区的损伤合并对侧额叶底区挫裂伤与出血。这样，可以通过一次手术解决两侧的病灶，并在一侧做相应的减压术。

（1）麻醉与体位：气管内插管全身麻醉。根据切口选择适当的体位。

（2）手术操作：切口起自发际内、中线旁的 2.5cm 处，向后延伸至顶结节前方、再转向颞部至耳郭前、颧弓的上缘 1cm 处。向前下游离，翻转皮肤腱膜瓣，游离时应注意紧贴肌膜，避免损伤面神经分支及颞浅动脉。

骨瓣开颅，额骨和颞骨瓣翻向颞侧，咬除颞骨至颧弓平面，骨窗下缘平颅中窝底，后达乳突上，前方至颞窝及额骨颧突后方。用剥离子将脑膜及脑膜动脉与蝶骨嵴分离，咬除或用磨钻磨除蝶骨嵴外侧部分至眶脑膜动脉处，骨缘出血用骨蜡严密封闭。

瓣形或星形剪开脑膜，清除病灶，将颞叶区，额叶前区失活脑组织和积血清除之后，轻轻地抬起额叶底区，即可显露颅前窝底及对侧额叶眶、直回处的失活脑组织及积血，小心地予以清除并行止血，并放置引流。

其余同额颞骨瓣开颅术手术步骤。通过此入路，还可彻底地冲洗脑底区（包括鞍区脑池内）的积血

3.双侧额颞骨瓣开颅术（去骨瓣减压术）

自从 CT 扫描应用于颅脑外伤诊断后，此手术方式已较少应用。这是因为：手术创伤大，失血较多及手术时间长；CT 扫描能清楚地显示损伤的具体部位及其损伤的严重程度，术前即能决定适当的手术方案。

虽然枕部正中着力易引起对冲性双侧额叶及颞叶脑挫裂伤，但多数情况下还是以一侧为重，可在严重一侧采用改良的翼点入路开颅术，清除同侧额叶颞叶与对侧额叶底面的失活脑组织及出血灶。如果颅内压较高，可加做去骨瓣减压术。少数双侧额叶颞叶损伤范围广泛，两侧损伤大致相同，CT 扫描由于两侧大脑半球压力相差不显著，脑的侧向移位不明显，主要表现为脑室、脑池受压。这类患者经过脱水及其他降颅内压措施处理后，病情无明显缓解、甚至加重者，即应考虑选择双侧额骨、颞骨瓣开颅及去骨瓣减压术。因为这些患者一旦发生脑疝，多为中心性疝或全疝（两侧环池疝），如果处理不当，很可能会失去手术抢救的机会。

（1）麻醉与体位：气管内插管全身麻醉，采取仰卧位。

（2）手术操作：切口起自两侧颧弓中点上缘 1cm 向上达冠状缝处、形成连线，皮肤及帽状腱膜瓣游离向前翻转。

（3）骨瓣形成：做双侧额、颞骨瓣。颞侧颅骨仍咬除至平颅中窝底。单侧颞骨切除减压效果较差。有学者做中间不留骨桥的双侧大开瓣减压术，但因骨瓣太大，不利于今后的颅骨修补，可在中线处保留 1.5～2cm 骨桥，这便于今后做颅骨成形术。

（4）清除失活脑组织：尽量保护未受损的脑结构，在清除失活脑组织和积血以后，如颅压下降不显著，可切除损伤严重侧的额极区或颞极区。如果两侧损伤相差不明显，则宜切除双侧的额极区或颞极区。在清除失活脑组织和积血、切除损伤严重侧的额极区或颞极区。以及切除双侧颞部颅骨，即相当于颞肌下减压术以后，已经有更直接、更可靠降低颅内压的作用。但如果颅内压仍然较高，关颅有困难时，可再去除一侧的额骨瓣，除非颅内压极高，一般不应将双侧额颞骨瓣切除。

4.骨窗开颅术

适宜于局限性脑挫裂伤并小血，因为长期的水肿和血块压迫可能影响神经功能恢复，经观察、降颅压治疗效果不佳者。如额顶叶局限性损伤并有小血肿，及时清除失活脑组织及血肿对功能改善有益；小脑、颞叶失活组织或混杂出血，易发生脑疝危及小命，清除坏死组织和血块后能快速降低颅内压避免发生脑疝，同时还能够减少脱水剂的应用。该手术创伤小，手术时间短，也适用于老年患者较局限性的脑挫裂伤并出血。

（1）麻醉：局部麻醉或气管内插管全身麻醉。

（2）体位：根据切口选择适当的体位。

（3）切口：选择距病变最近的部位做头皮直线切口。如颞叶损伤做颞肌下减压术切口，在耳前颞部做一直线或弧线形切口，下端起于颧弓上缘中点，斜行向后上长约 8cm。沿切口方向切开颞肌筋膜，分开颞肌纤维直至骨膜，用手术刀自骨膜下推开肌肉，颅后窝撑开器牵开切口，显露颞骨鳞区。

（4）骨窗成形：在颞骨鳞区钻孔，咬骨钳咬除颅骨扩大骨窗至 6～7cm，骨窗下界平颧弓上缘，前方至颅前窝前壁，骨蜡封闭骨缘出血，星形剪开脑膜直达骨窗边缘，缝扎脑膜中动脉，周边脑膜悬吊固定。

清除失活脑组织及出血后，如颞极区损伤严重、残留极少，或脑压高可将颞极切除。敞开脑膜，缝合颞肌及皮肤，肌膜做十字形切开利于减压。对于额顶区挫裂伤灶清除以后应将脑膜缝合，防止脑组织膨出发生嵌顿坏死，影响功能。

5.微创钻孔冲洗引流术

适合于较局限脑挫裂伤并出血，脑组织已经坏死、液化，血块也开始溶解致使局部出现占位效应，相邻脑池、脑室受压及变形，功能区受到挤压的高龄或全身情况差、难以承受开颅手术者。

根据头部 CT 扫描确定病变部位，选取距病变最近、避开功能区及血管的相应部位做头皮切口，局部浸润麻醉后切开皮肤直至骨膜，在骨膜下剥离及撑开皮肤，颅骨钻孔后切开脑膜 5mm，脑室穿刺针穿刺病变，穿刺成功后拔除针芯，用空针抽吸坏死组织及积血，也可用生理盐水反复冲洗后，置入硅胶引流管于病灶内做术后引流，观察无液体流出后予以拔除。严密缝合切口。北京朝阳医院神经外科研制的脑出血微创血肿冲洗引流器，在确定穿刺部位后直接锥颅置入穿刺管做冲洗引流，该穿刺管同时作为引流管，固定牢靠，其手术创伤小，方法简单。

四、术中注意事项

（1）脑挫裂伤行外减压手术，其降低颅内压的减压效果并不仅仅是在于去除骨瓣的大小，更重要的是切除颞骨的范围应该尽可能低至颧弓平面，这样对颞叶内侧面的压力解除才更直接、可靠和更有效，才能使已疝下去的海马沟回组织的充血、水肿得以消退，逐步减轻或者解除对中脑及大脑后动脉的挤压，也由于疝入组织肿胀的缓解才有可能促使它们的自动回复。

（2）切开脑膜时，如颅内压很高，除可先做一硬脑膜小切口，清除部分积血、碎裂脑组织，待脑压下降以后，在切开处下方用棉片、脑压板压住脑组织，快速剪开脑膜。同时，应注意考虑是否有其他因素引起颅内压升高，如麻醉过浅、患者用力屏气、血压升高；呼吸道不畅；颈部扭曲致颈静脉回流受影响，或者头部位置较心脏还低等因素都可以使颅内压上升，加重颅内高压，影响脑膜地切开。

（3）脑膜切开后应用吸收性明胶海绵、脑棉片覆盖、保护好所有暴露的脑组织和血管，避免脑皮质表面干燥、损伤，可减少术后炎性反应和由此引起的脑膜与脑的粘连，减少和避免术后癫痫发生。

（4）手术显微镜或手术放大镜照明好、视野清晰，对判断失活脑组织以及寻找、确定出血点非常有益。在手术显微镜或手术放大镜下能够较彻底清除已经失活的脑组织及夹杂在其间和周围的出血块，妥善保护正常的脑组织。对基底核、丘脑区的出血除非血块较大或者与额叶、颞叶的病灶相连可予以小心吸除，否则，勉强手术清除可能会造成新的神经功能障碍；脑叶的切除也应慎重，除非必须做内减压才能度过术后颅内高压危象，一般不应做脑叶（额、颞叶前部分）的切除。

（5）手术清除失活脑组织和血块，脑压已经降低以后又逐渐上升，在除外颅外因素后应该注意有新的血肿发生。最常见的是暴力直接着力部位硬脑膜外血肿，其次考虑其他挫裂伤处新的出血形成血肿。如患者出现瞳孔及其他神经系统定位体征，应立即对可疑部位进行探查，如果手术台上不能肯定有新的出血，手术结束后立即做头部 CT 扫描，明确颅内压增高的原因。

（6）脑挫裂伤后除损伤灶及周围脑组织已有微循环障碍外，进入蛛网膜下隙的积血在红细胞破坏后可释放出一些缩血管物质，产生脑血管痉挛而加重脑损伤，甚至发生脑梗死。所以，术中使用生理盐水或者生理盐水加入罂粟碱 30mg，尽可能彻底冲洗和清除侧裂池、鞍上池及大脑凸面的积血及血性液体，并在脑池内或脑底部放置外引流管，术后持续引流血性液体，进一步清除血性脑脊液，加快脑脊液的廓清，预防脑血管痉挛，还有助于降低颅内压，同时，还可能减少外伤性交通性脑积水的发生。

（7）在关颅前，脑组织膨起不好，无脑搏动，可能系脑疝疝入组织未回复。可以试着将颞叶轻轻抬起，促使疝入的沟回组织退出小脑幕裂孔，或者逐渐抬起颞叶中后部分，显露小脑幕游离缘，将其切开 1～2cm，即可彻底解除疝入组织对中脑的压迫，以及疝入组织和脑干的血循环障碍。

五、术后处理

脑挫裂伤术后病情改善不如外伤性血肿那样明显，因为脑组织原发和继发性损害较严重，可能尚有相当长时间才能度过危险期，甚至病情反复、恶化等，由此应引起高度注意。

（一）术后应留重症监护室（ICU）或神经外科监护室（NICU）观察及治疗

脑挫裂伤术后可能因为脑水肿和再出血或其他的并发症威胁生命，应该密切观察患者的生命体征、意识状况（GCS 评分）、瞳孔大小及对光反应、神经系统体征和有无呕吐、癫痫发生，清醒患者还应了解头痛的情况。如果患者意识障碍程度加深或者头痛加重、呕吐频繁、生命体征变化（血压升高、脉搏减慢而有力、呼吸深大）通常提示颅内压进行性增高；如患者发生昏迷或者昏迷加深、生命体征改变、一侧瞳孔散大和对光反射减弱或消失、对侧椎体束征阳性提示小脑幕切迹形成。所以，手术以后应密切观察、详细记录，及时分析病情变化的原因，警惕颅内术后出血及脑水肿加重，及早予以处理。

连续监测呼吸、脉搏、血压和血氧饱和度：保持呼吸道通畅，清除呼吸道及鼻咽腔分泌物。给氧，维持血氧饱和度在 90% 以上。严重的脑损伤或手术前脑疝时间较长，术后短时间内尚不能清醒；年老体质差；术前已有肺部感染者术后均宜及早做气管切开术，有助于术后排痰、肺部感染的预防和治疗。对于并发严重的肺部和胸腔损伤者容易产生低氧血症和高碳酸血症，引起脑血管扩张、脑血容量增加致颅内压增高，可以采用控制性机器呼吸度过急性暂时性的缺氧阶段，避免发生突然的缺氧、维持正常的氧分压和二氧化碳分压，同时还能减轻患者的能量消耗、帮助扩张塌陷的肺泡和阻止肺水肿及肺不张的发展。

有条件者在术中应置入颅内压监测探头，目前颅内压监测探头有脑室内和硬脑膜外两种，前者因探头置放于脑室内，测出的数据比较准确可称为“金标准”，同时还可做脑脊液的外引流；后者优点在于可放置较长时间，感染的危险相对较小一些。术后持续行颅内压（ICP）观察，其压力大于 2～2.6kPa（15～20mmHg）即为异常，如大于 5.3kPa（40mmHg）

提示严重的颅内高压，应及时抬高头位 15°～30°、应用脱水剂，有脑脊液外引流者检查引流是否通畅，如条件许可应做头部 CT 扫描复查，及时发现因脑水肿或颅内再出血引起颅内高压危象，立即进行相应处理。

血压收缩压若低于 12～13.3kPa（90～100mmHg），应了解和明确其原因，血容量不足应该及时补充，必要时还可适当采用扩充血容量升高血压，老年患者有高血压及动脉硬化者术后尤其应及时补足血容量，避免发生低血压、脑梗死。脑灌注压应不低于 9kPa（65mmHg），保持血细胞比容在 30%～35%，维持脑的正常灌注，才能不至于引起脑组织缺血缺氧。Leweit 等认为重度脑挫裂伤后存在脑血管自动调节功能异常，脑血管的扩张增加了脑血流量从而加重颅内高压，而血压的增高可能导致血脑脊液屏障的破坏，蛋白质外溢引起细胞外脑水肿，所以，当血压超过 21.3～24kPa（160～180mmHg）时应查明原因，给以相应的处理。

（二）脱水剂

使用脑挫裂伤术后脑水肿仍然较重，而且还会持续一段时间。脱水剂的用量可根据 CT 扫描、颅内压（ICP）反映情况使用。头部术区皮瓣、骨瓣张力的高低不失为一种简单实用的观察颅内压的方法，也可据此来调整脱水剂的用量。甘露醇脱水效果及时可靠，但作用时间比较短，容易产生"反跳作用"，大剂量和长时间应用还会对肾和心脏产生不利影响。具体应用可根据患者年龄、体重、颅内压以及心脏和肾脏情况来决定，可以采用每次半剂、2/3 剂量或者全剂量，每天应用 3 或 4 次左右，如配合甘油制剂、呋塞米（速尿）等脱水药物，可减少甘露醇用量，减少或避免使用甘露醇脱水发生的并发症。

（三）激素应用

糖皮质激素可增强患者对创伤、手术的应激能力，并且激素能维持血管的正常通透性，可能减轻损伤脑组织毛细血管液体的渗出，对治疗脑水肿有一些作用，可以短时应用 3～5d，长期和大剂量应用易出现相关不良反应甚至严重的不良后果，如上消化道出血、降低机体的防御能力、影响伤口的愈合等。近年对脑外伤后使用糖皮质激素存在一些争议，有些临床观察结果显示，对脑外伤患者用与不用激素、大剂量或小剂量使用进行对比，其治疗效果无显著差异，故有学者主张脑外伤后不再使用激素；仅在下列情况下小剂量应用。①并发多发性损伤或并发休克；②并发呼吸、循环功能不稳定；③全身衰竭。

（四）应激性消化性溃疡出血的预防及治疗

颅脑损伤后应激性消化性溃疡出血发生率 16%～47%，重型损伤可达 40%～80%。丘脑及脑干损伤和广泛性脑挫裂伤后机体产生一系列应激反应，其中 ACTH、促胃液素的释放，促使胃酸及胃蛋白酶分泌增加，而创伤以后交感神经兴奋又使胃、肠黏膜处于缺血状态，两种因素共同作用使胃肠黏膜糜烂，发生溃疡及出血。出血多发生在伤后 1～2 周内。对于上述损伤术后应及时预防性应用 H_2 受体拮抗剂西咪替丁、法莫替丁等，并可同时使用胃黏膜保护剂。对已发生严重上消化道出血，则应使用抑制胃酸分泌效果更好的质子泵抑制剂，如奥美拉唑 20mg 静脉滴注，1 次/d 或 2 次/d；肌内注射巴曲酶（立止血）50U，1 次/d 或 2 次/d。并经胃管向胃内注入云南白药、凝血酶等。对难以控制的大出血或已发生胃穿孔者则应手术治疗。

（五）钙离子拮抗剂

脑挫裂伤常常伴有蛛网膜下隙出血，引起脑血管痉挛致使脑缺血、缺氧，缺氧加重脑的继发性损害，使兴奋性氨基酸和自由基大量产生，神经元钙离子通道开放，血脑脊液屏障通透性增加，加重脑水肿和神经细胞的损伤。目前临床常用的钙离子拮抗剂尼莫地平（尼莫通）通过有效阻断钙离子内流，减轻细胞的钙超载，对抗儿茶酚胺释放，从而缓解脑血管痉挛，改善脑的循环，同时还能降低血脑脊液屏障通透性，减轻脑水肿。早期应用钙离子拮抗剂对脑外伤后脑血管痉挛有一定防治作用，每日尼莫地平 10～20mg 加生理盐水 500ml 持续静脉滴入（8～16h 内），输注速度过快可使血压下降，必须在补足血容量时应用。

（六）亚低温治疗

低温能减少脑氧耗量，降低能量代谢，可能抑制白三烯生成，抑制颅脑损伤后儿茶酚胺及兴奋性氨基酸等内源性有害因子的生成及释放，抑制钙离子内流等作用。对丘脑、下丘脑及脑干损伤并有高热者可以采用亚低温治疗，但对已有衰竭、心肺功能不好者不能应用。

降温方法：分头部冰帽加乙醇擦浴、冰毯两种办法，同时使用冬眠合剂避免寒战反应。降温温度控制在 32～35℃为宜，持续时间 3～5d。降温期间必须保持呼吸、循环功能稳定，必要时可采用机械辅助呼吸，维持血压使脑灌注压（CPP）在 9kPa（70mmHg）以上，保证脑部正常循环。

（七）巴比妥治疗

巴比妥能降低脑代谢、调节脑血管张力并且抑制氧自由基介导的脂质过氧化反应，从而减轻脑水肿、降低颅内压。但是该方法对呼吸、循环功能将造成一定影响，容易引起低血压并需用机械辅助呼吸，除非术后严重的脑水肿、颅内高压经用其他方法难以控制，一般不提倡应用此办法。

方法：巴比妥钠首次 10mg/kg，30min 静脉滴入，以后 5mg/（kg·h），共用 3 次，继后用 1mg/（kg·h）维持，血中有效浓度为 4mg/100ml。应用过程中严密观察生命体征，遇血压下降或心血管功能紊乱时应停止使用。

（八）其他治疗

1.水电解质及酸碱失衡的处理

脑挫裂伤特别是损伤影响了下丘脑、垂体等结构时，将引起抗利尿激素（ADH）、ACTH、醛固酮分泌异常，产生严重的水电解质及酸碱代谢紊乱。除此而外，脑外伤后及手术前后禁饮食，以及大量脱水等将造成这方面平衡紊乱。应随时做相关血液、尿等检查，及时予以纠正。一般术后输入液量在 40ml/（kg·d）左右，具体入量应根据患者的尿量、体温、汗液及引流量综合计算补充，使血细胞容积维持在 30%～35%。输液种类以等渗为好，老年患者更应少输高渗糖水。

2.抗生素

昏迷患者应选择对呼吸道细菌感染较敏感的药物，无昏迷者在手术前后选用预防切口及颅内感染相适宜的抗生素，不必长时间使用。

3.营养补充

术后 3d 如无合并腹腔脏器损伤，患者尚未清醒时应置入胃管，鼻饲流质，或者经静脉输入脂肪乳、氨基酸等营养制剂。

六、并发症及其防治

（一）术后颅内血肿

术后颅内血肿的发生原因除与手术直接有关外，还需注意颅脑损伤后迟发性血肿。

（1）为了避免手术后发生颅内出血，术中应注意各个层次的仔细止血。颞肌和头皮切口缘出血，用双极电凝妥善止血；骨窗边缘用质量较好的骨蜡用力涂抹，注意去除过多的骨蜡，否则，术后反而易脱落造成板障出血；骨片渗血亦用骨蜡封闭，如效果不好可将肌肉骨膜与骨片做进一步分离即能减少出血；脑膜血管应予缝扎，特别是主要脑膜动脉血管单纯电凝易再出血，脑膜周边应每隔 3～4cm 悬吊 1 针于骨膜上，如此，将减少或避免了术后硬脑膜外血肿的发生。清除失活脑组织及脑内出血最好在显微镜或手术放大镜下操作，因光线充足、视野放大而清晰，能清楚辨认出血部位及血管，甚至渗血也能清楚显示其位置，既可避免伤及正常脑组织及血管，又能准确、彻底止血；脑创面上特别是渗血处覆盖吸收性明胶海绵或止血纱布，待血压恢复正常状态下观察 5～10min 无出血方能关颅。即使经过上述仔细止血，术后创面仍有可能渗血，可在脑残腔内放置引流管做外引流，术后密切观察引流液情况，如引出液体颜色较红，可适当放低引流袋，必要时复查头部 CT 扫描，了解有无颅内血肿形成。

（2）术后迟发性颅内血肿发生原因：①减压手术后脑移位，暴力着力点硬脑膜外的小血肿因减压手术后周围硬脑膜张力下降，血细胞凝集块松动原出血点发生再次出血。②挫裂伤处残余小血块因周围脑组织压力下降，原有压迫止血作用减弱或者消失，再次发生出血。③挫伤脑组织内血管进一步坏死、出血。④减压手术以后膨出的脑组织被骨窗边缘嵌压出血。⑤创伤或者手术以后失血致贫血、血小板减少以及其他凝血功能障碍。术后应密切观察病情，对怀疑有新的出血应及时做 CT 扫描，少量的出血可让其自行吸收，大的血肿（30ml 左右）应再次手术，解除脑组织压迫和彻底止血。避免在观察、非手术治疗中病情突然恶化，失去手术抢救的机会。

（二）脑组织膨出

术后发生脑组织膨出皆因各种原因引起颅内压力升高所致：①术后颅内出血或血肿；②挫裂伤失活的脑组织未较彻底清除；③广泛性挫裂伤致严重的脑水肿；④创伤性脑血管痉挛，小脑幕切迹疝致大脑后动脉受压引起血管闭塞、老年患者因脱水引起血压下降和血液黏滞度增高等致术后发生脑梗死性脑水肿；⑤创伤及手术后蛛网膜下隙出血在亚急性或慢性期发生交通性脑积水。

防治术后脑组织膨出措施：①术中应尽可能清除颅内的出血和失活脑组织，提高手术止血技术，术后适当应用止血及脱水降颅压药物。②手术中彻底清洗出蛛网膜下隙积血，或者在生理盐水液中加入 30mg 罂粟碱做反复冲洗，冲洗清亮以后在脑池内置放外引流管。术后持续引流有利于及时清除脑脊液中红细胞溶解破坏后产生的一系列血管活性物质、预防脑血管痉挛；降低颅内压；减少术后基底池粘连引起的脑积水。③脑室或腰池穿刺脑脊液外引流，可以有效降低颅内压力，缓解脑组织的膨出。开始穿刺时放液速度应缓慢，脑室引流瓶管的高度在 15cm 左右（仰卧位时耳屏为基线，侧卧位时以正中矢状面为基线），引流时间不超过 7d。放置时间过长，容易发生致命性的脑室炎。腰池外引流方法同腰椎穿刺术，用持续硬脑膜外麻醉穿刺针穿入蛛网膜下隙，拔除针芯后置入硬脑膜外麻醉导管，拔除穿刺针固定导管，连接引流袋，根据脑脊液引流量调整高度，引流袋一般不低于床面，与脊柱和头部平行，过低易引流过度发生低颅压，注意在开始引流时速度应慢，每日脑脊液引流量在 50～100ml 即可有效缓解脑组织的膨出。但是，如果颅内压很高时不应该采用此办法，因为在颅内高压时如果椎管内压力的突然下降容易发生脑疝。④交通性脑积水如果脑脊液已清亮、透明，脑脊液化验检查正常，应及早行脑脊液分流术。⑤严重的脑组织嵌顿坏死及出血可考虑手术清除坏死组织及其血凝块，彻底止血以后将脑膜给予修补缝合。

（三）脑脊液瘘

脑脊液外瘘是术后发生颅内及切口感染的主要原因，产生脑脊液瘘的因素有：①颅内压力增高，切口张力增大，影响组织的愈合。②切口处头皮损伤的伤口内未彻底清创，坏死皮肤、皮下组织未彻底切除。③切口下方存有异物，如棉片、骨蜡块、碎骨片、坏死组织以及其他的异物。④切口或颅内感染。⑤全身情况差，抵抗力低下，如贫血、低蛋白血症、维 k 素 C 缺乏、长期使用糖皮质激素等。

防止脑脊液瘘仍在于积极预防及处理产生颅内高压的因素，彻底清创及避免异物存留，确有异物应及时除去；手术前后注意纠正全身情况，及时给予相应补充。一旦发生脑脊液瘘，应立即清洁伤口，重新缝合。反复发生外瘘应切除瘘处糜烂的皮肤及皮下组织；另外，因再次缝合时缝针易对水肿皮肤造成割伤，脑脊液经针孔处外溢，应在距皮肤切缘稍远处缝合切口。对不易愈合的伤口也可做脑室或腰池外引流降低切口张力，促进切口愈合。

（四）术后癫痫发作

术后早期癫痫发作主要与脑组织损伤特别是额顶区大脑皮质损伤、继发脑组织缺血与缺氧、术后血肿或引流管压迫额顶区皮质有关；后期可能系脑组织损伤以后的胶质细胞增生、大脑皮质的萎缩和脑膜、肌膜之间结缔组织细胞增生而紧密交织在一起，形成脑膜脑瘢痕，此为外伤性癫痫的主要原因。

防治措施：①手术中尽量减少对脑皮质的损伤，包括长时间暴露、创面干燥、灯光照射等都可能造成脑皮质组织的损害。术中应遵循微创手术原则，减少不必要的暴露及牵拉、压迫，裸露的脑组织必须用棉片覆盖，并保持湿润。②皮质切口不应过长，挫裂伤失活组织及出血的清除尽量在软膜下进行，保护每一根正常的血管，避免手术直接损伤或术后血管痉挛致脑组织缺血、缺氧。③额顶区一般不做减压手术，缺损脑膜应设法修补（腱膜或人工脑膜）。④放置引流管于额区、颞前区，避免经额顶区引出，压迫凸面脑组织。⑤额顶区脑挫裂伤术后可预防性应用抗癫痫药物，苯妥英钠 0.1/d、2/d 或 3/d；或缓释性丙戊酸钠片（德巴金）0.1/d、1/d，服用更加方便。⑥抗癫痫治疗无效，经过反复脑电图检查癫痫灶位于额前区或颞叶，或者经影像学检查有脑膜脑瘢痕引起癫痫者可手术切除致癫痫灶、脑膜脑瘢痕。

第五节　脑震荡

一、疾病的概论

（一）定义

脑震荡系由轻度脑创伤所引起的临床综合症状群，其特点是头部外伤后短暂意识丧失，随即清醒，除有近事遗忘外，无任何神经系统缺损表现。

（二）发病机制

脑震荡与脑干网状结构的损伤密切相关，脑干损害是颅脑创伤时脑脊液的液体冲击力，头部受打击时瞬间产生高颅压，脑血管功能紊乱，脑干移位或剪切力作用以及生物化学等因素的综合性作用结果，多数是功能性的、可逆的功能障碍。

（三）病理生理

过去一直认为脑震荡仅仅是中枢神经系统的暂时性功能障碍，并无可见的器质性损害，在大体解剖和病理组织学上均未发现病变，所表现的一过性脑功能抑制，可能与暴力所引起的脑细胞分子紊乱、神经传导阻滞、脑血循环调节障碍、中间神经元受损以及中线脑室内脑脊液冲击波等因素有关。近代，据神经系统电生理的研究，认为因脑干网状结构受损，影响上行性活化系统的功能才是引起意识障碍的重要因素。但是，这些学说还不能满意地解释脑震荡的所有现象，比如有因脑震荡而致死的病例，职业拳师发生慢性脑萎缩损害甚至痴呆，以及业余拳击者亦有脑机能轻度障碍的报道。同时，从动物实验中发现，遭受暴力部位的神经细胞，在电子显微镜下可见线粒体肿胀、推移、神经元轴突肿胀并有间质水肿。生物化学研究发现，脑震荡后不仅有脑脊液中乙酰胆碱升高，钾离子浓度增加，而且有许多影响轴突传导或脑细胞代谢的酶系统发生紊乱，导致继发损害。最近，从新的临床观察中亦发现，轻型脑震荡病人脑干听觉诱发电位，有半数显示有器质性损害。Jeret（1993）采用前瞻性研究，对连续 712 例 GCS15 分的轻微闭合性头伤病人做 CT 扫描检查，发现有急性损伤病变者，占 9.6%。

二、临床表现

（一）意识丧失

颅脑创伤后立即出现短暂的意识丧失，历时数分钟乃至十多分钟，一般不超过半个小时；但偶尔有病人表现为瞬间意识混乱或恍惚，并无昏迷；亦有个别出现为期较长的昏迷，甚至死亡者，这可能因暴力经大脑深部结构传导至脑干及延髓等生命中枢所致。

（二）逆行性遗忘

意识恢复之后，病人常有头疼、恶心、呕吐、眩晕、畏光及乏力等症状，同时，往往伴有明显的近事遗忘（逆行性遗忘）现象，即对受伤前后的经过不能回忆。脑震荡的程度愈重、原发昏迷时间愈长，其近事遗忘的现象也愈显著，但对过去的旧记忆并无损害。

自主神经和脑干功能紊乱：病人遭受外力时不仅有大脑和上脑干功能的暂时中断，同时，也有下脑干、延髓及颈髓的抑制，而使血管神经中枢及自主神经调节也发生紊乱，引起心率减慢、血压下降、面色苍白、出冷汗、呼吸暂停继而浅弱及四肢松软等一系列的反应。在大多数可逆的轻度脑震荡病人，中枢神经机能迅速自下而上，由颈髓－延髓－脑干向大脑皮质恢复。

（三）头痛、头晕

脑震荡恢复期病人常有头昏、头疼、恶心、呕吐、耳鸣、失眠等症状，一般多在数周至数月逐渐消失，但亦有部分病人存在长期头昏、头疼、失眠、烦躁、注意力不集中和记忆力下降等症状，其中有部分是属于恢复期症状。

（四）精神状态改变

常有情绪不稳定，表现为烦躁、谵妄、激动、欣快、痴呆、抑郁、恐惧等，少数病人表现为精神异常。

（五）其他

注意力不集中，思考问题迟缓，判断能力降低等，严重者可有尿失禁。

三、诊断

（一）脑震荡的诊断标准

1.意识障碍

通常不超过 30 分钟，清醒后常有逆行性遗忘。

2.神经系统检查

无阳性发现。

3.头颅 CT 及 MR 表现

头颅 CT 及 MR 扫描无阳性发现。

（二）鉴别诊断

客观的诊断依据及其与轻度脑挫伤的临床鉴别仍无可靠的方法。因此，常需借助各种辅助检查方法始能明确诊断：如颅骨平片未见骨折；腰穿测压在正常范围、脑脊液没有红细胞；CT 检查平扫及增强扫描均应为阴性，但临床上发生少数病人首次 CT 扫描阴性，而于连续动态观察中出现迟发性颅内继发病变，另外，近年来脑磁图（MEG）检查技术的问世，显著提高了有临床症状脑震荡病人的阳性诊断率。一组临床 CT、MR 检查阴性、但有临床症状的脑震荡病人，MEG 检查脑部异常发生率为 65%，可见，MEG 有助鉴别有临床症状脑震荡病人是否存在脑组织结构病理异常，应予注意。

四、治疗措施

脑震荡无须特殊治疗，一般只需卧床休息 5～7 天，给予镇痛、镇静对症药物治疗，减少外界刺激，做好解释工作，消除病人对脑震荡的畏惧心理，多数病人在 2 周内恢复正常，预后良好。但有少数病人也可能发生颅内继发病变或其他并发症，因此，在对症治疗期间必须密切观察病人的精神状态、意识状况、临床症状及生命体征，并应根据情况及时进行必要的检查。避免使用影响观察的吗啡类药物，最好选用不良反应少的镇痛、镇静剂，如罗通定、脑震宁、长春西丁、安定、溴剂、氯氮和改善自主神经功能的药物谷维素以及脑血管调节剂（如右旋糖苷 40、参麦、地巴唑等）、钙阻滞剂尼莫地平等。

第六节 开放性颅脑损伤

开放性颅脑损伤指暴力作用于头部，造成头皮、颅骨和脑膜均发生破裂，使脑组织与外界相交通，包括非火器伤和火器伤。其特点为致伤物进入颅腔，如不及时彻底清创处理易导致颅内感染，此外，伤口出血多，易发生失血性休克。

一、病因

引起开放性颅脑损伤的原因，在平时多为撞击或锐物刺入，战争时则多由火器所致。火器伤可分为非贯通伤、贯通伤和切线伤等类型。颅脑内脑组织创道中，常有异物存留，如碎骨片、金属片、泥土沙石等。切线伤是指投射物沿切线方向在颅外冲击头部，造成头皮破裂和颅骨的沟槽状损伤，多引起邻近脑组织的挫裂伤。

二、临床表现

（一）意识障碍

比较少，除非刀器或弹片直接损伤脑干或丘脑下部者。

（二）瞳孔变化

一侧瞳孔散大，光反应消失为小脑幕切迹疝的表现，必须考虑并发颅内血肿并进行紧急手术。双瞳散大、固定，提示脑干受压晚期，必须以最快速度解除脑受压才可能有获救希望。

（三）眼底检查

早期有视神经盘水肿应考虑颅内血肿的形成。伤后数周或数月出现视神经盘水肿应想到合并脑水肿。

（四）生命体征

急性期呼吸、脉搏减慢和血压升高表示有颅内压升高，如有休克症状应检查是否有多发伤。出现病理性呼吸、脉细弱和血压下降，表示延髓功能衰竭。

（五）运动障碍

伤后立即出现的肢体瘫痪，表示运动区皮质或其传导束的直接损伤。伤后逐渐出现的瘫痪或原有的轻偏瘫逐渐加重，应考虑有颅内血肿的形成。矢状窦中 1/3 和其附近的运动皮质损伤，可产生截瘫、三肢瘫或四肢瘫。创伤恢复过程中出现偏瘫应考虑并发脑脓肿。

（六）感觉障碍

清醒合作的患者做感觉功能检查，大脑皮质感觉区的损伤表现为对侧半身触觉、痛觉和温度觉的轻度障碍或无明显障碍，而位置觉、运动觉、震动觉和实体觉则受损严重。

（七）反射检查

伤后一侧躯干和肢体的反射缺失表示对侧大脑半球运动区和其传导束的损伤，神经处于休克期。经过数日或更久以后渡过休克期，浅反射仍消失或减弱，但腱反射变得亢进，并出现病理反射。

（八）脑膜刺激症状

表现为头痛、恶心、呕吐、颈项强直、克氏征阳性，早期出现者多为蛛网膜下腔出血，晚期出现者多由于感染如化脓性脑膜炎或脑脓肿溃破。

（九）颅内压增高症状

有头痛、恶心、呕吐、视物模糊和视神经盘水肿。创伤局部张力增高。早期出现多见于颅内血肿，晚期应考虑合并脑脓肿。

三、检查及诊断

（1）伤口检查：可以判断损伤的类型，切忌用探针和镊子向脑深部探刺，以防污染扩散和加重损伤。同时应检查胸、腹脏器，四肢，骨盆，脊柱等有无合并伤，以防漏诊。

（2）腰椎穿刺：当颅内压超过 2.94kPa（300mmH$_2$O）时放液应缓慢，取 2～3ml 化验即可，防止放液过快导致脑疝发生。如脑脊液内白细胞数增加，糖和氯化物减少，应考虑为化脓性脑膜炎。分析病因，并做病因治疗。

（3）头颅 X 线检查：可以了解颅骨骨折、金属异物、碎骨片的数目及其大小和位置。

（4）头颅 CT 检查可以确诊：根据头部受伤后伤口发现脑脊液或脑组织外溢等即可诊断。伤情允许可行 X 线检查，常规摄颅骨正侧位片，条件许可应做头颅 CT 扫描，可了解伤道位置、脑水肿程度、颅内血肿与异物情况，为手术治疗提供准确的依据。

四、治疗

（一）现场救护

开放性颅脑损伤的现场救护很重要，主要是控制伤口出血及防止创伤污染，以敷料加压包扎伤口。当刀或其他刃器刺入头部或折断时，切忌在现场拔出致伤物，因拔出后可致大出血，促使患者迅速死亡。应尽快送到医院治疗。昏迷患者应保持呼吸道通畅，采用半俯卧位，以防止由于舌后坠阻塞呼吸道或呕吐物吸入气管内窒息，也可应用通气管或气管插管，甚至行气管切开术后再行护送。血压低或休克伤员在得到纠正后才可护送。

（二）处理原则

脑清创时间愈早愈好，清除血肿、挫烂的碎骨片和各种异物，防止感染。如有合并伤，则依据轻重缓急，在条件许可下，同时完成脑清创术。早期清创不彻底时应在 1～2 天内再行清创。如患者到达较晚，可根据有无感染或感染轻重，延期或晚期清创。脑清创术的目的是为了将有污染的开放性脑伤道变成清洁的闭合脑伤道。

（三）手术方法

手术于全麻下进行，较轻或表浅的开放伤，在患者的配合下可于局麻下进行。平时一般采用骨瓣开颅，术后骨瓣复位可以避免颅骨缺损。战时多采用骨切除开颅，一旦感染，脓性分泌物也便于引流。将脑伤道内金属异物、碎骨片、血块、失活脑组织、头发和帽子碎片等彻底清除。距术野较远的金属异物摘除将加重脑功能障碍，可暂留置不取。如金属异物已抵达对侧皮质，则可对对侧开颅将异物和血肿清除。如清创完毕后脑局部仍肿胀，则在排除深部和其他部位血肿后，将骨窗适当扩大，放射状剪开硬膜，并取人工硬膜或筋膜修补缺损，减张严密缝合硬膜。

（四）特殊类型的处理

1.穿通伤

治疗涉及两个方面：第一，由穿通物体所引起的脑外伤，尤其是高速子弹引起的，常会引起明显的颅内压增高。这方面的治疗完全等于闭合性颅脑损伤的治疗。第二，清创以及取出异物。穿通伤需要仔细地清创，因为伤口经常很脏，当异物通过脑组织后，病原体被从头皮和异物表面带进脑组织。穿通伤有很高的感染率，包括早期感染和迟发的脓肿。感染的危险因素包括广泛的骨折破坏、持续的脑脊液漏和伤道经过气窦。合适的清创和伤口引流能降低感染率。要尽可能地清除弹道的损伤，闭合硬膜，重建颅骨是必要的。如果能在不明显加重颅脑损伤的基础上清除异物，则应尽可能地清除掉，以减少后续的感染。贯通物体应拔除，以免进一步的损伤和感染。如果异物邻近或者横过主要的血管结构，则应做脑血管造影来评价潜在的血管损伤。如存在血管损伤的危险，则只有在能确保血管损伤控制和适当入路的前提下取出异物。

2.静脉窦的损伤

发生于静脉窦或其邻近的骨折，以上矢状窦为最多，其次为横窦，其他少见。清创时要特别慎重，一般小骨片陷入或有轻度凹陷骨折，出血已止，临床又无静脉窦闭塞症状，不必触动骨折处，做好脑内清创即可。如果骨折片造成静脉窦闭塞或血栓，出现截瘫、三肢瘫或四肢瘫，可在充足地输入 2000～3000ml 血后，充分暴露静脉窦，准备一片筋膜或肌肉，然后取出骨折片或异物，并立即用手指压迫破口，检查窦的损伤情况，取出血栓，用筋膜和肌肉压盖裂口，并用生物胶和吸收性明胶海绵压迫固定。

3.脑室伤

发生于伤道长的非贯通伤或贯通伤，可有大量脑脊液从创口流出，脑室内有出血，深昏迷，持续高热，颈强直，伤情多较重。清创时应探查脑室，摘除移动的容易摘除的金属异物，反复以生理盐水冲洗，术后行持续脑室外引流。

五、预后评价

开放性颅脑损伤死亡率相对较高。死亡原因主要是伤及脑深部结构。继发颅内血肿；弥漫性脑肿胀；颅内感染和复合伤。因为"开放"，从某种意义上讲也为下一步处置争取了宝贵时间。若早期清创及时、正确、彻底。术后综合处理得当。则预后将会大大改善。

六、最新进展

开放性颅脑损伤可因致伤物不同。伤情轻重有别。处理上力求早期、迅速、正确、全面。查清有无复合伤、纠正休克。在维持生命体征稳定的前提下，严格进行早期清创术，同时加强对脑挫裂伤、脑水肿、感染和后期并发症的处理。

在处理创口内留置的致伤物时，不可轻易拔出，一定要在充分准备，并在直视下通过扩大颅骨创口取出，随之处理伤道，止血，修补脑膜。在处理远离创口的脑深部异物如枪弹时，不可勉强，若病人一般情况差，一次性清创取出可能扩大脑损伤时，可置二期处理。对静脉窦撕裂出血，周边硬膜悬吊压迫；若撕裂较大，可采用补片修补，或采用人造血管移植修复。在清创术中，既要清除失活组织，又不可去除组织过多、过大，并须为二期整复手术做相应准备。

第四章 颅脑及椎管内肿瘤

第一节 颅内肿瘤

一、星形细胞瘤

（一）概述

星形细胞瘤（astrocytoma）是最常见的神经上皮性肿瘤，主要位于白质内，呈浸润性生长，实性肿瘤无明显边界，多数不限于一个脑叶，向外生长可侵及皮层，向内可破坏深部结构，亦可经过胼胝体越过中线侵犯对侧大脑半球。多形胶质母细胞瘤是恶性度最高的颅内肿瘤之一，可以是原发，也可由低级别星形细胞瘤或间变性星形细胞瘤发展而来，可累及任何部位，起病急，病史短，临床症状重，主要是高颅压症状和局灶体征，可有癫痫和精神症状。

（二）发病率

星形细胞瘤占颅内肿瘤的 13%～26%，占神经上皮性肿瘤的 21.2%～51.6%。某医院星形细胞瘤占颅内肿瘤的 18.3%，占神经上皮肿瘤的 47.04%。胶质母细胞瘤在 WHO 分类中属于Ⅳ级星形细胞瘤，发病率仅次于一般星形细胞瘤，占神经上皮肿瘤的 22.3%。

（三）发病年龄和发病部位

好发于 31～40 岁中青年人，男性稍占多数，大约（1.5～2）∶1。星形细胞瘤可发生在中枢神经系统的任何部位，成人多发生于幕上，以额颞叶最多见，其次为顶叶，枕叶少见。儿童小脑半球多见，也可发生在大脑半球、鞍上、丘脑、脑干等部位，星形细胞瘤占小儿颅内肿瘤的 20%～24%。胶质母细胞瘤主要发生在 30～50 岁成人，男女比例为（2～3）∶1。北京天坛医院胶质母细胞瘤占神经上皮肿瘤 13.6%，男女比例为 2.1∶1。

（四）病理

2000 年 WHO 将星形细胞瘤分为弥漫性星形细胞瘤（纤维型星形细胞瘤、原浆型星形细胞瘤、肥胖细胞型星形细胞瘤）、间变性星形细胞瘤、多形胶质母细胞瘤（巨细胞型胶质母细胞瘤，胶质肉瘤）、毛细胞型星形细胞瘤、多形性黄色瘤型星形细胞瘤、室管膜下巨细胞型星形细胞瘤。又根据其细胞分化情况分为分化良好型（Ⅰ，Ⅱ级）和分化不良型（Ⅲ，Ⅳ级）。

分化良好型肿瘤肉眼呈灰红或灰白色，质地多较硬韧，半数肿瘤呈部分囊变，囊液淡黄透明，蛋白含量较高，静置后自凝，称为 Froin 征阳性。间变性星形细胞瘤和多形胶质母细胞瘤瘤组织色灰红，质地多较软，呈浸润性生长，有囊变和出血坏死灶。肿瘤细胞密集，核形态不同，染色质深染，核分裂较多见，并可见到单核或多核瘤巨细胞。

（五）临床表现

低级别星形细胞瘤生长缓慢，病程较长，自出现症状到就诊平均时间为 2 年。多形胶质母细胞瘤生长快、病程短，自出现症状到就诊多在 3 个月以内，颅压高症状明显，进展迅速。个别病人因肿瘤出血呈卒中样发病。

1.颅压高症状

肿瘤不断生长占据颅腔空间、肿瘤阻塞脑脊液循环通路导致脑积水，或脑水肿、肿瘤卒中均可造成颅压增高。

2.局部症状

大脑半球星形细胞瘤有60%发生癫痫，约1/3的病人以癫痫为首发症状。

广泛累及额叶尤其侵犯胼胝体至对侧半球的患者可出现明显的精神症状，如反应迟钝、注意力涣散、情感异常、记忆力减退、定向力和计算力下降等。累及颞枕叶的视觉通路或视觉中枢时可出现幻视、视野缺损，累及中央区可出现偏瘫和偏身感觉障碍，语言中枢受累可相应出现感觉和运动性失语。

小脑肿瘤多表现为单侧肢体的共济失调，位于小脑蚓部及附近时可出现躯干性共济失调而呈醉汉步态。水平眼震多见于小脑半球肿瘤，出现旋转或垂直眼震表明肿瘤可能侵犯脑干。严重的小脑损害可出现小脑性语言。存在小脑扁桃体下疝者可出现颈抵抗、强迫头位甚至小脑危象。

丘脑肿瘤可出现丘脑综合征（Dejerine-Roussy综合征），包括：病变对侧肢体偏瘫、偏身感觉障碍、偏身自发性疼痛，病变同侧肢体共济失调、舞蹈样运动。但典型者少见，肿瘤向内侧发展时精神症状较明显，向下丘脑生长可有内分泌改变，向丘脑枕部发展可出现对侧同向性偏盲，影响四叠体可出现眼球上视困难、瞳孔不等大、听力障碍等症状。

视神经胶质瘤多见于儿童，多数病程较长，主要导致视力损害和眼球位置异常，少数可因侵犯下丘脑出现内分泌紊乱。

脑干肿瘤中90%为胶质瘤，多发生在儿童期，脑桥多见、其次为延髓、中脑肿瘤少见。脑桥肿瘤多表现为外展神经、面神经和三叉神经受累；延髓肿瘤可出现后组颅神经麻痹；中脑肿瘤多出现梗阻性脑积水。病人还可出现肢体力弱和共济失调。晚期可出现双侧颅神经麻痹、双侧椎体束征和颅压增高。

（六）辅助检查

1.CT

低级别星形细胞瘤呈低密度或轻微混杂密度，周边无水肿带，注射造影剂后一般无强化或稍有强化，囊性者瘤结节可强化。多形胶质母细胞瘤呈边界不清的混杂密度影，肿瘤多见出血而呈局部高密度，而坏死囊变区呈低密度，周边脑水肿重，占位效应明显。强化明显，坏死灶周围呈环形强化。

2.MRI

低级别星形细胞瘤含水分较多，T_1呈低信号，T_2呈高信号，肿瘤周边水肿轻微，注射Gd-DTPA增强不明显。高级别星形细胞瘤T_1像呈低信号为主的混杂信号，T_2呈高信号为主的混杂信号，周边脑水肿明显，肿瘤内部有坏死出血，由于肿瘤周围组织的神经胶质增生，有时可见一圈低信号的晕环绕在肿瘤周围，其位于肿瘤和脑水肿之间，在恶性度较高的肿瘤较多见。增强后肿瘤强化明显或不均匀强化。

（七）治疗

手术切除是最主要的治疗方法，可以迅速减少肿瘤体积，缓解高颅压症状，大多数学者认为星形细胞瘤术后需要放疗。也有学者认为对于分化良好的星形细胞瘤，如果术中边界较清楚，手术全切，可以暂时不做放疗，而进行定期随访观察，尤其儿童小脑半球星形细胞瘤，单纯手术全切有治愈可能。对于肿瘤位于功能区，或位置深在，累及范围广的病人应以延长生命、保护功能为主，勿追求全切以免使病人承担不必要的风险，而非功能区的肿瘤可连同脑叶一并做扩大切除。

丘脑星形细胞瘤可采用经颞部三角区入路、经额或顶上小叶皮质造瘘经侧脑室入路、经纵裂－扣带回－侧脑室入路、经胼胝体透明隔入路。术中注意应以瘤内切除为主，避免损伤正常脑组织，注意保护深部静脉，仔细止血，预防脑积水。

脑干星形细胞瘤的手术适应证主要是那些分化良好、以向脑干外生长为主的星形细胞瘤。有学者总结某医院 1980 年－2001 年 311 例脑干胶质瘤病人，全切 40.5%，近全切 29.9%，部分切除 29.6%，手术死亡率 1.3%。311 例病人中，72.4%术后症状好转或无变化，27.6%恶化或出现新症状。室管膜瘤 5 年生存率 67%，星形细胞瘤 5 年生存率为 42%，脑干胶质母细胞瘤生存期不超过 5 年。

儿童或青年中脑顶盖低级别星形细胞瘤通常症状、体征轻微，主要是慢性幕上脑积水，可以保守观察，脑积水可以行分流术，肿瘤不必处理。如果肿瘤进行性增大，再考虑处理。

Nowak-Sadzikowska（2005 年）认为肥胖细胞型星形细胞瘤虽然属于 Ⅱ 级，但是具有侵袭性，是低级别星形细胞瘤中预后最差的，总结 48 例不全切术后放疗病人 5 年生存率为 30%，10 年生存率仅 17%。星形细胞瘤的肿瘤结节在囊内者只摘除肿瘤可能获得痊愈，效果优于一些脑膜瘤。高级别星形细胞瘤一般存活 1～2 年。

星形细胞瘤对卡铂和长春新碱化疗较为敏感，化疗后肿瘤体积缩小一半以上的患儿占 62%。

复发肿瘤应与放射性脑坏死相鉴别，强化 CT、MRI、PET 检查有助于鉴别。对于复发肿瘤的治疗一直存在争议，而且还受到社会、经济等多种因素影响，大多数学者认为再手术可延长病人生存期和提高生活质量。

间变性星形细胞瘤、多形胶质母细胞瘤预后差，治疗上应采取手术加放化疗综合治疗。手术切除程度是影响术后生存率最重要的因素，美国儿童肿瘤联合调查组（CCG）的大宗病例分析证实，在多形胶质母细胞瘤患儿中，根治性切除组和部分切除组的 5 年期无肿瘤进展生存率（PFS）分别为（29±6）%和（4±3）%；间变性星形细胞瘤患儿中两组的 5 年期 PFS 分别为（44±11）%、（22±6）%，因此术中应尽可能多的切除肿瘤组织，术后辅助放化疗。恶性胶质瘤表现一定程度的放疗耐受性（radioresistance），残留肿瘤的局部放疗多采用高量分割照射（hyperfraction radiotherapy）、瘤腔间质内放疗和立体定向放疗。高量分割照射能将传统放疗剂量提高到 70.2～72Gy 而不发生放射性脑坏死，增强了治疗恶性肿瘤的能力。间质内放疗将 125I 用立体定向置入肿瘤，配合随后的高量分割照射能显著提高疗效，优于传统外照射和化疗的组合。间变性星形细胞瘤和多形胶质母细胞瘤对不同化疗方案的敏感程度是 40%～80%。利用大剂量多种药物联合化疗后辅助以骨髓移植来减少化疗不良反应也证明是可行的。小儿恶性胶质瘤术后 3 年脑脊液播散率为（26±7）%，局部复发率为 69%，二者可同时发生。对术后患儿辅以预防性脑脊髓照射和局部追加照射也是必要的。

胶质母细胞瘤治疗存在争议，一种是以手术切除为主，术中尽量多切除肿瘤，减少肿瘤细胞数量，同时行内外减压，术后配合放化疗；一种是手术活检，以术后放化疗为主，总体效果均不理想。Stupp（2005 年）等对胶质母细胞瘤术后单纯放疗与放疗加替莫唑胺（temozolomide）化疗效果进行了比较，来自 85 个分中心的 573 例病人进行了 28 个月的随访，放疗加替莫唑胺化疗的中位存活率为 14.6 个月，2 年生存率为 26.5%。单纯放疗为 12.1 个月，2 年生存率为 10.4%。Kocher（2005 年）报道 47 例胶质母细胞瘤术后放疗同时口服替莫唑胺中位存活率为 15 个月。

（八）预后

分化良好的星形细胞瘤预后较好，早期发现和全切除多数可以长期存活。

多形胶质母细胞瘤预后极差，Liau 认为影响生存期最重要的因素是手术切除程度，活检加放化疗生存期与全切和近全切病人生存期之比为 9.5 个月比 18 个月。

二、胶质母细胞瘤

胶质母细胞瘤占神经上皮性肿瘤的 22.3%，占颅内肿瘤的 10.2%，仅次于星形细胞瘤居第二位，本病主要发生于成人，30～50 岁多见，男性多于女性，为 2.3∶1。胶质母细胞瘤多位于皮质下，呈浸润性生长，常侵犯几个脑叶，以额叶最多见，其次为颞叶、顶叶，少见于基底节区。

（一）诊断

1.临床表现

（1）因肿瘤为高度恶性，生长快，病程短。自出现症状到就诊多在 3 个月内。

（2）几乎全部病人都有颅内压增高症状。

（3）癫痫发作，33%的病人可有。

（4）精神症状，20%病人表现为淡漠、痴呆、智力减退症状。

（5）病人有不同程度缩短，偏身感觉障碍、失语、偏盲等。

2.辅助检查

（1）腰椎穿刺：多提示压力增高，蛋白含量增高，少数病例特殊染色可发现脱落的肿瘤细胞。

（2）放射性同位素：病灶局部有放射性浓缩区。

（3）头颅 CT：肿瘤呈边界不清混杂信号病灶，瘤内坏死囊性变呈低密度。增强扫描呈非均匀强化或环形强化。

（4）MRI 检查：肿瘤在 T 真加权像呈低信号，多占位效应明显，T 真加权数为混杂信号，以高信号为主。钆－二乙撑三胺五醋酸（Cd－DTPA）强化后十分显著强化。

（二）治疗

1.手术

胶质母细胞瘤以手术治疗为主，原则同星形细胞瘤，但不太可能做到真正全切。

2.术后综合放疗

化疗及免疫治疗原则同星形细胞瘤。

（三）预后

此肿瘤高度恶化，术后易复发，生存期平均 1 年，个别可达 2 年。

三、髓母细胞瘤

（一）概述

髓母细胞瘤（medulloblastoma）是儿童最常见的一种颅内肿瘤，约占儿童颅内肿瘤的18%，占儿童后颅窝肿瘤的29%，占所有年龄段颅内肿瘤的3%～4%。儿童髓母细胞瘤占髓母细胞瘤总数的94%，成人只占6%。髓母细胞瘤的发病率约为每年6人/100万，按照我国13亿人口计算，我国每年新增儿童髓母细胞瘤约7300例。成人髓母细胞瘤比较少见，约占成人颅内肿瘤的1%。

髓母细胞瘤的发病年龄高峰在6～10岁，且有明显的性别优势，男孩发病多于女孩。国外统计了2456例儿童髓母细胞瘤的资料，5岁以下发病占37%，6～10岁发病占43%，11～15岁发病占20%；男孩发病占60%，女孩发病占40%。有学者统计了174例儿童髓母细胞瘤，男孩占61%，女孩占39%；5岁以下发病占26%（最小年龄9个月），6～10岁发病占45%，11～15岁发病占29%。

（二）病理

传统上讲髓母细胞瘤为第四脑室肿瘤，实际上髓母细胞瘤的起源部位在小脑的下蚓部，肿瘤呈膨胀性生长，由于肿瘤后方硬膜和颅骨的抵抗，肿瘤主要向前方的第四脑室生长。这就是我们在影像学上看到肿瘤位于（实为长入）"第四脑室"的缘故。瘤体压迫第四脑室底，约1/3的肿瘤与脑室底有粘连。瘤体向下生长进入枕大池，少数可以长入椎管内，到达S_1水平。绝大多数肿瘤位于后颅窝的中线部位，约有5%～9%的肿瘤位于小脑半球，极少数位于小脑－脑桥角（CPA）。

髓母细胞瘤是中枢神经系统恶性程度最高的神经上皮性肿瘤之一，属于原始神经外胚层肿瘤（PNET）的一种，在WHO的神经系统肿瘤分级中属于Ⅳ级。显微镜下可见具有多能性分化的细胞成分，包括神经元、星形、室管膜、肌肉和黑色素细胞等。髓母细胞瘤来源于胚胎残余组织，一种可能是起源于胚胎时期小脑的外颗粒细胞层，这些细胞正常约在出生后半年内逐渐消失；另一种可能起源于后髓帆室管膜增殖中心的原始细胞，这些细胞可能在出生后数年仍然存在。

在2007年WHO神经系统肿瘤分类中，髓母细胞瘤有5种组织学类型：经典型、促结缔组织（纤维）增生型、大细胞型、肌母型、黑色素型。

1.经典型髓母细胞瘤

质地均匀、脆、软。肿瘤外表面无包膜，暗灰色或暗红色，与肿瘤富含毛细血管有关。肿瘤的内部可有小的灶性坏死，可有小的囊变。在显微镜下，肿瘤细胞丰富，少有结缔组织成分。肿瘤由胞浆很少、呈裸核状、核深染的小篮细胞组成，细胞密集生长，核圆形或卵圆形，染色质丰富，核分裂多见。典型的成团肿瘤细胞排列成玫瑰花瓣形（Homer-Wright花瓣形）的病例约40%。

2.促结缔组织（纤维）增生型髓母细胞瘤

以中心硬结节为特点，肿瘤的外周质地软、脆，中心的肿瘤结节质地韧、硬，黄灰色，多纤维组织。在显微镜下，有小结节状的孤立岛，为纤维结缔组织成分，肿瘤细胞呈散在分布。由于肿瘤质地脆弱，表面的肿瘤细胞易于脱落造成蛛网膜下隙内播散。播散的肿瘤细胞可在蛛网膜表面、脑沟内和鞍区种植生长。3%～5%的病例有肿瘤出血。

3.大细胞型髓母细胞瘤

大约占4%。显微镜下肿瘤细胞的细胞核巨大，核仁明显，胞浆较其他类型髓母细胞瘤丰富。有丝分裂象和坏死明显。此肿瘤预后比经典型髓母细胞瘤差。

4.肌母型髓母细胞瘤

1930年报道至今仅有数十例报道，儿童常见。

肉眼观和经典髓母细胞瘤相似：肿瘤呈胶冻状，灰白色，内部见小灶状坏死。

显微镜下：髓母肿瘤细胞小而排列紧密，胞浆稀疏，免疫组化显示肿瘤细胞表达突触酶和GFAP。瘤细胞周围有嗜酸性横纹肌细胞围绕。横纹肌细胞有两种类型：一种体积较大，形态不一，可呈梭形或带状；另一种体积较小，与典型髓母细胞瘤的细胞相似。横纹肌细胞无明显细胞分裂表现，而肿瘤细胞 Ki－67/MIB－1 指标表达很高，提示预后不佳。

5.黑色素型髓母细胞瘤

这种类型非常少见，预后很差。肉眼观肿瘤具有同黑色素瘤相似的黑色外观，可沿脑表面播散性转移形成覆盖脑表面的黑色斑点。显微镜下见典型髓母细胞瘤中混杂有黑色素肿瘤细胞，后者构成腺管状样结构的上皮。这种肿瘤细胞可能来源于神经嵴、神经管或视网膜色素层细胞。

（三）分子遗传学

通过对髓母细胞瘤分子生物学和基因学的研究发现，约40%～50%的病例有等臂染色体17p缺失。另外还发现6q、9q、11p和16q等染色体的等位缺失。代表细胞增殖性的癌基因C－MYC在髓母细胞瘤中的表达非常常见。由于以上变异在其他类型的肿瘤中也有发现，因此有人认为是继发性变异，但多数学者认为是髓母细胞瘤的原发性变异。

（四）临床表现

髓母细胞瘤的病程较短，一般4～6个月左右。患者在肿瘤的早期多没有临床表现，或轻微的头痛没有引起患者家长的注意，当患者出现临床表现时，影像学发现肿瘤已经非常大。80%以上患者的首发表现是高颅压的症状：头痛和呕吐，精神萎靡。高颅压的主要原因是肿瘤阻塞第四脑室和大脑导水管后引起的幕上脑积水。

主要的体征有：视盘水肿、躯体性共济失调、步态异常、强迫头位、眼球震颤等。患者可有视力模糊或视力下降。当肿瘤主要侵犯上蚓部，患者多向前倾倒；肿瘤位于下蚓部时，患者向后倾倒。如肿瘤侵犯一侧的小脑半球，患者表现为肢体性共济失调，如手持物不稳、指鼻困难等。患者多有水平性眼球震颤，这是由于眼肌的共济失调所致。复视是由于高颅压引起展神经麻痹所致。当肿瘤侵犯第四脑室底时，由于面丘受侵犯可导致面瘫。长入椎管内的肿瘤侵犯了脊神经，患者可表现有强迫头位。

约22.4%的患者身高明显地超过正常儿童，因此怀疑髓母细胞瘤是分泌型的肿瘤，可能分泌生长激素或生长因子等。

（五）影像学

成人和儿童髓母细胞瘤在影像表现上有明显不同。一般头颅 CT 和 MRI 检查对儿童髓母细胞瘤的正确诊断率在95%以上，而成人容易误诊。

1.儿童影像学表现

头颅 CT 扫描可发现后颅窝中线部位圆形占位，边界比较清楚，瘤体周围可有脑水肿带，平扫为等密度或稍高密度，增强表现比较均匀，瘤体巨大占据了第四脑室。部分肿瘤有瘤内坏死和小囊变。头颅 CT 的血管造影像（CTA）可显示肿瘤的供血血管。

头颅 MRI 扫描能确定肿瘤的大小和精确的解剖关系。绝大多数肿瘤位于小脑下蚓部，边界清楚，质地均匀，髓母细胞瘤增强扫描后呈比较均匀的信号，提示瘤体质地软，在 T_1 相肿瘤呈低信号，有明显的均匀增强，肿瘤向第四脑室生长，向前方压迫第四脑室底。瘤体在增强后为混杂信号，提示髓母细胞瘤可能为硬纤维型。由于阻塞了第四脑室，大脑导水管扩张，并有幕上脑积水引起的脑室对称性扩大。另外，MRI 扫描可以发现沿蛛网膜下隙散播的转移灶，这有助于确定肿瘤的分期，是制订治疗方案和估计预后的重要依据。

根据影像学肿瘤的变化，并结合脑脊液的细胞学检查，可以将髓母细胞瘤进行分期（表4-1）。结合手术切除肿瘤的结果，可以对儿童髓母细胞瘤进行病情分级（表4-2）。在 Choux 的分级中，肿瘤侵犯脑干是一个因素。但在我们的临床实践中发现：髓母细胞瘤极少侵入脑干内部，多数是与第四脑室底粘连。因此，我们认为肿瘤细胞的蛛网膜下隙播散应是一个重要因素。此肿瘤分期和病情分级对于判定患者的预后有一定的帮助，分期越高和高危因素越多，患者的预后越差。

表 4-1　后颅窝髓母细胞瘤的分期

T_1	肿瘤直径小于 3cm；局限于蚓部、四脑室顶或者部分侵入小脑半球
T_2	肿瘤直径不小于 3cm；进一步侵犯临近结构或者部分填塞四脑室
T_3	肿瘤侵入两个以上临近结构或者完全填塞四脑室（延伸至导水管、四脑室后正中孔或两侧孔）并伴随着明显的脑积水
T4	肿瘤进一步通过导水管延伸至三脑室或向下延伸至上段颈髓
M_0	无蛛网膜下隙转移的证据
M_1	脑脊液细胞学检查发现肿瘤细胞
M_2	在脑蛛网膜下隙或侧脑室、三脑室发现结节性转移灶
M_3	在脊髓蛛网膜下隙发现结节性转移灶
M_4	中枢性神经系统外转移

表 4-2　儿童髓母细胞瘤的临床病情分级

高危因素	低危因素
年龄小于 3 岁	年龄大于 3 岁
大部切除肿瘤	全切或近全切除肿瘤
肿瘤侵犯脑干或转移	无脑干侵犯或转移

2.成人影像学表现

儿童髓母细胞瘤典型表现：常见于小脑蚓部、均质、增强均匀，这些在成人髓母细胞瘤却不常见。

估计仅有一半的成人髓母细胞瘤位于小脑蚓部，其他大部分位于一侧小脑半球。另外有少数可位于桥小脑角区，容易被误诊为听神经瘤或脑膜瘤。也有报道多发的髓母细胞瘤，但极为罕见。

位于小脑蚓部的成人髓母细胞瘤 CT 检查表现为密度均一、均匀增强的肿块。而位于小脑半球部位的常呈非均一的混杂密度肿块，增强表现不均匀。MR 检查，肿瘤 T_1 加权像为低信号，T_2 加权像为高信号，T_1 增强表现同样不均匀。小的囊变常见，大的囊变罕见。另外要引起注意，有一种少见的黑色素性髓母细胞瘤 MR 表现很有特点，为 T_1 加权高信号、T_2 加权低信号，与典型病变正好相反，容易和出血相混淆。

（六）诊断和鉴别诊断

对于 3～10 岁的儿童，如果短期内（4～6 个月）出现头痛、呕吐、走路不稳、眼球震颤等临床表现时要考虑髓母细胞瘤的可能，及时行影像学检查可以明确诊断。由于成人髓母细胞瘤影像学表现不像儿童那么典型，临床容易误诊，而术前正确的诊断和分期对制订治疗方案和估计预后有非常重要的意义；因此，对成人后颅窝脑实质内的占位要提高警惕。无论是儿童还是成人怀疑髓母细胞瘤时，要加全脊髓扫描确定有无转移灶。

主要应和以下病变进行鉴别。

1.室管膜瘤

为第四脑室内发生的肿瘤，主要见于 20 岁以下的儿童和青年人，特别多见于 5 岁以下儿童。特点是四脑室底神经核团受压症状明显，小脑症状相对较轻：如耳蜗前庭核受累引起耳鸣、听力减退等症状；展神经核受累引起眼球外展障碍；迷走、舌下神经核受累引起声音嘶哑、吞咽困难、恶心、呕吐等。影像上肿瘤信号不均匀，常见钙化和较大的囊性变。

2.小脑星形细胞瘤

典型的小脑星形细胞瘤多位于小脑半球，由于肿瘤生长较慢，小脑半球代偿能力较强，因此患者的病史很长。影像检查上有显著的囊性变，钙化也较常见。

其他还要和血管网织细胞瘤、脉络丛乳头状瘤、转移瘤等相鉴别。

（七）治疗

1.手术治疗

手术切除肿瘤是治疗髓母细胞瘤的首选方法，在影像学诊断后，应尽早手术治疗。约70%～80%的患者合并有脑积水，现在不主张肿瘤手术前做分流术。可以在手术前 2～3 天做侧脑室持续外引流，待手术切除肿瘤后再去除脑室外引流。如肿瘤手术后 1～2 周头颅 CT 或 MRI 显示脑室没有明显缩小，可以做脑室－腹腔分流术。对于脑室－腹腔分流术是否造成肿瘤的腹腔转移，目前仍有争论。当肿瘤有广泛的蛛网膜下隙转移或种植、不能首先进行肿瘤切除时，可做分流术。

肿瘤的手术全切除是治疗髓母细胞瘤的根本目标。一般讲，几乎所有原位生长的髓母细胞瘤都能做到全切除或近全切除。

做常规后颅窝枕下正中切口：上端在粗隆上 2cm，下端到 C_3 棘突水平。一般儿童没有明显的枕外隆凸，确定的方法是枕大孔向上 5cm 处，即枕外隆凸（窦汇）的位置。用铣刀取下骨瓣（术后骨瓣要复位），一般无须咬除 S_1 后弓。硬膜做 H 形切开，用丝线结扎上、下枕窦，此方法避免了 Y 形切开枕窦引起的大量出血和硬膜不能缝合的缺陷。肿瘤位于小脑蚓部的前方，部分瘤体长入枕大池内。切开小脑下蚓部约 2～3cm，前方即可看到暗红色的肿瘤。多数肿瘤质地软、脆，用粗吸引器快速吸除瘤体，肿瘤内有粗细不等的血管，应边吸除肿瘤边电凝血管，不可只强求止血。快速吸除肿瘤是止血的最好方法，当瘤体被大部吸除后，肿瘤出血自然减少或停止。

切除肿瘤的范围：上界到达导水管，两侧到达小脑半球。肿瘤与小脑半球无明确的边界，但有胶质增生层。全切除肿瘤后应看到导水管的开口。多数肿瘤与第四脑室底无粘连，第四脑室底表面光滑。如瘤体与第四脑室底有粘连，可残留粘连的少许瘤体，不可损伤第四脑室底。用止血纱布（如美国强生公司产品）覆盖手术创面止血，止血纱布与有轻微渗血的创面紧密粘连。不用止血海绵片止血，因其易于脱落。关颅时应将硬膜缝合或修补缝合，骨瓣复位、固定。

术后常见的并发症有皮下积液、缄默症（mutism）、颅内感染等。以往文献报告髓母细胞瘤的手术死亡率约 10%，由于现代影像技术和显微手术技术的发展，现在的手术死亡率几乎为零。术后 2～3 天时应检查切口情况，如发现有皮下积液应及时做抽液后加压包扎，一般每天穿刺抽液并加压包扎 2～3 次，枕部软组织与颅骨贴合后积液即可消失。如积液不能消失，可做皮下积液持续外引流，并局部加压包扎。如皮下积液仍然不消失，可做皮下积液—腹腔分流术。

缄默症的发生率较低，主要发生在巨大的髓母细胞瘤手术后。Hirsch 最早报告后颅窝手术后出现这种现象。患者有两种不同的临床表现类型：多数患者表情呆滞、不说话、不回答问题；有极少数患者表现为哭闹，但无眼泪，在床上翻动，不说话。缄默症发生的时间可在术后即刻出现，也可在术后数天才出现。几乎所有的缄默症都能在半年以内恢复到正常状态。术后即刻出现的缄默症的恢复时间较长，一般要数周到半年。而术后数天才出现的缄默症的恢复较快，数天或数周即可恢复。发生缄默症的确切原因不十分清楚，可能与损伤小脑的齿状核有关系，齿状核的损伤原因可能因手术直接损伤和静脉循环损伤有关系。

2.放射治疗

髓母细胞瘤的恶性程度很高，单纯手术治疗的效果很差，因此术后放疗是治疗髓母细胞瘤必不可少的治疗措施，可以明显地延长患儿的生存期。

但是早期实施的手术加局部放疗的效果也不理想。1936 年，Cutler 开始采用全中枢（craniospinal irradiation，CSI）放疗，1969 年 Bloom 报道了 71 例进行 CSI 的病例，5 年和 10 年生存率分别为 40% 和 30%。之后，大量的研究证明，无论儿童还是成人髓母细胞瘤，采用手术加 CSI 均可以显著提高生存期。

髓母细胞瘤对放疗很敏感，而且由于患者多为儿童，大剂量放疗将增加明显的副反应，特别是引起患儿的神经系统发育障碍，因此目前已经不主张进行大剂量放疗。有较可靠研究显示，采用低剂量全中枢照射加后颅窝局部高剂量照射能够在不降低疗效的情况下减少放疗并发症。一般要求全脑+全脊髓为 30～40Gy，后颅窝总剂量不低于 50Gy，近来的标准剂量为 50～58.8Gy，每次的分割剂量为 1.75 Gy 或 1.8 Gy。没有可靠证据显示提高剂量能够提高疗效。术后开始放疗的时间越早越好，一般患者要在术后 3 周内接受放疗。对于高危病情的患者，尚需要在放疗后进行药物化疗，以提高患者的生存率。

放疗不良反应包括短期的和远期的。短期不良反应主要有：恶心、呕吐、疲劳、脱发、骨髓抑制和咽喉疼痛等。远期不良反应主要是记忆力、计算力等认知功能下降，特别在儿童比较明显，其他较少见的还有垂体功能低下、引起第二肿瘤等。

3.化疗

化疗一直是儿童髓母细胞瘤手术及放疗后的重要辅助治疗手段。一般不主张在放疗前做化疗，应在放疗后再化疗。自 1990 年以来，由 Packer 等提出的 CCNU+顺铂+长春新碱方案在美国已经作为标准方案用于治疗髓母细胞瘤。这一方案的应用将儿童髓母细胞瘤的平均 5 年生存期从 1973 年－1989 年的 50%左右提高到 1990 年－1999 年的 70%左右。化疗的主要不良反应包括：外周神经炎、听觉损伤、肾脏损害、骨髓抑制等。

由于放疗加化疗将大大增加不良反应，人们开始尝试在化疗辅助下减少放疗剂量的方案。初步的研究显示，对儿童髓母细胞瘤患者，这一方案可以在不降低长期生存率的情况下明显降低放射治疗造成的儿童认知功能障碍。但是这一方案在成人髓母细胞瘤治疗中的作用还存在争议，因为：①成人单纯接受手术加放疗的 5 年无病生存率（PFS）可以达到 60%；②放疗对成人神经认知功能的影响远没有儿童那么严重；③目前还没有可靠证据证明在手术+放疗后加用化疗可以有效提高成人髓母细胞瘤的疗效；④Packer 方案可能引起的化疗不良反应（如恶心、呕吐、周围神经炎、骨髓抑制、肾脏损害等）在成人更容易出现。因此，对于成人髓母细胞瘤的治疗方案目前的共识是手术加术后放疗，化疗的作用和最佳方案以及何时开始化疗等问题还需要进一步的研究。

（八）预后

影响髓母细胞瘤的预后因素很多，如肿瘤的基因改变、肿瘤细胞蛛网膜下隙转移程度、肿瘤局部侵犯的范围、患者的年龄、性别、手术切除肿瘤的程度、术后放疗剂量、药物化疗的应用等等。一般来讲，女孩的预后明显好于男孩，年龄小的患者预后差于年龄大的患者。

由于显微手术技术的提高、放射设备和方法的改进及化疗药物的应用，使得儿童髓母细胞瘤的治疗效果达到了非常理想的水平。个别报道患者 5 年生存率甚至可以达到 95%以上。

所有髓母细胞瘤的患者都应做长期的随访，定期做头颅 CT 或 MRI 扫描是早期发现肿瘤复发的根本措施。多数髓母细胞瘤的复发在手术后 3 年内，因此，在术后的 4 年内，每 6 个月做一次头颅 CT 或 MRI 扫描检查，4 年以后每一年做一次 CT 或 MRI 扫描。定期做脑脊液的细胞学检查也是随访髓母细胞瘤的重要方法，其发现肿瘤复发可能会在影像学发现复发的肿瘤占位之前。髓母细胞瘤复发后的生存时间很短，有临床症状的患者平均生存 5 个月，有影像学占位而没有临床症状的患者平均生存 20 个月。

肿瘤的复发部位根据手术的切除程度有所不同。肿瘤大部切除的病例几乎都是在原位复发；而全切除或近全切除的髓母细胞瘤很少有原位复发，肿瘤的复发多在前颅窝（如鞍区、额叶纵裂处）和脊髓等部位。可能是这些部位位于放射野的边缘，已经有蛛网膜下隙播散的肿瘤细胞残存在这些部位引起肿瘤的复发。应根据颅内复发肿瘤的大小决定治疗方法，如再次手术、放疗或化疗。

髓母细胞瘤在中枢神经系统外的复发（转移）率约 5.6%，主要部位：骨（82%）、淋巴结（28.7%）和内脏器官（23.5%），治疗的方法为化疗和放疗，一般不适合手术治疗。

四、室管膜肿瘤

室管膜瘤和恶性室管膜瘤占颅内肿瘤的 2%～9%，占神经上皮性肿瘤的 18.2%，男性多于女性，多见儿童和青年，肿瘤 3/4 位于幕下，1/4 位于幕上，在儿童幕下占大多数。肿瘤多位脑室内，少数肿瘤主体位于脑组织内。

（一）诊断

1.临床表现

（1）第四脑室室管膜瘤：①颅内压增高症状，其特点为间歇性，与头位变化有关，晚期呈强迫头位。②脑干症状与脑神经损害症状，当肿瘤压迫或向第四脑室底浸润时可产生此症状。③小脑症状，多表现为走路不稳，常可见眼球震颤，部分有共济失调。

（2）侧脑室室管膜瘤：①颅内压增高症状。②肿瘤局部症状，尤其当肿瘤向内囊、丘脑侵犯时，表现为对侧肢体轻瘫、偏身感觉障碍和中枢性面瘫。

（3）第三脑室室管膜瘤：第三脑室室管膜瘤极为少见，由于第三脑室腔隙狭小，极易阻塞脑脊液循环道路，造成梗阻性脑积水。位于第三脑室前部可出现视神经压迫症状。

（4）脑内室管膜瘤：其组织来源为胚胎异位室管膜细胞，幕上多见于额叶和顶叶内，临床表现与脑各部占位症状相似，术前确诊困难。

（5）复发和转移：室管膜指复发率较高，易发生椎管内播散性种植，颅外转移甚为少见。

2.辅助检查

（1）腰椎穿刺：绝大多数病人腰穿压力增高，约半数蛋白增高。可行脱落细胞检查。

（2）颅骨 X 线片：多数病人有颅内压增高征象，肿瘤钙化亦多见于室管膜瘤。

（3）头颅 CT 检查：位于侧脑室内的肿瘤一般显示不均匀的等密度或略高密度影，第四脑室多数体积较大，有梗阻性脑积水，增强扫描呈不均匀强化。

（4）头颅 MRI 检查：T_1 加权上多呈低信号或等信号，T_2 加权呈明显高信号，肿瘤具有明显异常对比增强。

（二）治疗

1.手术治疗

是肿瘤治疗主要手段。

2.放射治疗

室管膜瘤为放疗中度敏感肿瘤之一，术后放疗有助于改善预后，对于放疗范围尚有争议。

3.化疗

是肿瘤治疗辅助手段之一。

（三）预后

影响室管膜瘤预后因素包括肿瘤部位、组织学类型、复发速度和年龄。术后平均复发在20 个月之内，5 年生存率为 30%以上。

五、脉络丛乳头状瘤

脉络丛乳头状瘤是缓慢生长的良性肿瘤，来源于脑室的脉络丛上皮细胞，本病可发生于任何年龄，但以儿童多见，主要见于 10 岁以前，男性多于女性，本病好发部位因年龄而有所不同，儿童多见于侧脑室而成人多于第四脑室，在侧脑室者多位于三角区。

（一）诊断

1.临床表现

（1）脑积水与颅内压增高，大部分病人有脑积水，有梗阻性脑积水和由于脑脊液生成和吸收障碍产生的交通性脑积水两种情况，颅内压增高与脑积水有直接关系。

（2）局限性神经系统损害，生长于侧脑室者半数有对侧锥体束征，位于后颅窝者表现为走路不稳，眼球震颤及共济障碍。

2.辅助检查

（1）腰椎穿刺：肿瘤脑脊液中蛋白含量明显增高，有的严重其外观为黄色。

（2）头颅 X 线平片：多表现为颅内压增高征象：15%～20%可见病理性钙化。

（3）头颅 CT 检查：肿瘤 CT 扫描呈高密度影，增强扫描均匀强化，边缘清楚而规则，可有病理性钙化。

（4）头颅 MRI 检查：多表现为 T_1 加权像中为低信号，较脑实质信号低较脑脊液信号高，T_2 加权像呈高信号，与脑脊液分界清，肿瘤有显著对比增强并合并脑积水表现。

（二）治疗

以手术切除为主，尽可能全切，本肿瘤系良性肿瘤，全切除后会获得良好效果。

（三）预后

即使是脉络丛乳头状癌的 5 年生存率亦可达 50%。

六、生殖细胞肿瘤

生殖细胞肿瘤系指发源于胚生殖细胞的肿瘤。依照世界卫生组织（WHO，1990）所提出的颅内肿瘤分类方案，生殖细胞肿瘤包括生殖细胞瘤、畸胎瘤、恶性畸胎瘤、内皮窦瘤及绒毛膜上皮癌等。其中，以生殖细胞瘤最为多见，其次为畸胎瘤（包括恶性畸胎瘤），而内皮窦瘤和原发于颅内的绒毛膜上皮癌十分少见。

（一）流行病学

生殖细胞肿瘤发病率占颅内肿瘤的 0.5%～2%，在 Jennings 综合分析 389 例颅内生殖细胞肿瘤的统计中，生殖细胞瘤占 65%，畸胎瘤占 18%，恶性畸胎瘤占 5%，内皮窦瘤及绒毛膜上皮癌分别为 7%和 5%。约有 95%的生殖细胞肿瘤的原发部位起源于中线附近，48%在松果体区，37%左右发生在鞍上池，比较少见者在丘脑下部、脚间池、小脑脑桥角、小脑蚓部、丘脑甚至大脑半球各部位均可见到。

生殖细胞肿瘤在新生儿至老年人均可发生，但以青少年多见，不同病理类型的肿瘤之间的最小年龄与平均年龄略有差异，生殖细胞瘤年龄最小 6 岁，发病高峰 12～14 岁，平均年龄 10 岁；畸胎瘤最小年龄 3 岁，发病高峰 7～8 岁，平均年龄 9 岁。生殖细胞瘤的性别比率约为 2.24：1（男：女），发生在松果体区的生殖细胞肿瘤以男性占绝大多数，而在鞍上生殖细胞瘤中则以女性较为多见。

病理特点：颅内生殖细胞肿瘤最多见于松果体区，因此，长期被称为"异位松果体瘤"。但由于生殖细胞肿瘤的组织学、生物学特性以及临床表现与松果体实质细胞来源的肿瘤（松果体细胞瘤和松果体母细胞瘤）有明显不同，近几年来已经将两者的名称严格分开。

对于生殖细胞肿瘤的起源、病理分类及发生机制的研究均表明与性腺外生殖细胞直接有关。该类肿瘤源自胚胎发生的最初数周内退化的原始生殖细胞，而其生物学特性与起源于性腺的生殖细胞肿瘤亦大致相似，提示了两者皆为起源自同类组织来源的不同类型的肿瘤。

（二）临床特点

生殖细胞肿瘤多见于松果体区及鞍上，本节着重于对松果体区生殖细胞肿瘤进行讨论，后者详见本章鞍上生殖细胞瘤节。

病人的病程取决于肿瘤的发生部位、体积大小及组织学类型，但一般自然病程较短，平均为 6 个月左右，而病程在 3 个月之内者占 1/3。

由于松果体区生殖细胞肿瘤生长于大脑大静脉池内，上方为胼胝体压部，前下方为中脑四叠体，后下隔小脑幕与小脑上蚓部相邻近。在肿瘤的发展过程中所产生的临床症状始终基于以下 3 种主要原因：①颅内压增高；②邻近结构受压；③内分泌紊乱，现分述如下。

1.颅内压增高

肿瘤突向第三脑室后部梗阻中脑导水管上开口，或向前下发展使得导水管狭窄及闭锁，皆可导致早期发生梗阻性脑积水而出现颅内压增高。病人可表现头痛、呕吐及视盘水肿，亦可出现视力减退、外展神经麻痹等症状。在儿童亦可表现头颅增大、前囟张力增高等。

2.邻近结构受压征

（1）Parinaud 综合征：肿瘤压迫四叠体上丘可致眼球上下运动障碍、瞳孔散大或不等大 Parinaud 首先指出松果体区肿瘤可造成眼球上视不能并伴有瞳孔散大及光反应消失，但瞳孔调节反应存在，故而得名。但实际临床工作中，完全典型 Parinaud 综合征并不多见，所以有时将单纯上视不能亦被称为 Parinaud 综合征。

（2）听力障碍：肿瘤生长较大时可压迫下丘及内侧膝状体而产生耳鸣及听力减退，但可能因为儿童的症状表述较差以及临床检查的合作程度的影响，听力障碍的阳性率不高。

（3）共济障碍：肿瘤向后下发展可影响小脑上蚓部和小脑上脚，因而出现躯干性共济障碍及眼球震颤，可表现为步态不稳，协调动作迟缓及 Romberg 征阳性，在出现颅内压增高伴有共济运动障碍者，应注意与颅后窝肿瘤的鉴别。

（4）丘脑下部损害：主要表现为尿崩症，肿瘤细胞沿脑脊液发生播散性种植到丘脑下部是产生此症状的重要因素，有人报道肿瘤的直接压迫亦可导致尿崩症。此外，少数病人可表现嗜睡等。

3.内分泌紊乱

松果体区生殖细胞肿瘤的内分泌改变表现是性征发育紊乱，主要为性早熟。正常松果体细胞可分泌褪黑激素（melatonin），后者可降低促性腺激素的含量并减少该激素的分泌，使得性征发育与全身功能的发育相协调。肿瘤的破坏使得褪黑激素的合成与分泌减少，上述正常生理平衡发生紊乱：此部位的畸胎瘤则表现为性早熟；起源于松果体实质细胞的肿瘤则可表现为性征发育迟缓。

4.其他症状

松果体区生殖细胞肿瘤病人可因颅内压增高及中脑受压而出现锥体束征和意识障碍等症状。由于生殖细胞瘤易于发生肿瘤细胞的播散性种植，除可种植在鞍上漏斗隐窝处产生多饮多尿症状之外，亦可能在蛛网膜下隙广泛种植而产生相应的临床症状。本病主要临床特征是：头痛，听力障碍，共济失调。

（三）辅助检查

1.实验室检查

（1）脑脊液脱落细胞学检查：由于生殖细胞肿瘤除畸胎瘤外均易发生肿瘤细胞脱落，并沿蛛网膜下隙发生播散种植，所以生殖细胞肿瘤的脑脊液中可找到脱落的肿瘤细胞，这对于病人的诊断以及治疗方案的确立都有相当重要的意义。在临床实际工作中，应注重脑脊液细胞学检查，为提高检出率，可采取标本离心等措施，并应尽量在标本留取后立即送病理科检查瘤细胞。

（2）肿瘤标志物检测：免疫组织化学技术可检测出某些生殖细胞肿瘤病人的血清及脑脊液中的甲胎蛋白（AFP）、绒毛膜促性腺激素（HCG）及癌胚抗原（CEA）升高。AFP 是胚胎癌与内皮窦肿瘤公认的生物标志物，HCG 则主要由合胞体滋养层细胞分泌。文献中认为在原发颅内生殖细胞瘤中上述肿瘤标志物的血清与脑脊液水平与肿瘤的组织类型有关，其中，HCG 的升高以绒毛膜上皮癌最明显，然后依次是生殖细胞瘤、胚胎癌及内皮窦瘤。AFP 升高见于颅内生殖细胞瘤、畸胎瘤、内皮窦瘤及绒毛膜上皮癌。上述异常改变在肿瘤得到治疗后可恢复到正常水平，而在肿瘤复发或播散时又可再度升高，因而目前多将之作为疗效评定及复发监测的重要手段。除此之外黄体生成素（LH）的异常升高亦见于颅内生殖细胞瘤、畸胎瘤和绒毛膜上皮癌。但是上述变化并非见于所有生殖细胞肿瘤病人，而对其特异性及阳性率的统计亦有较大差异，对预后的判断亦存在较多争议，目前有研究表明褪黑激素及其合成酶（HIOMF）或 5-羟色胺（5-HT）以及黄体生成素释放激素（LFIRH）对生殖细胞肿瘤的诊断及预后的判断有一定价值。可以认为，随着检测技术与检测方法的不断进步，肿瘤标志物的检测在生殖细胞肿瘤的诊断、疗效评价及预后判定、复发监测诸方面将发挥日益重要的作用。

2.神经影像学检查

（1）颅骨 X 线平片：松果体区生殖细胞瘤的颅骨 X 线平片主要有颅内压增高征象及松果体区异常钙化。正常人的松果体钙化在 10 岁以下的儿童极为少见，若此时出现松果体区钙化斑或 10 岁以上且直径超过 1cm 者，应高度怀疑松果体区肿瘤的可能性。

（2）脑室造影及脑血管造影：松果体区生殖细胞肿瘤脑室造影常表现为侧脑室对称性扩大及第三脑室前部亦扩大，而第三脑室后部则呈肿瘤所致的充盈缺损，当肿瘤体积较小而导水管尚未完全闭塞时，造影可见到变细及向前下方移位的中脑导水管。比较典型的肿瘤影像为半圆形且表面光滑的充盈缺损，其下的导水管呈笔尖样收缩。脑血管造影除表现脑积水征象外，静脉期可表现大脑内静脉和 Galen 氏静脉移位。

（3）CT 检查：松果体区生殖细胞肿瘤的 CT 征象因不同的病理组织类型而异，可表现为类圆形、圆形或分叶状，可呈等密度、混杂密度或均匀稍高密度、等高混杂密度或均匀稍高密度。生殖细胞瘤多有钙化，边界不甚规则，有时呈蝴蝶状；畸胎瘤因含脂肪、牙齿及骨骼而呈混杂密度，低密度区 CT 值可低于脑脊液而高密度区可接近骨质，混合型肿瘤的表现可为多囊性病灶，生殖细胞瘤多表现均匀一致的明显强化，而畸胎瘤多为非均匀强化。此外，可因肿瘤大小及生长方向的不同而呈程度不同的梗阻性脑积水征象。

（4）MRI 检查：由于松果体区生殖细胞肿瘤基本上位于中线，MRI 较 CT 能更好地显示肿瘤的大小和部位。较小的肿瘤在 CT 容易遗漏。由于中脑导水管受压或位于其上的大脑大静脉受压，在 MRI 上表现出上述流空效应减弱，这是较小的肿瘤因轻度占位效应而造成较早的间接征象，而一些正常人的松果体可以呈囊性，大小可达，10～15mm，T_1 加权像与 T_2 加权像均比脑脊液信号高。生殖细胞瘤在 T_1 加权像呈等信号，注药后有显著的异常对比增强。由于肿瘤可沿脑脊液种植播散，因此，检查时应包括矢状位及冠状位，尽可能将颈段椎管包括一部分，若有怀疑，应作 Gd－DTPA 增强扫描。生殖细胞瘤对放射治疗极为敏感，治疗后 MRI 异常信号可消失。畸胎瘤一般呈短 T_1 及等 T_2 信号，但因不同的组成成分而表现不同的信号强度。恶性畸胎瘤边缘不清楚，有时有出血倾向，可含有脂肪组织，异常对比增强一般比较明显。

（四）治疗方法

1.治疗原则

颅内生殖细胞肿瘤多数位置深在，且邻近重要脑组织结构及深部血管，手术切除病死率较高，故传统上多数作者主张行保守治疗，其理由为：①直接手术死亡率30%～70%；②95%的生殖细胞肿瘤为恶性肿瘤而不能全切除，且同样约95%的病人对放疗敏感；③手术增加了肿瘤发生蛛网膜下隙播散的可能。基于这种原则所制订的治疗方案在 20 世纪 90 年代取得了比较满意的疗效，分流术后病人病死率低于 5%，5 年生存率达 60%～95%，因此，至今仍然有人坚持此观点。但由于不能做到肿瘤的病理诊断，难免存在治疗上的盲目性；另一方面放疗的不良反应包括智力及精神后遗症、垂体前叶及下丘脑功能障碍，尤其对于迅速生长发育期的儿童影响更为突出，加之部分病人在分流术后虽颅内压增高得到了缓解，但中脑受压体征却更加明显，此时必须施以直接手术来解除脑干受压。为了克服保守治疗的缺点，近年来许多作者采用的治疗是首先行分流手术控制颅内压增高，随之应用临床、肿瘤标志物检测及神经影像学检查将肿瘤加以筛选，然后鉴别肿瘤的病理性质而采用不同的治疗措施，具体方法包括：①脑脊液细胞学检查；②肿瘤立体定向活检；③试验性放疗。应用 20Gy 的小剂量射线作为诊断性治疗。近年来生殖细胞肿瘤的药物化疗的研究增多，并取得了较为满意的近期疗效。综上所述，松果体区生殖细胞肿瘤的现代治疗应包括手术、放射治疗及化疗的综合治疗。

2.手术治疗

（1）直接手术：随着现代神经影像学诊断方法及麻醉学、显微神经外科技术的发展与日趋完善，以及对局部显微解剖的深入研究，松果体区肿瘤直接手术的死亡率、致残率不断降低。NEUWELT 报道 34 例仅 1 例死亡，Herrmann 及 Laborde 报道的病死率亦在 5%以下。因此，目前有越来越多的作者主张采用直接手术探查，应用显微手术技术可对一部分病人达到全切除肿瘤的目的，对于不能完全切除者，手术可提供组织学诊断，争取时间进行放疗及化疗。

松果体区肿瘤比较常用的手术入路可归纳为两类。一类是经脑室入路，其中包括额部经侧脑室入路（Etopoe 法）、顶枕部经胼胝体入路（Bnmner－Dandy 法）及颞顶枕经三角区入路（Vanwagenen 法）；另一类是不经过脑室的手术入路，包括枕部经小脑幕入路（Poppen 法）和幕下小脑上入路（Krause 法）。根据神经影像学检查所提示的肿瘤部位选择合理的手术入路是手术成功的关键，基本原则有二：一是选择距肿瘤最近的入路；二是手术能够清楚暴露肿瘤从而对周围结构损伤较小。经过实践我们发现，顶部经胼胝体入路对大脑半球牵拉较重，有时会影响中央静脉的回流而产生偏瘫等严重并发症。经侧脑室三角区入路只适用于肿瘤大而侧脑室扩大明显者，手术由侧方到达肿瘤，解剖关系不清，肿瘤对侧面的出血不易处理。额部经侧脑室入路对肿瘤偏前者较为适用。肿瘤偏后者可应用幕下小脑上入路，当肿瘤不能完全切除时，便于行经侧脑室枕大池分流术，其缺点是术野比较狭窄，不易直视下保护大脑内静脉及 Galen 静脉，而采用经枕部经小脑幕入路由于克服了上述不足，近年来受到越来越多的学者的推崇。

（2）分流手术：行分流手术的目的在于缓解颅内压增高，为进一步的放射治疗或直接手术做准备。在分流的方式与时机的选择上同样存在争议。Stein 因多用 Krause 入路而认为术前分流对于可达全切除肿瘤打通脑脊液循环者已非属必要，而若有必要时可行 Torkildsen 分流术以重建脑脊液循环。同时，术前分流尤其不适于准备经脑室入路的直接肿瘤切除者，因分流管可被手术时空气或血液阻塞，并且若病人采用坐位手术时，可能因脑皮质的过度塌陷、桥静脉断裂而发生硬膜下出血。另外，他们同时认为脑室腹腔分流（V-Pshum）优于其他方式，尽管有经分流管种植播散的潜在危险，但在临床上这种情况的发生率并不高，较之脑室心房分流的并发症危险性要小得多。与上述观点相反，近几年来，多数作者则认为分流手术应在直接手术之前 10～14d 进行。我们体会先作 V-P 分流后再切除肿瘤更为安全，术后反应小。

（3）立体定向肿瘤病检：如前所述，松果体区肿瘤治疗方案的选择在很大程度上取决于对肿瘤的组织学诊断的确定，立体定向活检术近年来发挥着重要的作用，Dempsey 提出，松果体区肿瘤的治疗应由立体定向病检开始，根据病理结果选择适当的治疗方案。但另一方面由于肿瘤的部位、性质的关系，立体定向穿刺所致潜在的损伤、出血等危险依然不可忽视，同时由于肿瘤的病理组织异常性质所决定，少量组织对病理诊断所造成的困难尚未完全解决。故 HERRMANN 指出，立体定向活检的主要适应证应为：①肿瘤侵犯丘脑或中脑；②高危病人或年老者；③多发性肿瘤病人。

3.放射治疗

放射治疗对于颅内生殖细胞肿瘤的治疗的敏感性与肿瘤细胞的有丝分裂成正比，同时与性激素水平和肿瘤标志物的变化有一定的关系。生殖细胞肿瘤易于发生蛛网膜下隙种植，与其生长在接近脑脊液循环通路的蛛网膜池有关，亦与肿瘤自身的生物学性质有关，因此，许多作者认为应常规行全脑脊髓轴放疗。Yamashita 报道的经脑脊液转移的病例中，发现约有80%的病例转移灶在非照射区，而对转移灶的处理十分困难，所以为防转移，有必要性全脑脊髓轴放疗，这在 HCG 及 AFP 阳性的肿瘤病人尤为重要。关于放疗的剂量报道不一。生殖细胞瘤病人脑部放疗总量一般为 45～50Gy，全脊髓放疗剂量 20～30Gy，1 岁以内的儿童应用成人的 50%，5 岁时用 75%，8 岁以后可与成人剂量相同。

4.化学治疗

生殖细胞肿瘤自身的生物学特性与松果体区的解剖特点是对松果体区生殖细胞肿瘤进行有效化学治疗的基础，一方面胚胎生殖细胞对抗癌药物具有较高的敏感性；另一方面松果体区血脑屏障的解剖缺陷使得药物能得以有效地分布于靶细胞。近年来有关生殖细胞肿瘤的化疗日益受到重视，有许多文献报道表明化疗对生殖细胞肿瘤的肯定疗效。Neuwelt 联合应用顺氯铵铂、长春新碱和博来霉素治疗生殖细胞瘤取得一定的疗效。Hoffman 在分析 51 例儿童颅内生殖细胞肿瘤的报道中，亦强调了化疗的重要性。天坛医院近期对松果体区生殖细胞肿瘤应用联合化疗方案（顺氯铵铂+氨甲蝶呤+长春新碱+平阳霉素），给药过程中行血药物浓度监测，神经影像学检查表明，经治疗所有病人（包括手术及放疗后复发者）均有明显的缩小，甚至完全消失，初步的治疗结果表明，化疗作为生殖细胞肿瘤的综合治疗的重要组成部分，不仅可用于病人的初次治疗，对于经手术及放疗后复发的肿瘤，可能成为首选治疗。但是，对于其可靠性及长期疗效的观察尚有待于进一步观察。

七、中枢神经细胞瘤

（一）概述

神经细胞瘤是少见的颅内肿瘤，近年来报道逐渐增多，约占颅内肿瘤 0.1%左右。Bailey 和 Cushing 脑瘤组织学分类属于来源于原始髓上皮的神经细胞肿瘤，按 Kernohan 肿瘤分类归于神经星形细胞瘤 I 级。WHO 中枢神经系统肿瘤分类属于来自神经细胞的肿瘤，该肿瘤发病年龄一般在 15~52 岁之间，多发生在 20~35 岁中青年人，男女比例近乎相等。国外资料男女之比为 11：9，国内资料男女之比为 0.86：1。

（二）病理

肿瘤主要部分位于侧脑室内，边界清楚，部分附着侧脑室壁，也可起源于透明隔和胼胝体，也可与额叶附着或侵蚀额叶，随着肿瘤生长可进入第三脑室阻塞中脑导水管或进入第四脑室，肿瘤阻塞室间孔、第三脑室或中脑导水管时均可引起脑室扩大，产生梗阻性脑积水。神经节细胞瘤由神经系统中最成熟的细胞形成，常位于第三脑室或大脑白质中央区，肿瘤质地坚实。神经胶质细胞瘤由神经节细胞和胶质细胞构成，肿瘤质地坚实，生长缓慢。神经母细胞瘤，肿瘤边界清楚，呈分叶状，质坚实，切面呈颗粒状，常有坏死、出血及囊变。

光镜下，肿瘤细胞大小均匀，类似少枝胶质瘤蜂窝状结构，并在血管周围形成玫瑰花样结构及散在钙化点，肿瘤与邻近组织易于区别。如果有核分裂象、肿瘤坏死或血管内皮增生，则提示肿瘤恶变。透射电镜可见神经分泌颗粒、突触、微管和轴突等神经细胞样结构。免疫组织化学检查显示神经细胞特异性烯醇酶和神经突触囊泡膜钙结合糖蛋白（Synaptophysin）阳性。

（三）临床表现

因肿瘤位于侧脑室内，患者主要表现为颅内压增高症状。发病初期临床症状不明显，少数患者有轻度头痛或不适、头晕、目眩，随着肿瘤生长头痛逐渐加重，头痛频繁，持续时间增长。当肿瘤生长阻塞室间孔或进入第三脑室阻塞中脑导水管时，患者转为持续性头痛、恶心、频繁呕吐，伴有视物不清、甚至失明。部分患者因肿瘤累及额叶产生反应迟钝、摸索现象、强握反射阳性等额叶症状，可有嗅觉异常或嗅觉丧失和幻觉等。肿瘤位于侧脑室体部三角区时，部分患者可有偏瘫或偏身感觉障碍。也有报道以肿瘤卒中引起蛛网膜下隙出血或闭经发病。除视盘水肿外，多数患者无神经系统定位体征，少数患者可有肢体肌力减弱、偏身感觉障碍和病理征阳性。

（四）辅助检查

1.CT 检查

肿瘤位于一侧脑室内或位于透明隔，呈略高不均匀密度影，肿瘤边界清楚，约半数以上可见瘤体点状钙化。当钙化灶较大时 X 线平片也可见到。肿瘤可阻塞室间孔或进入第三脑室阻塞中脑导水管，出现梗阻性脑积水。增强扫描可见瘤体不均匀增强。

2.MRI 检查

肿瘤在 T_1WI 呈等信号，T_2WI 为等或高信号。增强扫描可有轻度增强。可见肿瘤与侧脑室壁或透明隔相附着，可伴有梗阻性脑积水。

（五）诊断与鉴别诊断

对以颅压高起病的中青年侧脑室内肿瘤患者，特别是 CT 或 MRI 扫描显示肿瘤伴有点状钙化者应考虑脑室内神经细胞瘤。本病影像学上很难与脉络丛乳头状瘤、室管膜瘤、脑室内脑膜瘤、星形细胞瘤和少枝胶质细胞瘤相区别。

1.脉络丛乳头状瘤

肿瘤密度多不均匀，钙化更明显，肿瘤与脉络丛结构混为一体，致脉络丛增大，肿瘤可有显著强化。由于脑脊液分泌增多，常见交通性脑积水，脑积水程度较重。

2.室管膜瘤

肿瘤囊变率高，钙化率低，强化后轻度不均匀强化。

3.侧脑室脑膜瘤

脑室内脑膜瘤好发于侧脑室三角区，形态规则，表面光滑，密度均匀，增强扫描明显强化。

4.少枝胶质细胞瘤

脑室内的少肢胶质细胞瘤在发病年龄、性别、光镜病理检查方面都难与神经细胞瘤相鉴别，其诊断依据主要依靠电镜或免疫组织化学检查。电镜下可见肿瘤细胞有神经细胞样结构或免疫组织化学显示特异性神经细胞抗原阳性。

（六）治疗及预后

中枢神经细胞瘤的治疗原则为手术切除结合术后放疗。手术切除肿瘤的目的在于解除梗阻性脑积水，由于中枢神经细胞瘤对放疗极为敏感有效，结合术后放疗可获得长期生存。根据肿瘤偏向一侧脑室内的位置，可取左额或右额开颅中线旁弧形切口，骨瓣成形，从较宽的两个桥静脉之间，经纵裂入路切开胼胝体到侧脑室。首先将脑脊液吸除，并将透明隔切开0.5cm，对侧脑脊液也同时吸除，然后将肿瘤切除。如果肿瘤较大，累及第三脑室或第四脑室，该处瘤组织不可强行切除，否则将增加术中危险和术后神经功能损害。也可根据肿瘤在侧脑室内位置取左额或右额皮质造瘘入侧脑室行肿瘤切除术。如果患者术后脑积水不能解除应行侧脑室一腹腔分流术。因肿瘤对放疗敏感，术后患者应常规行直线加速器等放疗。放射剂量一般取 40～60Gy。

由于肿瘤在脑室壁附着处存在着浸润生长的可能性，单纯手术将肿瘤全切不能有效防止肿瘤复发。Yasargi 报道，中枢神经细胞瘤用单纯手术全切，患者均在 3 年内复发，而结合术后放疗，即使肿瘤部分切除，多数患者可得到长期治愈效果。Barbosa 等总结 20 例中枢神经细胞瘤，除 3 例手术死亡外；其余 17 例患者随访观察均未见肿瘤复发，随访时间最长者约 12 年。国内学者报道 13 例侧脑室神经细胞瘤,其中对 6 例术后放疗患者进行 1～8 年随访未见肿瘤复发。其中 1 例术中只做活检术,放疗后肿瘤完全消失,随访 2 年,亦无肿瘤复发。而另 1 例术后未放疗,15 个月后肿瘤复发。

八、胚胎细胞肿瘤

胚胎细胞肿瘤是指起源于原始胚胎神经管的原始细胞或基质细胞、并具有类似的组织学表现的一类肿瘤,包括髓上皮瘤、神经母细胞瘤及其亚型神经节母细胞瘤、室管膜母细胞瘤、原始神经外胚层肿瘤(PNET)。胚胎细胞肿瘤可以发生于中枢神经系统的任何部位,但大部分是在幕下,表现为小脑的髓母细胞瘤。这类肿瘤易于在中枢神经系统内播散,偶尔也可向中枢神经系统外转移。

（一）病理

1.幕上胚胎细胞肿瘤

组织学上,胚胎细胞肿瘤由分层排列的未分化细胞组成,细胞核深染,呈卵圆形或不规则形,胞质成分极少。恶性特点表现为细胞密度高、核具多形性、出血与坏死、内皮细胞增生、有丝分裂象多见。

2.髓母细胞瘤

髓母细胞瘤与幕上胚胎细胞肿瘤相比,尽管预后不同,但组织学有一定相似性,即都由原始的未分化细胞组成。许多髓母细胞瘤和其他神经上皮源性肿瘤一样,有向神经元分化的趋势,常表现出不同阶段神经元分化现象。典型的髓母细胞瘤由许多小细胞组成,其胞质很少,胞核卵圆,有丝分裂常见,常出现 Homer Wright 菊形团,瘤细胞存在不同程度的神经元分化。促纤维增生型髓母细胞瘤可见大量的基质成分及网硬蛋白纤维。另外,髓母细胞瘤还有一些少见的病理亚型,如髓母细胞瘤脂肪瘤分化型和侵袭性大细胞型髓母细胞瘤。

（二）临床表现

1.幕上胚胎细胞肿瘤

幕上胚胎细胞肿瘤主要表现为大脑半球肿块,常累及深部的结构。患者就诊时表现有不同的症状和体征,包括偏瘫、癫痫和颅内压增高的表现。

2.髓母细胞瘤

不论是成人还是儿童患者,就诊时的主要症状是颅内压增高。临床症状包括头痛、恶心、呕吐、嗜睡、共济失调、眼球震颤,背痛或神经根症状常提示脊髓受累。此外,大约 5% 的髓母细胞瘤可自发性出血,引发急性表现。

（三）影像学检查

1.幕上胚胎细胞肿瘤

（1）CT 检查:可见大脑半球内边界清楚的等密度或高密度占位病变,但密度常不均匀。CT 影像的高密度反映了该类型肿瘤的高核浆比。肿瘤可有不同程度的囊变、坏死和钙化。由于血循环丰富,大多数病例可见明显强化。

（2）MRI 检查:常见 T_1 加权像为等信号或低信号影,T_2 加权像为高信号影,肿瘤可被强化。因肿瘤易于播散,故术前应进行全脑脊髓影像学检查。当存在中枢神经系统播散时,可见蛛网膜下隙及脑室系统局灶性或弥漫性的高强化影像。

2.髓母细胞瘤

（1）CT 检查：表现为颅后窝高密度占位，儿童患者常比成人表现出更均匀的强化，可见囊变及坏死区，钙化不常见。

（2）MRI 检查：T_1 加权像见低或等信号影，T_2 加权像为高或等信号影，注射增强剂后可见不同强度的强化。还有助于发现蛛网膜下隙的播散。

（四）治疗

1.幕上胚胎细胞肿瘤

对于幕上胚胎细胞肿瘤应尽可能地全切除肿瘤，以期降低复发率。但肿瘤易于出血，常难以完整手术切除。由于该肿瘤易于播散，术后应进行全脑脊髓放疗。在少儿患者群中，由于脑部放疗可能引起严重的并发症，化疗在治疗中起较大作用。术后应进行影像学随访，尽早发现亚临床复发灶。尽管使用了多种治疗手段，但幕上胚胎细胞肿瘤的预后仍很差，大多数存活为 1～2 年，很少超过 3 年。

2.髓母细胞瘤

髓母细胞瘤患者的术前评估包括全脑脊髓的影像学检查，以及脑脊液分析。适于手术的患者其治疗包括手术切除和术后全脑脊髓的放疗，5 年生存率为 33%～60%，无论成人或少儿患者，肿瘤能够完整切除者预后较好。

除手术切除和全脑脊髓放疗之外，化疗可延长某些高危患者（已有播散或转移、脑干受累、未能完整切除）的存活期。但化疗可能会加重全脑脊髓放疗所致的儿童发育障碍。

九、颅内脂肪瘤

原发于颅内的脂肪瘤（intracranial lipoma，ICLs）是中枢神经系统较为少见的良性肿瘤，由脂肪组织发生，随着神经影像学的发展，对本病的报道日渐增多。

（一）概述

颅内脂肪瘤在临床上发病率较低，Kazner 等在 3200 例颅内肿瘤患者中通过 CT 检查发现了 11 例颅内脂肪瘤，约占 0.34%。颅内脂肪瘤可发生于各年龄组，无性别差异。可发生于颅内任何部位，但多见于中线周围，以胼胝体区多见。Maiuri 回顾了文献中的全年龄组 203 例，发现最常见的位置是胼胝体的体部，占 64%；位于四叠体池和环池的占 13%；位于漏斗及视交叉区的占 13%；位于桥小脑角的占 6%；位于侧裂的占 3%。颅内脂肪瘤常合并有其他中枢神经系统畸形，如胼胝体发育不全、透明隔缺如、脊柱裂、脑膨出、脑膜脑膨出、小脑蚓部发育不全、脑皮质发育不良等。

颅内原发的脂肪瘤，其发生机制仍存在着争议，有多种理论：①胚胎间质细胞的移位；②软脑膜脂肪细胞过度增生；③软脑膜上结缔组织的脂肪瘤化生；④增殖的神经胶质细胞的脂肪变性；⑤神经管闭合时，隶属于中胚层的脂肪细胞被卷入其中；⑥胚胎形成过程中，原始脑膜的残留和异常分化，神经嵴向间质衍化的结果。多数学者倾向于认同最后一种理论，认为颅内脂肪瘤为一种先天性畸形，而非真正的肿瘤。Truwit 提出：起源于神经嵴的原始脑膜间充质组织在胚胎发育过程中常常被程序化地溶解和吸收，由此产生蛛网膜下隙；胼胝体的生长、发育是从其嘴部向压部开始的，如果其背侧的原始脑膜不被溶解吸收，而是分化成脂肪组织，阻碍了蛛网膜下隙的发生，也导致了相邻的胼胝体的严重发育不良，形成较大的脂肪瘤；在胚胎发育后期，胼胝体前部已大部分发育，如果与背侧胼胝体沟相邻的原始脑膜溶解、吸收和分化成蛛网膜下隙发生障碍，形成较小的脂肪瘤，位于胼胝体体部背侧，呈狭带状或呈 C 形绕在胼胝体压部；处于胚胎发育较晚阶段，脂肪瘤常伴有胼胝体发育不良或轻微畸形，从而在组织发生学上肯定了颅内脂肪瘤是原始脑膜间充质异常分化形成。

（二）病理学

大体标本：脂肪瘤大小不一，可小如豆粒或大如香蕉。形状有卵圆形、细线状或柱状。瘤体呈金黄或黄白色，外面可有纤维结缔组织囊包绕，质地较韧，囊壁及周围脑组织可有不规则钙化。

镜下检查：肿瘤是由细纤维分隔的成熟脂肪细胞组成，周围由薄层纤维囊包裹，细胞核位于周边，有时可见齿状胞核，细胞间质为结缔组织，其内还可含有部分神经组织和血管结构，没有上皮样结构。

（三）临床表现

约半数以上的颅内脂肪瘤无明显症状，少数颅内脂肪瘤可在相应部位的头皮下有脂肪堆积。肿瘤多为检查时偶然发现，部分患者虽有症状，但无明显特异性。癫痫是颅内脂肪瘤最常见的症状，尤其是胼胝体脂肪瘤的患者癫痫发生率可达 60% 以上，绝大部分始于 15 岁以前，几乎均是局限性发作，有的发作频繁，药物难以控制。癫痫发生的原因可能是由于瘤体周围脑组织发生胶质变性对脑组织的刺激，也有可能与胼胝体联合纤维被阻断有关。除癫痫外，还可伴有智力低下、精神障碍、行为异常、性格改变、痴呆及记忆力减退等，有的儿童出现生长迟滞。其他部位的脂肪瘤多表现为该部位的一般占位性病变的症状和体征，如靠近脑室周围的脂肪瘤可引起梗阻性脑积水症状，桥小脑角区脂肪瘤可引起面、听神经及后组颅神经受累、脑干受压的表现。

（四）影像学

颅内脂肪瘤的 CT 和 MR 表现较有特征性，具有重要的诊断价值。典型的颅内脂肪瘤在 CT 上表现为中线附近、均一的脂肪样低密度影，边界清楚，其 CT 值为 -100～-50HU，增强后病灶不强化，亦无明显占位效应和周围脑组织水肿，常可伴有线状或点状钙化。由于颅骨在脑实质内产生伪影，时常影响肿瘤的检出，特别是位于脑干及其周围池内较小脂肪瘤的检出有较大困难。

MRI 表现上，病变主要分布于中线及其附近部位，并常伴有胼胝体发育不良等先天性畸形。不同部位其形态表现多样。病灶边缘清晰，无占位效应和瘤周水肿带，可显示棘状突起或锯齿样改变，沿脑沟、脑池生长，这是颅内脂肪瘤的特征性表现。脂肪瘤具有短的 T_1 弛豫值和长的 T_2 弛豫值，增强后无强化。在 STIR 序列中脂肪瘤中的脂肪完全被抑制，呈低信号，该序列为脂肪成分的定性提供了准确可靠的诊断手段。

（五）诊断及鉴别诊断

多数脂肪瘤无症状，常为偶然发现。因其影像学特点较典型，诊断并不困难，但需与畸胎瘤、皮样囊肿、表皮样囊肿及蛛网膜囊肿相鉴别。脂肪瘤因不含有脱屑的上皮组织以及其他的组织成分，故在 CT 和 MRI 上表现为均质性，而畸胎瘤和皮样囊肿因有多种组织成分共存，影像学上很少表现为均质性。此外，皮样囊肿及表皮样囊肿病灶虽然在 CT 上呈低密度，但 CT 值高于脂肪瘤组织。病变好发部位不同：畸胎瘤和皮样囊肿多位于第三脑室后方。

表皮样囊肿常见于桥小脑角区、鞍区、第四脑室等部位，多沿脑池延伸生长。蛛网膜囊肿好发于侧裂、枕大池等部位。

（六）治疗

目前，对于颅内脂肪瘤是否需要手术治疗仍然存在着争议，多数学者不主张直接手术切除肿瘤，其理由在于：①脂肪瘤与毗邻神经组织粘连紧密，且常包裹周围脑神经和血管，手术难以全切除病灶，勉强全切除常造成严重的神经功能损害；②肿瘤为良性，且生长缓慢，很少引起致命性的颅内压增高；③肿瘤所表现出的症状、体征并不完全是由脂肪瘤本身引起，可能为伴发的其他先天性畸形所致（额骨缺损，胼胝体发育不良等），手术切除后并不能明显改善症状和体征。

因此，对于无临床症状的患者，应密切随访，不需立即手术治疗。对于引起明显邻近结构受压表现的，如阻塞室间孔引起脑积水、桥小脑角区肿瘤引起神经损害表现或出现癫痫症状、经药物治疗无法控制者的患者，可考虑行手术切除。而对于伴有脑积水的可行分流术以缓解症状。

手术应以减轻病灶对邻近结构的压迫为主要目的，强调显微操作，不必强求全切除，因其为良性病变，生长缓慢，即使部分切除也可获得较长时期的症状缓解。Kiymaz 认为位于重要功能区或者与周围重要血管、神经关系密切（如胼胝体、鞍区、桥小脑角、脑干背侧等处）的脂肪瘤，手术很难达到全切除，如果为了达到全切除目的，可能会过度牵拉或损伤重要的血管及神经，以致遗留严重的并发症。对于切除后仍有癫痫的患者，需要继续服抗癫痫药物治疗。

（七）预后

本病属良性病变，预后良好。Baeesa 及 Jallo 认为由于脂肪瘤属于良性肿瘤，生长缓慢，部分或大部切除后常能获得长时间的缓解。过去因手术例数少，效果不一，近年来手术效果较前有较明显的改善，Baeesa 报道了 2 例儿童脑干背部脂肪瘤（1 例位于四叠体，1 例位于延髓背侧），均采用显微外科手术进行减压治疗；手术以后，术前症状均消失，其中 1 例脑积水症状也得到了缓解。有学者报告的手术切除胼胝体脂肪瘤 7 例，其中对 2 例有顽固性癫痫发作的患者采取了胼胝体切开，肿瘤全切 3 例（42.9%），术后除了 3 例短期有轻度并发症（缄默、轻瘫）外，其余 4 例恢复良好，6 例随访 1～3 年，术前癫痫、头痛、幻听、精神呆滞等症状完全消除。

第二节　椎管内肿瘤

一、概述

椎管内肿瘤通常分三类：硬膜外、硬膜内髓外、硬膜内髓内。每一类型肿瘤均有特征性的临床表现和放射学改变。

（一）硬膜外肿瘤（extradural tumors）

硬膜外肿瘤主要起源于椎体及其附属结构，较少部分起自于硬膜外腔。大多数肿瘤为转移瘤，其原发灶以乳腺癌、前列腺癌、血液系统肿瘤和肺癌等最为常见，最常发生于胸椎。

另一类常见的椎管内硬膜外恶性肿瘤是淋巴瘤和多发性骨髓瘤。较少数肿瘤为良性肿瘤，其中海绵状血管瘤是最具代表性的硬膜外出血性肿瘤，亦多见于胸椎。

当肿瘤生长引起椎体和椎板结构破坏时，可导致病理性骨折，压迫脊髓或神经根，引起相应的临床表现。最早症状常为椎旁疼痛或根性放射性肢体疼痛。当肿瘤增大时，可以引起脊髓功能进行性损害，临床表现为肢体运动力弱、痉挛、反射亢进、感觉障碍平面（对应于肿瘤所波及的脊柱水平）、二便障碍等。良性病变如海绵状血管瘤，早期临床表现隐匿，病程进展缓慢，无特异性，症状可波动。

X线平片和CT扫描检查可见椎体破坏或塌陷征象。MRI检查可以从轴位、矢状位和冠状位更清楚地显示病变与脊髓受压情况，静脉注入增强剂有助于鉴别病变和周围组织。

如为恶性肿瘤，则应尽早行活检和系统检查明确诊断，然后积极手术切除病变并辅以全身治疗。如病情进展性加重且活检不适宜，患者一般功能状态良好，应行手术治疗再辅以术后放疗。如果恶性肿瘤波及多个节段，或神经功能受累较轻微，则可单纯行放疗。总的说来，脊柱脊髓肿瘤普通放疗效果不佳，且有加重脊髓损害的危险，但射波刀是一种新型放射外科治疗手段，对脊柱脊髓肿瘤的治疗效果胜过传统放疗技术，值得进一步研究。如肿瘤位于椎管后方硬膜外或骨性结构，则可选择椎板切除加肿瘤切除术。如肿瘤位于椎管前方，破坏椎体，引起脊髓前方压迫，则手术入路宜选择前方或侧方入路。经胸腔入路或侧方胸膜外入路，可以切除胸椎受累锥体，并植入自体骨和侧方钛板固定，重建受累椎体，恢复脊柱稳定性。糖皮质激素治疗可以减轻肿瘤引起的水肿，有助于改善或稳定脊髓功能。

（二）硬膜内髓外肿瘤（intradural extramedullary tumors）

硬膜内髓外肿瘤是指发生在硬膜内脊髓实质之外的肿瘤。最常见的是起源于膜性结构的脊膜瘤（meningiomas）和神经根的施万细胞瘤（Schwannomas）及神经纤维瘤（neurofibromas），它们均系良性肿瘤。脊膜瘤约占硬膜内髓外肿瘤的25%，75%以上为女性，最好发于胸椎，较多发生于脊髓前方硬膜，引起脊髓受压。施万细胞瘤和神经纤维瘤发生率同脊膜瘤相似，40～60岁为发病高峰，男女比例相同，可见于任何脊柱水平，较多起源于背侧感觉神经根，腹侧的运动根较少。恶性肿瘤较为少见，通常是起源于脑内的原发性肿瘤，如室管膜瘤或髓母细胞瘤沿着蛛网膜下隙播散转移所致。起源于脑外的肿瘤，如淋巴瘤，亦能通过蛛网膜下隙种植，称之为癌性脑膜病（meningeal carcinomatosis）。

大多数椎管内髓外肿瘤生长缓慢。硬膜内髓外肿瘤典型表现为脊髓压迫或神经根压迫症状。半侧脊髓横断综合征（Brown-Sequard syndrome）是最为典型的脊髓压迫症状。静息性根性疼痛是神经根受压表现。

脊柱X线平片检查，一般可显示椎间孔扩大，其他诊断价值极为有限。硬膜内髓外肿瘤的CT脊髓造影检查可以显示脊髓移位轮廓和肿瘤特征。MRI检查能够清晰地显示肿瘤特征和脊髓形态，矢状位能明确评估肿瘤所波及的脊柱水平。当怀疑癌性脑膜病变时，应及时行腰穿细胞学检查，以明确癌细胞来源。

外科手术全切除是最佳治疗选择。绝大多数病例经单纯后路椎板切除，即可获得肿瘤切除，少数肿瘤经椎间孔突出到椎体旁或椎体前方，则需经侧方或前方入路，方可获得肿瘤全切除。哑铃型生长的肿瘤有时一次手术难以全切除肿瘤，需要行二期手术方能全切除肿瘤。神经鞘瘤所累及的神经通常需要切断，因较少波及运动前根，故切断受累神经后，通常很少引起明显的神经功能障碍。只要完全切除施万细胞瘤或神经纤维瘤，则可获得痊愈。恶性肿瘤通常较弥散且易浸润生长，很少能获得全切除，因此，术后需要辅以放射治疗，总的预后较差。

（三）髓内肿瘤（intramedullary tumors）

髓内肿瘤起源于脊髓实质部分，其中原发性胶质瘤占髓内肿瘤的80%，室管膜瘤（ependymoma）和星形细胞瘤（astrocytoma）是最常见的两类胶质瘤。半数室管膜瘤发生于椎管内，中年人常见，颈髓多见。3%的星形细胞瘤发生于脊髓。30岁前，特别是10岁前占90%以上，颈胸段为好发部位。少突胶质细胞瘤、神经节细胞胶质瘤较少见。血管网状细胞瘤约占髓内肿瘤3%~8%，好发成年人，也以颈髓为常见部位。胚胎源性肿瘤如表皮样囊肿、皮样囊肿、畸胎瘤少见。转移瘤以肺癌和乳腺癌最为常见，发生率约5%。

由于髓内肿瘤偏良性的居多，病程通常比较缓慢。临床以缓慢进展的阶段性、非根性疼痛最为常见。1/3患者表现为病变波及平面以下运动、感觉等功能障碍，由肢体远端向近端发展。脊髓圆锥部位或以下水平的肿瘤，通常会引起马尾神经综合征，典型表现为鞍区感觉障碍、二便失禁或双下肢运动无力及麻木疼痛等。

脊柱X线平片和CT检查，诊断髓内病变价值不大。MRI平扫加对比剂检查能较好地诊断肿瘤特征及其脊髓形态变化。肿瘤内部信号特征、周边脊髓水肿或脊髓空洞等病理改变，均能够得到很好的显示。

髓内肿瘤的治疗方案取决于肿瘤的性质。手术显微镜和相关精细显微器械是切除髓内肿瘤的必要工具。术中超声波可以准确探明肿瘤边界和相应的脊髓空洞，术中电生理监测，有助于保护脊髓功能。肿瘤的组织学特征决定肿瘤是否能够获得全切除。室管膜瘤通常与脊髓有良好的边界，绝大多数病例可获得全切除，达到治愈，如有少量残留，术后是否放疗存在争议，绝大多数学者认为辅以放疗，总的来说预后较好。脊髓星形细胞瘤，和颅内星形细胞瘤一样呈浸润性生长，很难做到全切除，如过分追求全切除，往往引起新的脊髓功能障碍，切除椎板活检或部分切除肿瘤再辅以术后放疗，是星形细胞瘤较为合理的治疗方案，总的来说预后较差。髓内血管网状细胞瘤通常边界清楚，是良性肿瘤，手术力求完整完全切除即可治愈。髓内表皮样囊肿、皮样囊肿或畸胎瘤，虽系良性先天性肿瘤，但因包膜与脊髓或神经粘连紧密，很难做到全切除，由于其生长缓慢，复发时可再次手术，放疗效果不确定，总的预后尚好。

二、椎管内神经纤维瘤

椎管内神经纤维瘤（intraspinal neurofibroma）又称脊髓神经鞘瘤，是椎管内肿瘤中最常见的良性肿瘤，约占椎管内肿瘤的45%，占髓外硬膜内肿瘤的70%以上。多起源于脊神经后根，8.5%肿瘤经椎间孔发展到椎管外呈哑铃形。脊髓神经纤维瘤多见于青壮年，30~50岁为好发年龄，老年人发病率低，儿童较少见。男性略多于女性。

（一）病理

椎管内神经纤维瘤起源于脊神经鞘膜和神经束纤维结缔组织，大多发生于脊髓神经后根。肿瘤包膜完整，呈圆形或椭圆形，粉红色，大小多在1~10cm，胸段肿瘤一般较小，马尾部的肿瘤多数较大。一般为单发，多发者多为神经纤维瘤病。常为实质性肿瘤，部分（约

1/3）病例可发生囊性变。

神经纤维瘤由致密的纤维束交织构成。大致有两种组织类型，一种细胞核呈栅状排列，另一种组织稀松呈网状结构。2.5%的神经纤维瘤可发生恶性变，至少有一半发生在多发性神经纤维瘤病患者中。神经纤维瘤呈膨胀性生长，压迫脊髓；大部分位于髓外硬膜内的蛛网膜下隙，少数可发生在硬脊膜外，有的通过椎间孔向椎管外生长，呈哑铃状，哑铃状神经纤维瘤多发生于颈段，其次是胸段，腰骶部较少见。腰骶部的神经纤维瘤大多与马尾神经明显粘连。

（二）临床表现

椎管内神经纤维瘤的临床表现也分为脊髓刺激期、部分压迫期和麻痹期三个阶段。其特点为：①肿瘤生长较缓慢，病程较长，平均为 1.5 年；如果肿瘤发生囊性变或恶变，病情可突然加重。②早期 80% 的患者表现为肿瘤所在相应的部位神经根痛，晚间卧床时加重；约85% 的患者有下肢发冷、发麻和病变区束带感或下肢紧束感等感觉异常。③脊髓半切综合征比较典型。④晚期出现截瘫。

（三）辅助检查

1.腰椎穿刺及脑脊液检查

表现为细胞-蛋白分离现象及不同程度的蛛网膜下隙梗阻。腰穿放液后症状往往加重。

2.X 线平片检查

表现为肿瘤相应部位椎弓根变窄，椎弓根间距增宽。若肿瘤位于脊髓腹侧，侧位片可见椎体后缘有弧形硬化现象。若肿瘤呈哑铃形，可见椎间孔扩大。

3.CT 检查

表现为边界清楚、均匀或环状强化的椭圆形肿块，哑铃形肿瘤可见肿瘤通过扩大的椎间孔向椎管外发展。

4.MRI

MRI 是诊断椎管内神经纤维瘤的首选辅助检查。一般表现为边界清楚为等或稍低信号，T_2 为高信号。增强扫描呈多样性强化，环状强化是椎管内神经纤维瘤的特征之一。

根据 MRI 表现可将椎管内神经纤维瘤分为三型：①实体型：肿瘤是实质性肿块，无囊变、无坏死和液化，MRI 信号均匀。T_1 为等或稍低信号，T_2 为高信号；均匀强化。②囊肿型：肿瘤弥漫性或多灶性囊变，T_1 极低信号，T_2 极高信号；单囊或多囊状强化，囊壁规则或不规则。③混合型：肿瘤内有单发或多发小的坏死、液化区，形成局限性囊变。T_1 为不均匀的等或低信号，T_2 为不均匀高信号；不均匀强化。

（四）诊断

青壮年缓慢发病，出现明显的神经根性疼痛，卧床时加重，运动、感觉障碍，自下而上发展，伴脊髓半切症状，应考虑椎管内神经纤维瘤的可能，要及时选择相关辅助检查以明确诊断。

（五）治疗

手术是治疗椎管内神经纤维瘤的首选方法，一旦确诊尽早手术。多数患者手术切除能达到根治。对于哑铃形肿瘤，若椎管外的肿瘤不大，一次手术可完全切除；若椎管外部瘤组织较大，应二期另选入路切除。马尾部的神经纤维瘤全切除往往有一定困难，因为肿瘤包膜多与马尾神经粘连，勉强分离切除肿瘤包膜时，可能会损伤马尾神经，应注意避免。

硬脊膜外血肿、脊髓水肿及切口感染是手术的主要并发症，应注意防治。

（六）预后

椎管内神经纤维瘤几乎都是良性肿瘤，多能完整切除，极少复发，预后良好。恶性神经纤维瘤，预后不良，生存期很少超过 1 年。

三、脊膜瘤

脊膜瘤发病率位居椎管内肿瘤的第二位，约占椎管内肿瘤 10%～15%。多见于中年人，好发年龄为 40～60 岁，青年人发病率低，儿童极少见。男女之比为 1：4。脊膜瘤多发生在胸段（81%），其次是颈段（17%），腰骶部较少（2%）。绝大多数脊膜瘤位于髓外硬膜内，约 10%生长在硬脊膜内外或完全硬脊膜外。脊膜瘤多位于脊髓的背外侧，上颈段及枕骨大孔的腹侧或侧前方亦为常发部位，基底为硬脊膜。常为单发，个别多发。脊膜瘤绝大多数是良性肿瘤。

（一）病理

脊膜瘤起源于蛛网膜内皮细胞或硬脊膜的纤维细胞，尤其是硬脊膜附近的神经根周围的蛛网膜帽状细胞。肿瘤包膜完整，以宽基与硬脊膜紧密附着。肿瘤血运来自硬脊膜，血运丰富。瘤体多呈扁圆形或椭圆形，肿瘤组织结构较致密硬实，切面呈灰红色。常见肿瘤亚型有以下几种。

1.内皮型

由多边形的内皮细胞嵌镶排列而成，有时可见有旋涡状结构，多起源于蛛网内皮细胞。

2.成纤维型

是由梭形细胞交错排列组成，富有网状纤维和胶原纤维，有时可见有玻璃样变，多起源于硬脊膜的纤维细胞。

3.砂粒型

在内皮型或纤维型的基础上散在多个砂粒小体。

4.血管瘤型

瘤组织由大量形态不规则的血管及梭形细胞构成，血管壁透明变性，内皮细胞无增生现象，丰富血管基质中见少量肿瘤性脑膜细胞巢。

（二）临床表现

其特点为：生长缓慢，早期症状不明显；首发症状多为肢体麻木，其次是乏力，根痛居第三位；晚期临床表现与神经纤维瘤类似。

（三）辅助检查

1.腰椎穿刺及脑脊液检查

脑脊液蛋白含量中度增高。压颈试验出现蛛网膜下隙梗阻。

2.X 线平片

X 线平片的表现与神经纤维瘤基本相似，但脊膜瘤的钙化率比神经纤维瘤高，因此，有的可发现砂粒状钙化。

3.CT

CT 平扫时肿瘤为实质性，密度稍高于正常脊髓，多呈圆形或类圆形，边界清楚，瘤内可有钙化点为其特点，肿瘤均匀强化。椎管造影 CT 扫描可见肿瘤处蛛网膜下隙增宽，脊髓受压向对侧移位，对侧蛛网膜下隙变窄或消失。

4.MRI

MRI 检查具有重要的定位、定性诊断价值。MRI 平扫的矢状位或冠状位显示肿瘤呈长椭圆形，T_1 加权像多呈等信号或稍低信号，边缘清楚，与脊髓之间可有低信号环带存在。T_1 加权像信号均匀，稍高于脊髓，钙化显著时信号也可不均质。肿瘤均匀强化，多有"硬脊膜尾征"为其特征性表现。

（四）诊断

中年以上妇女缓慢出现肢体麻木无力，应及时行辅助检查，明确诊断，以防误诊。

（五）治疗

手术切除为首选治疗。

手术时应注意：①肿瘤附着的硬脊膜应一并切除，可防止复发。②应先断其基底，以减少出血。③脊髓腹侧肿瘤，应先行包膜内分块切除，肿瘤体积缩小后再切除包膜。

手术后并发症与神经纤维瘤相同。

（六）预后

脊膜瘤为良性肿瘤，完全切除后，预后良好。

四、脊髓室管膜瘤

脊髓室管膜瘤是一种常见的脊髓神经胶质瘤，占髓内肿瘤的 50%～60%，多发生在青壮年，男女发病率大致相同。肢体乏力、麻木、感觉迟钝和过敏、疼痛、膀胱直肠功能障碍是其主要的临床表现。

（一）病理

脊髓室管膜瘤起源于脊髓中央管的室管膜细胞或退变的终丝，沿中心管向脊髓两端长轴生长。肿瘤在脊髓内沿脊髓纵轴膨胀性生长，可累及多个脊髓节段，多呈梭形。颈胸髓脊室管膜瘤的发生率明显高于下部脊髓、圆锥和终丝室管膜瘤。肿瘤呈灰红色，质地较软，血运不丰富。肿瘤与脊髓组织常有明显分界。多数为实质性，少数可有囊性变。

肿瘤细胞密集呈梭形，可见有管腔样排列或乳头状排列，或呈菊花状结构。若肿瘤细胞出现核分裂和瘤巨细胞，血管丰富，内皮细胞和外膜细胞增生，有出血、坏死等表现，即为恶性室管膜瘤或室管膜母细胞瘤。

按组织学类型的不同，室管膜瘤分为五型：细胞型、乳头状型、上皮型、透明细胞型和混合型。位于脊髓内的室管膜瘤多为典型的细胞型及上皮型。脊髓下段室管膜瘤以乳头状为主，而脊髓上段室管膜瘤以上皮型及细胞型为主。

（二）临床表现

病程一般较长，早期症状多不明显。首发症状多表现为肿瘤部位相应肢体麻木、乏力，根性疼痛少见。感觉障碍多为自上而下发展，感觉平面不明显。常有不同程度的感觉分离现象。自主神经功能障碍出现较早，早期为小便潴留，受累平面以下皮肤菲薄、汗少。晚期小便失禁，易发生褥疮。

（三）辅助检查

1.腰椎穿刺及脑脊液检查

压颈试验多表现为不完全梗阻。脑脊液检查淋巴细胞轻度增多，脑脊液蛋白定量轻度增高。

2.CT

在没有 MRI 的条件下，CT 是诊断脊髓室管膜瘤的优先选择检查。主要表现为脊髓中央区边界清楚的稍低或等密度的占位性病变，呈轻、中度均匀强化。

3.MRI

在平扫 MRI 的 T_1 加权像上，大部分肿瘤呈等或低信号，T_2 加权像上呈略高或高信号，一半以上呈明显均匀强化，有囊性变或出血者，呈不均匀强化。脊髓室管膜瘤的特征性 MRI 表现有以下表现。

（1）脊髓中央长香肠形占位性病变。

（2）强化后肿瘤边界及轮廓更加清楚。

（3）83%肿瘤一端或两端可见囊腔，与肿瘤相关的脊髓囊腔，特别是上颈段囊腔延伸至延髓（锥体交叉以上），造成第四脑室底部上抬，是上颈段脊髓室管膜瘤特征性表现。

（4）终丝室管膜瘤合并有椎间孔扩大，肿瘤边界清楚。

（四）诊断

凡出现肢体感觉和运动障碍伴感觉分离现象，感觉障碍由上而下发展者，应考虑髓内肿瘤的可能，及时行 MRI 检查，以明确诊断。

（五）治疗

1.手术治疗

早期手术切除是治疗脊髓室管膜瘤最有效的方法。由于肿瘤与脊髓组织常有明显的界限，所以，借助显微神经外科技术可使大多数的脊髓室管膜瘤达到全切除而又不显著加重症状。由于手术效果与术前神经功能状态呈正相关关系，因此，一旦确诊，应尽早手术。

手术时应注意：①正中切开脊髓，尽量避免牵拉脊髓。②吸引器的吸力不能太大，双极电凝的功率不能太高，电凝的时间不能太久，并且尽量减少电凝止血。③囊性变者，先穿刺放液，然后分离切除，应力争完整切除肿瘤。④缝合软膜、硬脊膜、椎板，复位固定。⑤马尾部的巨大室管膜瘤，由于肿瘤与马尾神经粘连明显，应分块切除。⑥避免误伤脊髓前动脉。⑦恶性室管膜瘤可行大部切除减压。

2.放射治疗

手术已经完全切除的良性室管膜瘤，手术后不再推荐放疗；对于未能全切除的良性室管膜瘤及恶性室管膜瘤术后要进行放射治疗。

（六）预后

患者的预后与术前神经功能状态及肿瘤的部位、性质、长度、直径以及治疗方法和切除程度等因素有关。肿瘤能否全切与瘤体大小关系不大，主要取决于肿瘤与脊髓的粘连程度。良性室管膜瘤，若能完全切除，很少复发，一般不需要放疗，可获得良好效果。若不能全切除，复发不可避免，应辅以放疗。恶性室管膜瘤经大部切除减压加术后放疗或化疗，也可获得不错的效果。90%～100%良性室管膜瘤手术后神经功能障碍能得到满意的恢复，但大部分病人留有不同程度的感觉障碍，运动障碍无明显加重。

五、脊髓内星形细胞瘤

（一）概述

脊髓星形细胞瘤的发病率相当低，大约每年每10万人中有0.8～2.5例，是颅内星形细胞瘤的1/10。由于不少脊髓髓内星形细胞瘤患者选择非手术治疗（如放疗），因此准确发病率报告不一。某医院神经外科报告经术后病理证实椎管内肿瘤877例，其中髓内星形细胞瘤70例，占同期椎管内肿瘤的7.98%，占同期髓内肿瘤的18.9%。星形细胞瘤多见于儿童和青年，约占10岁以下儿童硬膜内髓内肿瘤90%，在30岁以下青年人占60%，60岁以上非常罕见。虽然脊髓任何部位均可发生，但发生部位以颈胸段最多。和颅内星形细胞瘤不同，髓内星形细胞瘤大多属于低级别（WHO I～II级），成人髓内高级别星形细胞瘤比例只占10%～30%，儿童中更低，只占7%～25%。随着MR和显微手术技术的发展，使脊髓髓内肿瘤的定位、定性诊断更准确，手术疗效进一步提高。

（二）病理学

成人颅内星形细胞瘤多数为高级别，而成人脊髓星形细胞瘤却以低级别为主，儿童中更主要为低级别星形细胞瘤。其中纤维型星形细胞瘤、毛细胞型星形细胞瘤、肥胖细胞型星形细胞瘤较常见，而原浆型星形细胞瘤、多形性黄色星形细胞瘤、室管膜下巨细胞型星形细胞瘤罕见。

（三）临床表现

脊髓髓内星形细胞瘤发病病程长短不一，从1个月至22年，平均病程约为1.5年临床最常见的症状为运动异常如肌力减弱、肌萎缩和肌束震颤、精细动作笨拙等，其次为感觉障碍如感觉缺失、感觉过敏、疼痛，再次为括约肌功能障碍（包括排尿困难、尿潴留、尿失禁等）。

（四）影像学

星形细胞瘤的诊断和术前评价主要依靠MRI。在MRI影像上，星形细胞瘤的表现多样。一般表现为T_1加权像上混杂低信号，T_2加权像上为混杂高信号，边界欠清。低级别胶质瘤如毛细胞星形细胞瘤几乎不增强，高级别胶质瘤增强明显。虽然少见，但毛细胞型星形细胞瘤有时可见出血。囊变可见于肿瘤本身或肿瘤邻近部位。因为以上表现缺乏特异性，因此不能依靠影像学诊断确定病理性质。

（五）诊断和鉴别诊断

患者临床症状相对于其他髓内肿瘤缺乏特异性，但是患者发病年龄有一定意义，星形细胞瘤多见于儿童和青年，特别是儿童髓内肿瘤要高度怀疑星形细胞瘤。脊髓星形细胞瘤的诊断手段主要为MRI。多数肿瘤T_1WI像上为等或轻度低信号，由于周围有水肿，肿瘤大小难以确定。T_2WI像上为高信号，周围水肿也为高信号，边界不清。肿瘤可因出血和囊变表现为信号不均。增强检查可为少许或中度强化，少数间变或胶质变的肿瘤可有明显强化。

（六）治疗

1.手术

约 30%脊髓髓内肿瘤的星形细胞瘤因边界和正常组织难以辨清，很少能做到完全切除，但积极的手术治疗仍然是髓内星形细胞瘤的首选。脊髓星形细胞瘤手术目的在于明确诊断，实现脊髓减压，为进一步放疗提供基础。

星形细胞瘤多以浸润性生长为主，仅分化较好的毛细胞型星形细胞瘤（WHO 分级 Ⅰ 级）和低分级的星形细胞瘤（WHO 分级 Ⅱ 级）与周围正常组织的界限清楚，此界限在儿童患者比成人更容易辨认，手术应该严格按照此界限进行切除。

恶性度高的星形细胞瘤界限欠清楚。与切除边界较清楚的室管膜瘤不同，一旦肿瘤的背侧暴露出来，应该先从肿瘤中部开始，尽可能行瘤内切除减压，而不应试图从肿瘤两极开始切除，因为恶性星形细胞瘤与周围组织缺乏明显边界。术中利用超声定位，并使用超声吸引器可以减少对脊髓的损伤。术中体感诱发电位（SSEP）和运动诱发电位（MEPs）检测大大提高了对脊髓神经传导通路的辨认，两者配合使用可以降低致残率。

肿瘤导致的空洞、血肿和囊变也应尽量切除，并且硬脊膜需做人工硬膜修补、减张缝合，这样既能达到内减压又能达外减压的目的。仔细缝合硬脊膜防止脑脊液漏，亦可放置硬膜外引流数日。术后使用激素和甘露醇以减轻脊髓水肿。术后 72 小时内行 MRI 检查确定手术切除程度和下一步治疗方案。

2.放疗

当肿瘤不能全切时，应考虑术后放疗。因为脊髓星形细胞瘤的发病率低，目前少量的随机化治疗结果还不足以提供足够的证据来确立治疗指南，甚至没有明确的证据确定星形细胞瘤的术后放疗是否确实有效。然而考虑到肿瘤往往难以达到全切和肿瘤的组织病理性质，一般认为术后的放疗还是可取的。

3.化疗

化疗方面的报道非常少，其效果还不理想。但在高级别胶质瘤已行手术和放疗以后，可以作为一种挽救性治疗手段。目前还没有疗效确切的方案可供选择，可参考脑星形细胞瘤化疗方案。

总之，脊髓髓内星形细胞瘤的治疗依然为挑战性难题之一，有明显边界的肿瘤，无论级别如何，应该追求多切除。如无明显边界，应以活检或减压为主要目的。放疗的效果有争议，但依然为临床接受。化疗仅有少量报道，效果不佳，但近年来，化疗联合放疗有所探索，结果依然需要大宗随访。

（七）预后

星形细胞瘤患者的预后主要取决于肿瘤分级（细胞形态和分化状况）和症状持续时间。低级别（WHO Ⅱ 级）的 5 年生存率为 70%；而高级别（WHO 分级 Ⅲ～Ⅳ）的 5 年生存率最好为 30%；也有报道称平均生存率在儿童是 13 个月，在成人 6 个月。特别要说的是，高级别的肿瘤易复发，并且近一半会向颅内发展。术前已有的神经损伤多难以因手术而显著改善。

六、先天性椎管内肿瘤

先天性椎管内肿瘤，是由胚胎残余发生而来的良性肿瘤，可以生长在髓内或髓外。包括表皮样囊肿、皮样囊肿、畸胎瘤、脊索瘤、脂肪瘤及肠源性囊肿等。

椎管内表皮样囊肿和椎管内皮样囊肿均起源于椎管内异位的发育成皮肤的胚层。椎管内表皮样囊肿又称椎管内胆脂瘤，是椎管内先天性肿瘤中最常见的一种肿瘤，占椎管内肿瘤的5%～10%，小儿可高达20%。椎管内皮样囊肿又称皮样瘤，是一种比较少见的先天性椎管内良性肿瘤，约占椎管内肿瘤的0.5%～3.9%，儿童可达10%。

椎管内畸胎瘤是由一个以上胚叶多种组织构成的先天性异位真性肿瘤，椎管内畸胎瘤罕见，约占椎管内肿瘤的0.5%。

椎管内脊索瘤起源于脊索胚胎组织，属于低度恶性肿瘤。

椎管内脂肪瘤属于良性肿瘤，比较少见，约占椎管内肿瘤的1%。

椎管内肠源性囊肿是一种少见的先天性脊髓囊肿，常合并肠道、脊柱裂及脊髓畸形。

（一）病理

椎管内表皮样囊肿是外胚层上皮成分的包涵物。椎管内皮样囊肿含有外胚层与中胚层两种成分，如汗腺、皮脂腺等皮肤附件、毛发和皮肤全层，偶有骨和软骨。

椎管内畸胎瘤由外胚叶、中胚叶、内胚叶三个胚叶衍化的组织组成，瘤内含有牙齿、毛发等油脂状物质。

脊索是胚胎时期位于背中央的中胚层组织，随胚胎发育逐渐退化，其残余组织即成为脊索瘤的来源。一半以上的脊索瘤位于骶椎。

椎管内脂肪瘤是由间质组织胚胎发育异常而引起的，也有人认为椎管内脂肪瘤起源于脊髓软膜。

椎管内表皮样囊肿和椎管内皮样囊肿多发生在脊髓圆锥马尾部，3/4位于髓外硬膜下，部分位于髓内，少部分位于硬脊膜下。肿瘤包膜完整，呈囊肿样结构。表皮样囊肿呈半透明状，内含光亮白色的豆腐渣样物质，为脱落的角化上皮，富含胆固醇结晶。其囊壁由复层鳞状上皮构成，其底层为纤维结缔组织及真皮层。表皮样囊肿偶有恶变为鳞状上皮癌，呈浸润性生长，可随脑脊液广泛播种性转移。皮样囊肿的囊壁较厚，在复层鳞状上皮基底有较多的纤维组织及真皮层，内含皮肤附属结构如汗腺、皮脂腺及毛囊，内容物中常有毛发。椎管内表皮样囊肿及皮样囊肿恶变率低于1%。

椎管内畸胎瘤可生长于硬膜外、硬脊膜内或髓内，多见于骶尾部。肿瘤内可含有毛发组织、牙齿、骨、软骨、消化道腺体、甲状腺体及结缔组织等。常伴有囊性变、出血和中央坏死。椎管内畸胎瘤可分为成熟的、幼稚的及恶性畸胎瘤三种类型。

椎管内脊索瘤多发生于骶尾部，瘤体呈分叶状结构，质地松脆呈胶冻状，浅灰色半透明，有时可见出血和钙化。肿瘤组织中可见上皮样瘤细胞，呈泡沫状称为空泡细胞。10%的晚期脊索瘤，尤其是反复手术者，可发生转移，常见的转移部位为肺、肝、骨。

椎管内脂肪瘤好发于脊髓圆锥内，向脊髓内外生长。肿瘤呈黄色，类似正常脂肪组织。肿瘤组织和脊髓多无明显界限，在脊髓表面呈弥漫性生长，可累及多个节段。

椎管内肠源性囊肿常见部位是下颈段及腰骶部。囊肿内衬消化管样细胞，其上皮有多种成分，包括被覆单层或复层立方或柱状上皮、黏液腺和平滑肌、室管膜和胶质组织等。椎管内肠源性囊肿仅含有内胚层成分，若组织学上发现有其他胚层的证据则提示为畸胎瘤。

（二）临床表现

1.先天性椎管内肿瘤的共同表现

（1）生长缓慢，病程较长。

（2）可见于任何年龄，但青少年发病率高，男女无明显差别。

（3）早期症状不明显。

（4）多发生于胸髓以下节段，尤其是脊髓圆锥马尾部。

（5）首发症状多为小便障碍或下肢无力，疼痛少见，常有马鞍区感觉障碍等。

（6）常合并隐性或显性脊椎裂、脊髓空洞症等其他先天性畸形。

（7）多数病人继发出现足畸形，如弓形足、足下垂等。

（8）晚期均出现慢性脊髓受压表现。

（9）肿瘤部位多出现椎弓根间距加宽、椎体后缘弧形压迹和硬化等表现。

2.先天性椎管内肿瘤的特征性表现

（1）马尾区的表皮样囊肿可出现坐骨神经分布区的神经根性痛或膀胱痛，常伴有骶椎隐裂。

（2）椎管内皮样囊肿常伴有骶尾部皮瘘，这是皮样囊肿的重要临床特点。

（3）椎管内脊索瘤可造成大部分骶骨破坏；腰穿时若刺入肿瘤内，可抽吸出肿瘤组织；如果肿瘤侵犯脊柱，可累及腹膜后组织。

（4）椎管内畸胎瘤通常伴有脊髓纵裂与脊柱裂。

（5）椎管内脂肪瘤常伴有皮下脂肪瘤及脊髓栓系综合征。

（6）椎管内肠源性囊肿常合并肠道、脊柱裂及脊髓畸形。

（三）诊断

对于病史较长、年龄较轻且双下肢运动及感觉障碍及大小便功能障碍者，应想到先天性椎管内肿瘤的可能，应尽早行 MRI 检查，以便明确诊断。有时仅靠 MRI 鉴别各种先天性椎管内肿瘤也有困难，需要手术病理诊断才能确诊。

椎管内表皮样囊肿的 MRI 表现一般在 T_1 加权像上呈低信号，T_2 加权像上为高信号，瘤质不均匀而致信号强度变化不定是其 MRI 特征，不强化。

（四）治疗与预后

对于先天性椎管内良性肿瘤，手术切除是唯一治疗方法。恶性者，应采取以手术为主的综合治疗。放疗与化疗对先天性椎管内良性肿瘤无效。

手术时，要根据肿瘤的部位和性状行囊内容物清除、瘤壁部分或全部切除。先天性椎管内肿瘤大都有完整包膜，但与脊髓或马尾神经根有明显粘连，手术往往难以完全切除肿瘤。特别是髓内先天性肿瘤，如果瘤体巨大或肿瘤和马尾神经粘连严重，可仅行包膜内肿瘤分块切除，切除大部分包膜，防止脊髓或马尾神经的严重损伤。在切除先天性椎管内肿瘤时，应强调显微外科技术的应用。

马尾部的表皮样囊肿，包膜常与马尾神经粘连或将其包绕在肿瘤内，给肿瘤全切带来困难。无菌性脊髓脑膜炎是表皮样囊肿的并发症之一，因此，在切开肿瘤包膜前，病变周围的蛛网膜下隙要用棉片覆盖，防止内容物流入引起无菌性脊髓脑膜炎。

皮样囊肿手术切除时应连同瘘管一同切除。

对于椎管内恶性畸胎瘤，手术切除后应辅助放疗或化疗等。

椎管内脊索瘤手术后容易复发，建议辅以放射治疗。

椎管内脂肪瘤因肿瘤生长较广泛且与脊髓无明显界限，故手术全部切除比较困难，若强行切除会造成正常脊髓损伤，因此，可行椎板切除及部分肿瘤切除减压。

手术切除是治疗椎管内肠源性囊肿唯一有效的治疗方法。

先天性椎管内肿瘤常与神经粘连紧密，手术不易全部切除，但复发较缓，预后常较好。恶性肿瘤或恶性变者，预后不良。

七、椎管内转移瘤

椎管内转移瘤又称脊髓转移瘤，是身体其他部位的组织或器官的恶性肿瘤，通过血行转移到脊髓或脊髓附近的恶性肿瘤直接侵袭脊髓。通常起病急、发展快，短期内即可造成严重的脊髓损害。椎管内转移瘤约占椎管内肿瘤的15%左右。

常见的原发肿瘤为肺癌、乳腺癌、前列腺癌，其次为淋巴瘤、肉瘤、肾癌、黑色素瘤或脊柱恶性骨瘤直接侵入。淋巴瘤或白血病对脊髓侵袭多见于老年人和中年人。椎管内转移瘤多发生于胸段，其次为腰段，颈段和骶段相对少见。椎管内转移瘤，大都位于硬脊膜外，常破坏椎板而侵入椎旁肌肉组织中，椎体受累占80%以上。30%～50%为多发转移灶。

（一）临床表现

1.起病方式

起病急，病情发展快，发病后多在1个月内出现脊髓休克，呈弛缓性瘫痪。

2.首发症状

背部疼痛是最常见（80%～95%）的首发症状。可表现为三种类型。

（1）局部痛：最常见，多呈持续性、进行性，不受运动或休息影响。

（2）脊柱痛：疼痛可随运动而加重，随休息而减轻。

（3）根性痛：运动可使疼痛加重。根性痛以腰骶段病变多见（90%）、其次为颈段（79%）、胸段（55%）。

3.神经损害症状

一般在疼痛持续数天至数周后出现神经感觉、运动与自主神经功能障碍。多数情况下，一旦出现神经损害症状，病程即迅速发展，可在数小时至数天内出现截瘫。

（二）辅助检查

1.CT

可以显示脊柱局部骨质破坏，椎体膨大、塌陷或脊柱畸形等，强化扫描可见到不同程度强化的病灶。

2.MRI

MRI是诊断椎管内转移瘤最佳检查之一。可以三维观察病灶，并有利于发现多发病灶之间的关系。除可显示椎体破坏、塌陷或脊柱畸形外，还可以显示脊髓受侵害的程度。多数椎管内转移瘤在MRI的T_1加权像上呈低信号，T_2加权像上呈高信号，并有不同程度的强化。

3.单光子发射计算机断层扫描（SPECT）

SPECT与派特一样，在诊断全身性转移瘤方面有其独特的优势，鉴于价格昂贵不能作为首选检查方法，只有在 MRI 不能确定时才考虑选择应用。SPECT 在显示椎体外病灶（椎弓、椎板、横突、棘突）方面优于 MRI，可同时显示多发性病灶，表现为放射性核素的局部集聚。

（三）诊断

对于有肺癌、乳腺癌、前列腺癌、淋巴瘤等容易发生骨转移的恶性肿瘤患者，一旦出现背部疼痛或无肿瘤史，但新近出现局部疼痛或根性痛并伴脊柱压痛，卧床休息不能缓解，随后出现脊髓受压症状者，要高度怀疑椎管内转移瘤。应及时行辅助检查，明确诊断。早期诊断对椎管内转移瘤极为重要，若能早期诊断，97%的患者可保存运动功能。

（四）治疗

1.非手术治疗

对于放疗敏感的椎管内转移瘤，采取放疗加激素治疗不仅能缓解疼痛等临床症状，而且可以抑制病灶的发展，尤其是多发性病灶，更适合放射治疗。对于化疗敏感的肿瘤（如淋巴瘤、神经母细胞瘤）也可以进行化疗。

2.手术治疗

椎管内转移瘤的手术治疗的意义与效果存在争议。多数人认为对普通放疗不敏感肿瘤，可选择手术治疗或"伽马刀"或"射波刀"等定向放疗"切除"。手术的目的有二：①根治性切除病灶，达到局部治愈。②缓解疼痛，保存神经功能，改善脊柱稳定性。但是，对于预计生存期有限的衰弱病人、广泛脊柱转移和重要脏器严重疾病以及胸膜或后腹膜疾病的患者，一般不考虑手术治疗。

手术方式根据不同病情，多选择局部病灶切除+脊髓减压术+脊柱固定术。手术后除继续应用激素外，还要根据情况配合放疗或化疗。

（五）预后

患者的预后与发病快慢、进展速度、治疗前神经功能状态、原发肿瘤性质和部位、椎体受累数量、患者年龄、体质情况以及治疗方法等因素有关。

发病急、进展快者，预后不良；治疗前神经功能状态良好者，预后相对好；发生截瘫超过 24 小时者，运动功能预后差；单发转移灶者预后好于多发转移灶者；肾癌脑转移瘤优于乳腺癌、前列腺癌和肺癌脑转移瘤；乳腺癌脑转移瘤优于肺癌脑转移瘤。

放疗的效果通常与放疗前神经功能状态、病程进展速度和肿瘤对放疗的敏感性有关。

有人报道手术治疗可使82%的患者术后病情改善，中位生存期为16个月，2年生存率为46%，一组72例胸椎转移瘤进行前入路经胸椎体切除减压术加椎体重建与固定术中，术后92%疼痛缓解，52%恢复正常肌力，1个月内的死亡率为3%，1年生存率为62%。在后入路手术加脊柱固定术的资料中，6个月的生存率为51%，1年生存率为22%。

部分儿童病例的预后相对较好，经综合治疗可获得长期生存。因此，对儿童脊柱转移瘤，特别是继发于神经源性肿瘤者，应采取积极治疗。

八、椎管内动脉瘤

脊髓动脉瘤非常少见，发病年龄多见于 20～60 岁。大多数脊髓动脉瘤与脊髓动静脉畸形、动静脉瘘相关（动静脉畸形、动静脉瘘合并动脉瘤的发生率为7%左右）；少数为孤立的动脉瘤，有学者（Pia HW）在 3000 例脊髓血管造影中仅发现 1 例孤立的动脉瘤，Gonzalez 等报道 4 例孤立脊髓动脉瘤可能是迄今为止病例数最多的报道，国内韩氏报道一例单独腰椎管内动脉瘤。

目前的研究认为，伴发于动静脉畸形、动静脉瘘的动脉瘤和单纯的动脉瘤无论病因、病理还是治疗方面都有较大差异。

（一）病因

Yuki Ohmori 等报道 1 例发自胸段髓周动静脉瘘供血动脉的动脉瘤，作者发现动脉瘤位于根髓动脉加入到脊髓后动脉的转弯处，所以推测这些动脉瘤可能与 AVM 或大动脉收缩造成的血流动力学改变有关。目前研究认为，90%以上伴发于动静脉畸形的动脉瘤与畸形血管或大动脉的收缩有关，在一些病例动静脉畸形成功切除后，动脉瘤常会自发退化消失。国内蔡学见报道 1 例 C_2 锥体下缘动静脉畸形合并动脉瘤，作者则认为，先天发育畸形可能也是动脉瘤的形成原因。

（二）病理学特征

椎管内孤立的动脉瘤与颅内动脉瘤和伴发于血管畸形的动脉瘤不同，很少发生在血管分叉处，却常常发生在动脉的行程中；椎管内动脉瘤的口径较颅内者明显小，形状多为梭形、无明显瘤颈；另外椎管内动脉瘤很少有粥样硬化改变。

伴发于动静脉畸形、动静脉瘘的动脉瘤，常发生在血管的分叉和转弯处；动脉瘤形状多为囊形、有明显的瘤颈。

上述两种情况在镜下均显现为内弹力层断裂或劈开成多层，平滑肌细胞稀少且被胶原纤维分割，即镜下组织病理特征表现为内弹力层和肌肉组织基本消失。

（三）临床表现

典型表现为动脉瘤破裂引起的 SAH 表现：突发头痛，颈项部疼痛、颈强直，或腰背部疼痛（视动脉瘤的部位而异），以及脑膜刺激征阳性。椎管内动脉瘤也可以表现为脊髓压迫症，出现相应的运动、感觉或括约肌症状。

需要强调的是，虽然椎管内动脉瘤非常少见，但它的破裂是造成颅内 SAH 的原因之一。在无明显的出血来源或 SAH 局限在椎管内时要考虑到本病的存在。

（四）诊断

脊髓 MRI 可以发现血管"流空"影，提示局部有流速较快的血管存在，可以作为有创的血管造影之前的筛选检查。

脊髓血管造影是主要的辅助诊断手段，可以明确椎管内动脉瘤的诊断以及伴发的其他血管畸形。

（五）治疗

目前主要治疗方法有手术治疗、介入栓塞治疗。在手术治疗方面，对于孤立的动脉瘤，鉴于动脉瘤多为梭形，如果动脉瘤远端无血流，可以阻断并直接切除动脉瘤；如果动脉瘤远端有血流，则不能直接夹闭动脉瘤，可以选择包裹动脉瘤；如果动脉瘤的主干血管包裹困难，也可以尝试做显微血管重建。对于伴发于血管畸形的动脉瘤，动脉瘤可以为囊状，可以在处理完血管畸形后，行夹闭术。

第五章　颅内感染性疾病

第一节　化脓性脑膜炎

化脓性脑膜炎指的是由化脓性细菌所引起的脑膜炎。由于此类感染主要波及蛛网膜下腔，所以脑、脊髓、颅神经以及脊神经均可受累，而且还常常伴有脑室壁及脉络丛的炎症。

一、病因

化脓性脑膜炎可由任何化脓性细菌引起。最常见的致病菌为脑膜炎双球菌、嗜血流感杆菌和肺炎球菌。其次为金黄色葡萄球菌、链球菌、大肠杆菌、变形杆菌、沙门氏菌及绿脓杆菌等。其他较为少见。新生儿脑膜炎以大肠杆菌和溶血性链球菌为多见。开放性颅脑损伤所引起的多数为葡萄球菌、链球菌和绿脓杆菌。感染途径：①由邻近的化脓性病灶所引起的，包括副鼻窦炎、中耳炎、乳突炎、扁桃体炎、颈部的化脓性病灶、颅骨骨髓炎、硬脑膜外、硬脑膜下脓肿以及脑脓肿等。②由颅脑损伤所引起的，包括开放性颅脑损伤和颅底骨折等。③由远离的化脓性病灶经血行感染所引起的，包括细菌性心内膜炎、肺部的化脓性感染，菌血症以及其他远处的化脓性病灶。④某些先天性的病变，如脑膨出或脊膜、脊髓膨出破溃时，感染也可直接进入蛛网膜下腔。皮样囊肿如果与外界相沟通时，也可引起直接感染。⑤由于神经外科手术后感染所引起，包括颅脑和脊髓的手术。

二、病理

各种致病菌所致的化脓性脑膜炎的病理变化大体上相似。早期只有大脑表面的血管扩张、充血，随之炎症迅速沿蛛网膜下腔扩展，且有大量脓性渗出物覆盖于脑表面和沉积于脑沟、脑池和脑的基底部。有时炎症也可波及脑室内。脓液的颜色与致病菌种类有关，如脑膜炎双球菌，金黄色葡萄球菌、大肠杆菌及变形杆菌的脓液常为灰或黄色；肺炎双球菌脓液为淡绿色；绿脓杆菌的脓液为草绿色等。发病数周后，由于脑膜粘连致使脑脊液的吸收障碍和循环受阻，从而引起交通性或非交通性脑积水。如并发脑动脉炎，可引起脑缺血或脑梗死。此外，还可引起颅内静脉窦血栓形成、硬脑膜外、硬脑膜下脓肿或脑脓肿等。显微镜下可见脑膜甚至室管膜及脉络丛有炎症细胞浸润，以多形核白细胞为主。有时还可发现致病菌。此外，还可见脑膜及脑皮质的血管充血或血栓形成，脑组织有水肿，神经元变性及神经胶质细胞增生等表现。

三、临床表现

本病通常为爆发性或急性起病，少数为隐袭性发病。初期常有全身感染症状，如畏冷、发热、全身不适等。并有咳嗽、流涕、咽痛等上呼吸道症状。头痛比较突出，伴呕吐、颈项强直、全身肌肉酸痛等。精神症状也较常见，常表现为烦躁不安、谵妄、意识蒙眬、昏睡甚至昏迷。有时可出现全身性或局限性抽搐，在儿童尤为常见。检查均可发现明显的脑膜刺激征，包括颈项强直、克尼氏征及布鲁津斯基征阳性。视乳突可正常或充血、水肿。由于脑实质受累的部位与程度不同，可出现失语、偏瘫、单瘫，及一侧或双侧病理征阳性等神经系统的局灶性体征。由于脑基底部的炎症常累及颅神经，故可引起睑下垂、瞳孔散大固定、眼外肌麻痹、斜视、复视、周围性面瘫、耳聋及吞咽困难等。颅内压增高也较常见，有时可致脑疝形成。

四、诊断

化脓性脑膜炎的诊断除根据病史和临床表现外，实验室检查也十分重要。急性期间周围血象中白细胞总数增高，中性粒细胞占 80%~90%。脑脊液检查早期即有炎症性改变，压力增高，外观混浊，甚至为脓性，细胞数可高达（1000~10000）×10^6/L（1000~10000/mm³）以上，且以多形核白细胞为主。恢复期才以淋巴细胞为主。脑脊液中蛋白含量增高，但糖与氯化物明显降低。50%病例经过脑脊液涂片检查及细菌培养可查到致病菌。脑脊液的免疫蛋白测定可发现 IgG 或 IgM 均明显增高。乳酸脱氢酶含量也增高。特别是免疫荧光抗体染色、免疫对流电泳测定抗原及乳酸凝集实验等均有助于病原等的诊断。放射学检查：虽然头颅 X线拍片及各种造影很少发现阳性改变，头颅 CT 扫描在病变早期也可无异常发现，但随着病变的进展，CT 增强扫描时可见脑膜呈线状强化。如并发硬脑膜下积液，CT 片上可见于颅骨内板下方出现新月形低密度区。包膜形成时，其内膜可被强化。炎症波及室管膜及脉络丛时，可显示脑室壁线状强化。如并发脑积水则可见脑室扩大等。如脑实质受累则显示低密度区和占位效应。MRI 检查依病变的不同阶段而有不同表现，在病变早期可见脑膜及脑皮质呈条状信号增强、脑组织广泛水肿、脑沟裂及脑回变小。在病变中期，可在皮质及皮质下出现缺血性病灶以及脑室周围出现间质性水肿。后期，可见脑积水、硬脑膜下积液或脑萎缩。

五、鉴别诊断

根据发热、头痛、脑膜刺激征以及脑脊液中多形核白细胞增多为主的炎症性变化等，诊断不难。但应与下列疾病相鉴别。

1.非化脓性脑膜炎

因为不论是结核性、病毒性、真菌性和其他病原体所引起的非化脓性脑膜炎也会出现发热、头痛及脑膜刺激征，所以应鉴别，非化脓性脑膜炎的脑脊液细胞反应多为淋巴细胞，而化脓性脑膜炎的脑脊液中细胞增多以多形核白细胞为主，加上糖含量降低和乳酸脱氢酶增高可排除非化脓性脑膜炎。

2.机械、化学、中毒性脑膜损害以及癌性脑膜病

这些情况也会出现与化脓性脑膜炎类似的临床表现，但通常凭详细的病史、原发病的确定，对疾病转归的观察以及试验性治疗等可使诊断得以澄清。

3.出血性脑血管病

出血性脑血管病，特别是蛛网膜下腔出血往往突然发病，也可有发热、头痛及脑膜刺激征等，但腰椎穿刺脑脊液呈血性可证实诊断。

六、治疗

化脓性脑膜炎的诊断一经确定，即应立即采用相应的抗生素进行治疗。若病原体明确者应针对病原菌选用敏感的药物。若一时无法明确者，可按一般发病规律选用药物，如脑膜炎双球菌、肺炎双球菌感染可首选青霉素 G；嗜血流感杆菌应首选氨苄西林及四环素；肺炎球

菌首选头孢菌素、氯霉素或卡那霉素；大肠杆菌首选氨苄西林及头孢菌素；厌氧杆菌和变形杆菌首选卡那霉素及庆大霉素；沙门菌属则首选氨苄西林及氯霉素；绿脓杆菌首选多粘菌素及庆大霉素。如果全身给药效果欠佳，可结合鞘内给药。若临床上考虑为多种致病菌混合感染，则需联合用药。使用抗生素的同时尚须注意营养，水电解质平衡，防治脑水肿和加强护理。在充分使用抗生素的情况下给予肾上腺皮质激素类药，有助于控制脑水肿和减轻炎症反应。

七、并发症及后遗症

化脓性脑膜炎的常见并发症包括硬脑膜下积液、积脓、脑脓肿、脑梗死、静脉窦血栓形成等颅内化脓性感染性疾病以及细菌性心内膜炎、肺炎、化脓性关节炎、肾炎、眼睫状体炎甚至弥散性血管内凝血等颅外病变。后遗症包括癫痫、脑积水，失语、肢体瘫痪以及颅神经麻痹。

八、预后

本病的预后在磺胺类药特别是抗生素问世以后已大为改观。若诊断及时、治疗恰当，预后均较好。但年老或新生儿以及存在严重并发症和神志昏迷者预后则较差。

第二节　细菌性脑膜炎

一、流行性脑脊髓膜炎

化脓性脑膜炎占细菌性脑膜炎的大部分，而流行性脑脊髓膜炎又是化脓性脑膜炎中较常见者，且属于国家法定乙类传染病，特分述于后。

流行性脑脊髓膜炎简称流脑，由脑膜炎球菌引起的急性脑膜炎。主要临床表现为突然发热、剧烈头痛、呕吐、皮肤及黏膜出血点和脑膜刺激征。流行特点是带菌患者和轻型患者多，经空气传播，好发于冬春季节，多见于儿童。呈世界分布。发达国家平均发病率（1～5）/10万，流行时升高。发展中国家以非洲发病率最高，年平均发病率 70/10 万左右，每 7～10 年出现一次周期性流行。我国从 20 世纪 50 年代到 20 世纪 70 年代已经发生 3 次周期性大流行，自 1958 年全面对易感儿童注射国产 A 群脑膜炎双球菌多糖菌苗，发病率逐年下降。到 1996 年发病率为 0.518 1/10 万，死亡率 0.0289/10 万，病死率 5.578%，在传染病中列第 5 位。2007 年发病 1212 例，死亡 124 例，死亡人数占同年各种传染病第 7 位，且感染菌群近年有 B 群和 C 群等比率增加，值得注意。

（一）病原学

流脑病原体是脑膜炎球菌，属奈瑟菌属，革兰氏阴性，呈肾形，多成对排列或四个相联，接触面略扁平。脑脊液中的细菌多数位于中性粒细胞内，仅少数在细胞外。在血液培养基和含有 5%～10%CO_2 环境中易生长。对外界环境抵抗力弱，不耐热，怕日光，在温度高 56℃及干燥环境皆易死亡。脑膜炎球菌对寒冷有一定耐受力，保存在 4℃卵黄盐水中，用涂片法观察细菌数量逐日减少，3 周后大部分保存液中看不到典型菌；在固体培养基上也不见细菌生长，但接种到新的卵黄盐水培养后，方能在固体培养基上生长良好，此方法称为脑膜炎双球菌复苏试验。本菌对一般消毒剂敏感，如在漂白粉、乳酸、1%苯酚溶液和 1∶1 000 升汞液中 1min 死亡，紫外线照射 15min 死亡。本菌因特异性荚膜多糖体的不同分为不同的群，目前已发现有 A、B、C、D、29E、X、Y、Z、W135、H、I、K 和 L 等 13 个群，其中 A、B、C 群占 90% 以上，每群又可分若干血清型，血清型又可分为若干亚型。全球流行菌群分布相对集中，如欧洲和澳洲 B 群较多，而美洲则以 C 群为主，非洲及亚洲多年来为 A 群流行，偶发其他群流行。历年我国流脑发病以 A 群引起的最多，B 群多为带菌，但近几年临床报告散发病例 B 群和 C 群有上升趋势，且 C 群曾在安徽引起局部流行。

（二）流行病学

1.传染源

传染源是患者和带菌者，其中带菌者和仅有上呼吸道炎的患者是本病的主要传染源，典型患者在潜伏期至病后 10d 内有传染性，但发病后被迫卧床，与人群接触机会少，故作为传染源的重要性相应减少。但又由于患者呼吸道排出的病原菌多为流行菌株，所以仍有隔离的必要。

流行期间人群鼻咽部带菌率显著增高，带菌人数为患者的 10～20 倍。一般带菌规律是流行季节高于非流行季节，流行区高于非流行区，流行年高于非流行年但某些地区带菌率高达 70% 以上而并未发现患者，相反，有的地区带菌率仅在 10% 左右就出现了患者。流脑的流行主要与人群中该群脑膜炎球菌的人群相应抗体水平有关。

2.传播途径

主要通过空气飞沫传播，在空气不流通处 2m 以内接触者均有因吸入带菌者呼吸道飞出含有流脑病菌的泡沫颗粒而感染。因病原菌在体外活力极弱，通过玩具及日用品间接传播的机会极少，但同睡、喂乳、接吻等密切接触对 2 岁以内婴幼儿的传播有重要意义。

3.易感人群

人对流脑普遍易感。成人在多次流行过程中，70%～80% 通过隐性感染获得了免疫，故发病者多为儿童，6 个月至 2 岁的婴幼儿发病率最高。人群易感性的高低是由血清中群特异性杀菌抗体所决定的，所以来自农村的青年，在城市流脑流行时易发病；有低丙球蛋白血症和补体系统缺乏者，更易感染和发病。病后获持久免疫力，再次患病者罕见。

4.流行特征

（1）散发性和周期性：疫苗应用以前流脑发病多是常年散发，且有一定周期性，3～5 年一次小流行，7～10 年出现一次大流行。在普遍实行预防接种后，这种规律已被打破。但随人体抗体水平的下降及菌型的改变可出现流行，特别应警惕 B 群流行的可能性。

（2）明显季节性：一般多在冬春季。发病例数自 12 月份开始增加，到次年 3～4 月份达高峰，5 月份开始下降。其他月份偶有发病。

5.近年流行趋势

由于疫苗及抗菌药面世，半个世纪以来，流脑的防治取得显著成效，但由于全球交通频繁及耐药菌株的出现，特别在经济欠发达的地区时有流行暴发，我国近 20 年来未发生大流行，但是每年都有散发病例，在全国法定 38 种传染病中死亡数仍在第 7 位前后，并且 C 群感染在儿童中有增多趋势，亦有 C 群及 W135 群局部流行的报告，这些非 A 群流脑一般病情较重，病死率亦较高，值得注意。

（三）发病机制和病理

脑膜炎球菌藉菌毛黏附于鼻黏膜而侵入鼻咽部后，如人体免疫力不足以将其消灭，则病原菌在鼻咽部繁殖，大多成为带菌状态，部分表现为上呼吸道炎而获得免疫力。当人体免疫力明显下降或细菌毒力较强时，病原菌经鼻咽黏膜入血循环，多表现为暂时性菌血症，少数发展为败血症，侵犯脑脊髓膜。

细菌抵达中枢神经系统的营养血管，形成局部血栓并释放细菌栓子，通过血-脑屏障到达脑膜。细菌中的某些成分如内毒素刺激血管内皮细胞、巨噬细胞、星型细胞和小胶质细胞产生细胞因子，如 TNFα、IL₁-β 等可刺激脑血管内皮细胞上的白细胞黏附受体，促使白细胞黏附于血管壁，释放蛋白溶解酶，破坏内皮细胞间的连接，导致血-脑屏障渗透性增高，使白细胞及血浆蛋白大量渗入脑脊液中。同时，这些细胞因子还可激活花生四烯酸代谢中的酶，产生前列腺素（PG）及血小板活化因子（PAF）等代谢产物，加重血管损害，PAF 还可引起血小板、中性粒细胞和单核细胞聚集，使血-脑屏障渗透性进一步增加及脑血栓形成，引起脑膜炎症反应。IL-1 尚能调节成纤维细胞的增殖，使炎症组织局部纤维化且与颅内粘连有关，进而导致脑脊液循环不畅，引起脑积水和脑神经损害，严重内毒素血症导致微循环障碍及 DIC，出现休克、出血及多脏器衰竭。

败血症期的主要病理改变为血管内皮损害，血管壁出现炎症、坏死和血栓形成，血管周围出血。皮下、黏膜和浆膜可有局灶性出血。

脑膜炎期的病理改变是，在早期炎性渗出物主要在大脑顶部表面，以后逐渐蔓延，波及全部大脑表面、基底部，脊髓膜被一层浓液覆盖。随炎症发展，浅表软脑膜均因纤维蛋白的渗出物覆盖而呈颗粒状，脑膜表面血管极度充血，并有血管炎或血栓形成，血管壁坏死、破裂或出血。软脑膜下及脑室周围的脑实质可有细胞浸润、出血、坏死和变性，发生脑膜脑炎。稠厚的脓块或粘连可闭塞马氏孔、路氏孔及大脑导水管造成梗死性脑积水。感染波及周围脑神经或因颅内压力增高使脑神经受压、坏死，可引起相应的脑神经损害。在小儿，炎症经脑膜间的桥静脉发生栓塞性静脉炎，导致硬膜下积液或积浓。其他脏器也可出现化脓性病灶如心肌炎、化脓性心包炎及关节炎等。

（四）临床表现

感染脑膜炎球菌后，60%～70%成为带菌者；25%呈出血点型；7%表现为上呼吸道炎，仅 1%表现为典型的化脓性脑膜炎。

1.潜伏期

1～10d，一般为 2～3d。

2.临床类型

（1）普通型：典型患者可有上呼吸道感染期、败血症期、脑膜炎期，但分期不易严格区分。多数为急性起病，有发热、畏寒、鼻塞、咽干、全身不适、头痛、头晕等症状。经 1～2d，亦有数小时后，体温上升到 40℃左右，伴有寒战、头痛加重、恶心、呕吐、烦躁或嗜睡、皮肤出现瘀点，部分患者先出现充血性斑丘疹，经过数小时后，转为出血性皮疹，或淤点与斑丘疹同时存在。部分患者可有关节痛或腹痛、腹泻，脾大。1～2d 或数小时内，头痛加剧，呕吐呈喷射性，烦躁不安，谵语或昏迷。颈强直，克氏征与布氏征阳性，部分患者可有惊厥及病理反射阳性，婴儿可有前囟饱满或隆起。病程中或后期常出现口周单纯疱疹。

（2）重症败血症（原称暴发型休克型）：起病急骤，突然高热，畏寒或寒战，常 24 h 内迅速出现严重的中毒症状，面色苍白，口周发灰，四肢发凉，嗜睡或烦躁不安，于短时间内出现广泛皮肤、黏膜瘀点及瘀斑，脉搏细数；晚期可出现体温下降、面色发灰、四肢厥冷、皮肤发花、脉搏微弱、静脉塌陷、血压下降或测不出等周围循环衰竭症状或体征；可伴有呼吸急促，少尿或无尿，甚至昏迷，血培养脑膜炎球菌多为阳性。

（3）重症脑膜脑炎型（原称暴发型脑膜脑炎型）：起病急，常于 1～2d 出现严重中枢神经系统症状。患者表现为高热，剧烈头痛，喷射性呕吐，面色苍白等，继而转入昏睡或昏迷。常有惊厥、血压升高，脉率相对缓慢，肌张力增高，上肢伸直内旋或全身强直、甚至角弓反张。如不及时治疗可发展成脑疝，患者出现瞳孔不等大，对光反射消失，眼球固定，甚至出现呼吸节律改变或呼吸骤停而死亡。

（4）重症流脑混合型：此型以脑膜脑炎及休克型兼具为临床表现，多数自休克发展为混合型，亦可自脑膜脑炎表现开始又合并休克，混合型均为重型，治疗较困难，预后较差。

（5）慢性脑膜炎球菌败血症：偶见于成人，迁延数月，常有低热和（或）散在出血点，但一般症状轻少，只在血培养或瘀斑涂片可获致病菌阳性而确诊。

3.实验室检查

（1）血象：白细胞总数多升高，常大于 $20×10^9$/L，以中性粒细胞为主，大于 80%～90%，并可见中毒颗粒及空泡。重者有类白血病现象，预后较差，应引起重视。血小板，普通型多正常或偏低，重症败血症型血小板显著减少，常小于 $80×10^9$/L，最低可降至 $10×10^9$/L 以下。

（2）脑脊液检查：脑脊液压力升高至 2.0kPa（200mmH$_2$O）以上，外观浑浊或脓样，白细胞数常大于 $1000×10^9$/L，以多核为主，常大于 0.9（90%），蛋白显著增高，糖及氯化物降低。

（3）细菌学检查：①淤点涂片：可见到革兰氏阴性双球菌，阳性率可达 60%～80%，有早期快速诊断价值。②血培养及脑脊液培养，最好在用抗菌药之前取标本，在含 CO$_2$ 的环境中培养可以提高阳性率。培养阴性不能排除诊断。③鼻咽拭子培养：鼻拭子培养阳性率较咽拭子为高，培养阳性对诊断有重要参考价值。

（4）免疫学试验：①抗原检测：应用特异性抗体检测血、尿、脑脊液中的脑膜炎球菌可溶性荚膜多糖抗原，是早期快速确定病原的较好方法。常用的方法有对流免疫电泳法，乳胶凝集试验，协同凝集试验，反向血凝法以及酶联免疫吸附试验等。②抗体检测：取患者早期和恢复期血清，特异性抗体升高 4 倍有诊断价值。常用的方法有间接血凝试验、间接免疫荧光法及酶联免疫吸附试验等。③核酸检测：应用 PCR 检测患者急性期血清或脑脊液中脑膜炎球菌的 DNA 特异片段是更敏感的方法。

4.并发症及后遗症

（1）早期并发症：支气管肺炎、肺水肿、肺梗死、呼吸窘迫综合征（RDS）、DIC、急性肾衰竭、心肌炎、心内膜炎、化脓性关节炎、中耳炎、副鼻窦炎、截瘫及面神经瘫痪等。

（2）后期并发症：变态反应性关节炎、硬膜下积液、脑神经损害、皮肤坏疽、坏死及运动性失语等。

（3）后遗症：失语、耳聋、瘫痪、癫痫、痴呆等。

（4）以下指标提示易发生并发症或后遗症：①脑脊液内细菌消失时间延长到达到 24～

36h。②住院时出现休克、紫癜，体温 38℃并持续 5d 以上者，发生迟发性关节炎或脉管炎。③周围血白细胞大于 $20×10^9/L$ 或小于 $5.0×10^9/L$。④脑脊液白细胞大于 $10×10^6/L$ 糖小于 1.11mmol/L。⑤C－反应蛋白达到 300mg/L。

（五）诊断

流脑起病急，发展快，暴发型病例死亡也快，而合理治疗见效快预后好，所以早发现、早诊断、早期合理治疗对预后至关重要，同时病原菌及药敏检测对做到诊断可靠及准确治疗又非常关键，所以不可忽视早期细菌学检查。

1.临床诊断

（1）流行病学：根据流行季节，本地有本病流行史，或患者有密切接触史等。

（2）临床表现：根据患者突然高热、剧烈头痛、喷射性呕吐、皮肤黏膜出血点或瘀斑，脑膜刺激征阳性，小儿前囟饱满等。

2.实验室诊断

根据白细胞总数及中性粒细胞明显增高，脑脊液呈化脓性改变；结合皮肤瘀点或脑脊液涂片，或血及脑脊液培养，或尿、脑脊液病原检查等，其中任何一项阳性均可确定诊断。病原学检查阴性，而双份血清抗体升高 4 倍以上或 IgM 抗体阳性，亦可确诊。

（六）鉴别诊断

1.化脓性脑膜炎

病原菌多为肺炎双球菌、流感杆菌、金黄色葡萄球菌、大肠埃希菌等。单凭临床表现难以与流脑区分。主要是从皮肤淤斑及血、脑脊液培养或涂片检出不同病原菌来鉴别。

2.虚性脑膜炎

某些急性传染病人有严重毒血症时，可表现脑膜刺激症，但除脑脊液除压力稍高外，其他均正常，多见于小儿。

3.流行性乙型脑炎

多发生于夏季，脑实质损害严重，昏迷、惊厥较多见，皮肤一般无淤点；休克少见。脑脊液澄清，细胞数多在 $500×10^6/L$ 以下，糖及氯化物正常或稍高；细菌学检查阴性。

4.结核性脑膜炎

起病多缓慢，多有结核病史，中等度发热，有消瘦、盗汗等症状，脑脊液可呈毛玻璃样，细胞数多在以 $500×10^6/L$ 内，以单核细胞为主，薄膜形成试验细菌可阳性，涂片、培养或动物接种可找到结核杆菌。用聚合酶链反应（PCR）技术检测结核杆菌的 DNA 片段阳性有助于诊断。

5.其他疾病

病毒性脑膜炎、流行性出血热、中毒性菌痢、脑型疟疾、中暑、脑出血等也应与流脑相鉴别。

（七）预后

自磺胺类药物与抗生素用于流脑治疗之后，病死率由原 70%降至 5%～10%。在流脑的死亡病例中，发现有些因素与死亡明显相关。

（八）治疗

20 世纪 60 年代对流脑治疗积累了丰富的临床经验，其一是抗菌药的应用，其二是针对病机的治疗，使预后大为改观。流脑治疗不但效果好，且起效快，关键是要防止误诊误治。关于流脑抗菌药物合理应用注意以下事项。

（1）化脓性脑膜炎的病原菌因患者年龄、免疫功能等状况不同而异，如青少年病原多为脑膜炎双球菌，新生儿则大肠、葡萄球菌较多见。除了重视病原检查外，经验性使用抗菌药亦要求做到一步到位。延误治疗严重影响预后。

（2）解剖特点：大脑位于一个容积固定的颅腔中，脑脊液循环经过各个脑室及脑室之间细小导管，一旦有炎性渗出则很容易造成粘连阻塞，使脑压升高，诱发脑疝及积水积脓等严重并发症，所以必须做到早期有效抗菌治疗。

（3）血-脑屏障：血-脑屏障对脑组织起保护作用，但发生感染时又要求局部有效抗感染药物浓度阻止炎症发展，所以临床用药要求除了解各种抗菌药物的敏感率以外，同时还要了解其透过血-脑屏障的百分率，并要求剂量与用法亦应合理，以保证颅内有合适的血药浓度，控制病情发展，确保安全。

（4）脑组织对抗菌药不良反应特点：如青霉素毒性较低，但透过血-脑屏障的仅为血药浓度的 1%，而当在 CSF 中达到 10mg/ml 时，患者可发生惊厥；氯霉素 80%可透过血-脑屏障，但如引起黄疸升高可致核黄疸。

（5）合理选择抗菌药。最好是做到细菌阳性并按药敏结果而合理用药，但实践中多为临床经验性用抗菌药，既要求早用最佳方案保证疗效，同时要防止盲目多种联合用药，如本人会诊曾遇到一个流脑患者，建议停用 4 联抗菌药而选用 2 联，但经治医生为图保险仍用 4联，且使用时间达到 2 周，结果引起耐药菌继发感染，虽抢救成功但有脑膜粘连，脑积水，最后只好做脑室腹腔引流术。所以针对化脓性脑膜炎的特殊性必须强调诊治的科学性。

1.普通流脑的治疗

（1）一般治疗及护理：按呼吸道传染病隔离，卧床休息；给予流质或半流质饮食，保证每日液体需要量，入量不足者应静脉补液；保持皮肤清洁，防止淤斑破溃而引起继发感染；保持呼吸道通畅，呼吸困难者应给予吸氧。

（2）对症治疗：发热可用物理降温；头痛用解热镇痛药；烦躁不安或惊厥可给予地西泮、苯巴比妥等镇静药；呕吐者肌内注射氯丙嗪或甲氧普胺。

（3）抗菌治疗：我国主要流行菌为 A 群脑膜炎球菌，对青霉素及磺胺基本敏感，故可首选青霉素。个别不能确定病原者可用三代头孢。

青霉素：本药血-脑屏障透过率低，故宜用成人 320 万 U～400 万 U，8h1 次，静脉滴注；儿童 20 万 U/（kg·d），1/8h，静脉滴注，疗程 3～5d。静脉滴注时，将青霉素 G 钠盐加入 50～100ml 葡萄糖或生理盐水内，如无钠盐，可用青霉素钾盐，加入 100～150ml 液体中，均在 40min 至 1h 内滴完。

磺胺类药：①磺胺嘧啶（SD）：成人首剂 2g，以后每次 1g，8h 1 次；儿童首剂 50mg/kg，以后 100～150mg/（kg·d），加等量碳酸氢钠，分 3～4 次口服，疗程 5～7d。不能口服者，可用 5%磺胺嘧啶钠静脉注射。应保证每日液体入量及尿量并定期检查尿常规及磺胺结晶。治疗 2～3d 病情无好转或恶化时，应改用其他抗菌药。②复方磺胺甲恶唑（复方新诺明）：成人每次 2 片，12h 1 次；儿童为 40～50mg/（kg·d），分 2 次口服，12h 1 次；疗程 5～7d。

氯霉素：成人 50mg/（kg·d），儿童 50～75mg/（kg·d），分 3 次，静脉滴注或口服，

疗程 5～7d。一般只用于不宜用磺胺或青霉素的患者，或病情危重需用 2 种抗菌药以及病原难以确定的化脓性脑膜炎才选用。应注意定时检查外周血白细计数。新生儿和妊娠妇女不宜用氯霉素。

三代头孢菌素：如头孢噻肟或头孢曲松，其优点是抗菌活性高，半衰期长，脑脊液中药物浓度高。成人 1～2g，l/8h，静脉滴注或肌内注射。儿童 40～80mg/（kg·d），分 2～3 次静脉滴注。

（4）激素：可减轻中毒症状，也可降低颅内压，减少颅内炎性粘连。通常开始使用氢化可的松静脉滴注，儿童 5～8mg/（kg·d），成人 100～200mg 或地塞米松 5～10mg，1～2 次/d 静脉滴注，用 2～3d。

2.重症流脑休克型治疗

（1）控制感染：是抢救本病关键措施，应早期静脉给予抗菌药。可酌情选用。

用青霉素或加磺胺嘧啶静脉滴注。但休克时不宜用磺胺类药物，应待休克纠正后再用三代头孢菌素。

（2）补充有效血容量：纠正酸中毒：首选液体为 2：1 液（2 份生理盐水和 1 份 1.4% 碳酸氢钠），早期血压尚未明显下降时，只需快速静脉滴注，密切观察血压。血压下降时，必须静脉推注液体，儿童 10～20ml/kg，成人 300～500ml，便收缩压升到 12.0kPa（90mmHg）以上，改为快速滴注。血压稳定并有尿后改为维持量。如果休克明显，酸中毒严重，首批液体可用 5%碳酸氢钠，成人 150～250ml，儿童 3～5ml/kg，然后再输 2：1 液。休克纠正后，改为生理维持量。全日液体总量一般成人 2500～3000ml、小儿 80～150ml/kg，其中含钠液体应为 1/3 左右，缺钾者见尿补钾。

（3）解除血管痉挛，改善微循环：毛细血管前动脉、微动脉及微静脉的痉挛是微循环紊乱最终导致器官衰竭的始动病机，所以不失时机给予解痉药物，同时补充血容量是纠正微循环紊乱及防止或逆转休克的关键措施。主要药物及用法如下。

山莨菪碱：成人每次 20～40mg，儿童每次 10～20mg 静脉推注或快速滴注，每 10～15min 一次，至面色潮红、四肢温暖后逐步延长给药时间或减量，维持 12h 左右至尿量恢复，血压平稳而渐停。过量时可出现皮肤发红，瞳孔散大，心率过快，甚至躁动、谵妄。此时应停用山莨菪碱，继续补液，必要时给予地西泮等镇静药，约 12h 可复常。

阿托品：在补足血容量的前提下，一般为 0.02～0.05mg/kg，用 50%葡萄糖注射液稀释后于 5～10min 内静脉滴注，每 10～20min 一次。

多巴胺：本品是一种内源性儿茶酚胺，为体内合成去甲肾上腺素的前体物质，对皮肤、骨骼肌血管有轻度收缩作用，直接兴奋心肌 B 受体，增加心肌收缩力，提高心排血量；直接激动肾、肠系膜和冠状动脉、颅内小动脉血管床多巴胺受体，使血管扩张，增加肾、冠状动脉、脑血管的血流量，保证重要器官的血液供应。用法：多巴胺 10～20mg 加入 10%葡萄糖 100ml 内静脉滴注，开始以 75～100μg/min 速度滴注，血压回升后调整到合适的滴速，最大剂量可用 500μg/min。超过上述大剂量快速滴入，可引起心律失常和血管收缩。临床以发绀消失、皮肤转暖、面唇转红、脉搏有力、血压平稳、尿位增多等作为停药指征。

（4）重酒石酸间羟胺（阿拉明）：本药可使皮肤、骨骼肌血管收缩，提高血压，升压作用较缓慢，同时具有增加心肌收缩力或扩张肾血管的作用，故在内毒素性休克时在解痉扩容基础上可作为提升血压的常用药。用法：间羟胺 10mg 加入 10%葡萄糖液 100ml 内静脉滴注，滴速依血压情况而定，有时可与多巴胺一起滴注。

（5）肾上腺皮质激素：毒血症严重和有大量淤斑或休克者，可给予氢化可的松 100～200mg，儿童 2～4mg/kg，加入葡萄糖液或生理盐水内静脉滴注，1～2/d。休克缓解后即可停药。也可用地塞米松 5～10mg 加入莫菲管内滴注。

（6）强心药：休克伴有心力衰竭、酸中毒，低血容量已纠正，而血压上升仍不满意者，在大量液体扩容的同时可用强心药，如毛花苷 C（西地兰），毒毛花苷 K。

（7）肝素：早期休克出血点或淤斑迅速增加；试管法凝血时间缩短（8min 以内）的患者可酌用肝素。1mg/kg（1mg=124U），加入 50～100ml 液体中静脉滴注；必要时可将首次剂量加入 10%葡萄糖 20ml 中静脉推注，以后再静脉滴注。在抗感染的同时，流脑引起的 DIC 较易控制，一般 1～2 次肝素即可奏效。DIC 后期，纤维蛋白溶酶大量增加，血管内纤维蛋白大量溶解而使出血加重，即纤溶亢进阶段，此时宜用纤溶抑制剂，如 6-氨基己酸，抗纤血溶芳酸等。

3.重症流行性脑膜脑炎的治疗

（1）控制感染：首选青霉素大剂量滴注与磺胺嘧啶联合治疗，或以三代头孢菌素静脉滴注。

（2）降低颅内压、减轻脑水肿：①颅内压增高者可用 20%甘露醇或 25%山梨醇，剂量 1g/kg，于半小时内静脉推注，1/6～8h。2 次用药之间给 50%葡萄糖液 60～80 ml 静脉推注，②重症颅内高压增高或合并脑疝：首剂应用尿素 0.5～1g/kg，用 20%甘露醇或 25%山梨醇配成 30%尿素溶液（忌用生理盐水，慎用葡萄糖液）静脉推注或快速滴注；为了防止脱水后脑水肿反跳，在用药后 4～6h 再给一次 20%甘露醇静脉注射。脑疝纠正后，继续用甘露醇；必要时加用呋塞米（速尿）80～100mg 静脉注射。同时应注意水、电解质平衡。

（3）改善微循环：本病多有微循环障碍，应给予山莨菪碱 1～2mg/kg 静脉注射，1/20～30min。合并呼吸衰竭时，可用氢溴酸东莨菪碱 0.02～0.04mg/kg 静脉注射，1/20～30min，必要时可与山莨菪碱交替使用。氢溴酸东莨菪碱除有扩张微循环作用外，尚有明显兴奋呼吸作用，使呼吸加深加快，同时对中枢神经有镇静作用，对因脑水肿所引起的躁动不安有效。

（4）对症处理：控制惊厥以地西泮注射液注射效果最快，然后再肌内注射苯巴比妥钠，以巩固疗效；脑水肿明显时可用地塞米松 10mg 从莫菲管内滴注；有呼吸衰竭时，给予呼吸中枢兴奋剂，保持呼吸道通畅及吸氧；反复惊厥不止或呼吸衰竭经过积极处理仍缺氧明显时，应进行气管切开或气管插管，以备必要时用人工呼吸机控制呼吸。

4.混合型

根据病情，参照重症流脑休克型及流脑脑炎型治疗。

（九）预防

采取以注射菌苗为主的综合防治措施。

1.控制传染源

（1）早期发现病人，隔离至症状消失后 3d。

（2）流行期间如有以下情况者应进行医学观察或治疗。①上呼吸道感染症状；②有发热、头痛、呕吐等表现；③2 岁以下小儿拒乳、嗜睡、哭闹不安；④皮肤黏膜有出血点者。

（3）患者入院后，居室要通风换气，洗晒衣被，并进行消毒处理。

（4）对带菌者应给予药物治疗，消除带菌状态。

2.防止传播

外出要戴口罩，流行期间减少大型室内集会及人群交往，重点应加强托幼机构、中小学校、部队的预防工作。

3.保护易感人群

（1）流行期间可选用 0.3%呋喃西林或 3%小檗碱滴鼻或喷雾，2/d，共 3d。

（2）对密切接触者可选用下列药物预防。①磺胺嘧啶：成人 2g/d，小儿 100mg/（kg·d），分 2 次，加等量碳酸氢钠口服，连续 3 d。②氟喹诺酮类药物：诺氟沙星或环丙沙星每次 0.4g，2/d 口服，连用 3d。③复方磺胺甲恶唑：成人每次 2 片，2/d，口服；儿童酌减，连续 3～5d。④利福平：成人每次 300mg，2/d，儿童 5～10mg/（kg·d），分 2 次，共 4 d。⑤米诺环素：成人每次 100mg，2/d；儿童 2mg/（kg·d），分 2 次，连服 5d。

（3）流脑菌苗预防接种。已研究成功疫苗有 A 群单价、C 群单价、A+C 二价及 A 群 C 群 V 群和 W135 群四价疫苗，但流脑疫苗在 2 岁以内儿童抗体应答较差，B 群尚无有效疫苗。国产 A 及 A+C 群疫苗已经成功用于儿童计划免疫措施或流行区的限制流行接种，效果可靠。接种流脑疫苗以 15 岁以下儿童为接种对象，由农村入伍的新兵，由农村进入城市的人员，有免疫缺陷者都应给予预防接种。发现新的流行区应扩大接种各年龄人群进行限制性预防接种，防止疫情扩大。

二、其他细菌性脑膜炎

细菌性脑膜炎是由各种细菌感染引起的软脑膜和蛛网膜的炎症。除脑膜炎球菌外，肺炎双球菌、流感杆菌、葡萄球菌、肠道革兰氏阴性杆菌、铜绿假单胞菌和李斯特菌等较为多见。

（一）病原学和流行病学

细菌性脑膜炎因病因不同而存在明显的地域性。在我国，脑膜炎球菌、肺炎球菌和流感杆菌引起者占整个细菌性脑膜炎的 2/3，而在欧美等国，流感杆菌脑膜炎所占比例较高，可能与社会菌群差异、人群免疫状态等因素有关。

肺炎球菌脑膜炎呈散发性，多见于冬春季，以 2 岁以下婴幼儿和老年人多见，常继发于肺炎、中耳炎等疾病或发生于颅脑手术之后，约 20%病例无原发病灶可寻。95%的流感杆菌脑膜炎由 B 组流感嗜血杆菌引起，80%～90%发生于 3 个月至 3 岁，全年均可发病，但以秋冬季节最多，2/3 发病前有上呼吸道感染，1/3 继发于支气管肺炎。葡萄球菌脑膜炎发病率较低，占全部脑膜炎的 1%～2%，较多见于新生儿，常于产后 2 周发病，机体免疫力低下时亦可发病，主要由金黄色葡萄球菌引起，偶见表皮葡萄球菌，各季节均可发病，以 7～9 月份多见。革兰氏阴性杆菌脑膜炎由肠杆菌科的大肠埃希菌、克雷白杆菌、变形杆菌等及假单胞菌科的铜绿假单胞菌等引起，占新生儿和 2 岁以下小儿脑膜炎发病率的 60%～80%，其中大肠埃希菌最为常见，克雷白杆菌次之。李斯特菌脑膜炎多见于婴幼儿和老年人，也见于伴发免疫缺陷的成人患者。

（二）发病机制和病理

细菌可通过多种途径侵入脑膜。

1.血源性

所有致病菌均可以游离细菌、感染性血栓或菌栓等方式经血循环到达脑膜。流感嗜血杆菌常伴有菌血症，血源性感染是其最常见的侵入途径。

2.直接扩散

致病菌形成面部疖肿、中耳炎、筛窦炎、乳突炎、海绵窦炎等病灶，可进一步经局部血管、淋巴管及破坏的骨板岩鳞缝等扩散至颅内。葡萄球菌感染可形成硬膜外脓肿、脑脓肿等、脓肿破裂可导致脑膜炎症。此外，颅脑外伤、脑脊液鼻漏等也是细菌直接扩散的重要途径，以葡萄球菌多见。

3.医源性途径

颅脑手术污染、脑室引流及造影或腰穿均可能将细菌带至蛛网膜下隙。

4.产道感染

肠道革兰氏阴性杆菌可在产前或产时感染，病菌来自于母亲的产道或直肠，患儿多有难产、早产或胎膜早破等病史。合并颅骨裂、脊柱裂、脑膜膨出或皮肤交通性窦道的婴儿，致病菌多直接由缺陷处侵入脑膜。

各种致病菌导致脑膜炎的发病机制和病理改变与脑膜炎球菌类似。

（三）临床表现

多数起病急，均有发热、头痛、呕吐、嗜睡、惊厥、意识障碍及脑膜刺激征。各种脑膜炎的具体特点如下。

1.肺炎球菌脑膜炎

本病起病急，有高热、头痛、呕吐和脑膜刺激征。约85%发生不同程度的意识障碍，表现为谵妄、昏迷、嗜睡、昏睡等。脑神经损害约占50%，主要累及动眼神经和面神经，滑车和展神经亦可累及。皮肤淤点少见。

多次发作的复发性脑膜炎绝大多数由肺炎球菌引起，发作间隔为数月或数年。复发的原因包括先天性缺陷、脑脊液鼻漏或颅骨损伤；慢性乳突炎或鼻窦炎等脑膜旁感染灶存在；宿主免疫功能缺陷和儿童脾切除后；治疗不彻底等。

脑脊液呈脓性，有时含块状物，细胞数及蛋白含量增加，乳酸脱氢酶活性明显升高，晚期有蛋白、细胞分离现象，为椎管阻塞所致。脑脊液涂片可见革兰氏阳性双球菌，培养常呈阳性。应用对流免疫电泳或乳胶凝集试验有助于病原诊断。

2.流感杆菌脑膜炎

流感杆菌脑膜炎起病较其他细菌性脑膜炎缓慢，从前驱症状往往经数天至1～2周后出现脑膜炎症状。临床表现与其他脑膜炎基本相同。13%有昏迷或休克。皮肤、黏膜瘀点甚为罕见。

脑脊液涂片常见革兰氏阴性短小杆菌，阳性率达80%。血液和脑脊液培养阳性率高于流脑。应用对流免疫电泳、酶联免疫吸附试验等方法检测脑脊液中的荚膜多糖抗原，可迅速诊断。细胞溶解物实验阳性也有助于本病诊断。

3.葡萄球菌脑膜炎

该病发生脑膜炎症状前往往有脓毒性病灶，多有持久而剧烈的头痛，脑膜刺激征较其他脑膜炎更为明显。全身皮肤可出现多形性皮疹，如瘀斑、瘀点、猩红热样皮疹、皮肤脓疱等，以小脓疱皮疹最具特征性。脑脊液呈脓性，蛋白含量很高。涂片可找到葡萄球菌。脑脊液或血液培养出葡萄球菌可确诊。对流免疫电泳、乳胶凝集试验、反向被动血凝实验和荧光抗体法检测脑脊液中的葡萄球菌特异性抗原具有快速诊断价值。

4.肠道革兰氏阴性杆菌脑膜炎

病情进展较缓慢，临床表现与其他细菌性脑膜炎相同。铜绿假单胞菌脑脊液可呈黄绿色，具有特征性。确诊有赖于细菌学检查。

5.李斯特菌脑膜炎

起病急，90%患者的首发症状是发热，多在39℃以上。有严重的头痛、眩晕、恶心和呕吐，脑膜刺激征明显，常伴有不同程度的意识障碍，多于1～2d昏迷。脑神经损害常见。少数起病缓慢，病程较长且有反复。脑脊液常规示白细胞计数增高，以多核细胞为主，涂片可发现小的革兰氏阳性杆菌。血和脑脊液培养阳性可确诊。

6.其他细菌引起的脑炎

如梭杆菌、脆弱拟杆菌、梭状芽孢杆菌等厌氧菌，以及巴斯德菌、链球菌等均可引起脑膜炎，但临床上较为少见。

（四）诊断和鉴别诊断

根据上述临床表现，脑脊液呈化脓性改变即可诊断细菌性脑膜炎。结合脑脊液生化、涂片及细菌培养、血培养以及免疫学检查做出病原学诊断。

各种致病菌所致的脑膜炎临床表现类似，应相互鉴别，有赖于细菌培养、涂片结果和免疫学检测。

（五）并发症

肺炎球菌脑膜炎由于脑脊液中纤维蛋白含量高，易造成粘连，如果确诊较晚或治疗不合理易并发硬脑膜下积液或积脓、脑积水、脑脓肿、脑神经损害等。失语、偏瘫、耳聋、共济失调及脑膜炎后癫痫也可见。流感杆菌脑膜炎易出现硬膜下积液，占30%左右，多发生在1岁以内前囟未闭的婴儿。少数李斯特菌脑膜炎患者可发生脑干炎而呈复视、发音和吞咽困难、面神经瘫痪和偏瘫等，可有肢体瘫痪、共济失调、面肌麻痹、括约肌功能紊乱等后遗症。

（六）治疗

（1）肺炎球菌脑膜炎：青霉素可作为首选药物，成人2000万U/d，儿童为20万～40万U/kg，分次静脉滴注。症状好转、脑脊液接近正常后成人可改为800万U/d继续应用，疗程不少于2周。对青霉素耐药者可选用第三代头孢菌素如头孢曲松或头孢噻肟，也可联合应用万古霉素和利福平。喹诺酮类药物加替沙星对肺炎球菌也有效。原发病灶如中耳炎、筛窦炎等需同时根治，以防止病情反复。

（2）流感杆菌脑膜炎：目前推荐的治疗方案有：①氨苄西林，150～200mg/（kg·d），分次肌内注射或者静脉滴注；②氯霉素，50～75mg/（kg·d），分次静脉滴注；③联合应用氨苄西林和氯霉素。由于氯霉素对新生儿毒性较大，应首选氨苄西林，如必须应用则应减量至25mg/kg。疗程应大于2周或热退后5d。对氯霉素耐药和产G内酰胺酶的菌株推荐应用第三代头孢菌素，如头孢噻肟4～6g/d、头孢曲松2～3g/d。美罗培南也可选用。

（3）葡萄球菌脑膜炎：产青霉素酶金黄色葡萄球菌可选用苯唑西林、氯唑西林等耐酶青霉素或万古霉素，也可选用喹诺酮类、利福平等。产酶株虽然可对青霉素G仍然敏感，但药物诱导酶产量增加而导致治疗失败。耐甲氧西林的金葡菌最好选用万古霉素或替考拉宁，磷霉素也可作为辅助治疗。万古霉素 30mg/（kg·d），分 2～3 次静脉滴注。万古霉素与利福平联合用于单用前者治疗失败者，可明显提高疗效。凝固酶阴性的葡萄球菌首选万古霉素，也可考虑耐酶青霉素、氨基糖苷类药物，应根据药敏结果选择药物。葡萄球菌脑膜炎易复发，疗程要长，体温正常后继续用药 2 周或脑脊液正常后继续用药 1 周。

（4）肠道革兰氏阴性杆菌脑膜炎：大肠埃希菌脑膜炎应重视药敏试验，同时考虑药物透过血-脑屏障的难易程度。半合成青霉素、第二代和第三代头孢菌素、氨曲南等可选用。氨基糖苷类抗生素除阿米卡星外血-脑屏障通透性均较差，必要时鞘内或脑室内注射给药。喹诺酮类药物如氧氟沙星、环丙沙星等对青霉素、头孢菌素或氨基糖苷类药物耐药的菌株有较好疗效。肺炎克雷伯菌大多对氨苄西林耐药，宜用头孢菌素和氨基糖苷类联合治疗。克雷白杆菌脑膜炎易合并脑室炎，可选用庆大霉素鞘内注射。铜绿假单胞菌耐药率高，可根据药敏选用第三代头孢菌素或选用哌拉西林加氨基糖苷类抗生素联合用药。更为有效的治疗有第四代头孢菌素如头孢克定、头孢吡肟等及碳青霉烯类如美罗培南、阿培南等。

（5）李斯特菌脑膜炎：李斯特菌对青霉素、氨苄西林、庆大霉素均敏感，治疗一般联合应用氨苄西林和庆大霉素。氨苄西林婴儿剂量 300mg/（kg·d），分 3 次给药，成人 300mg/（kg·d），分 6 次给药，疗程 3 周，免疫缺陷者可延长至 6 周，以防复发。

（七）预后

预后与年龄、感染的细菌种类、病情轻重程度、治疗时机、并发症等多种因素有关。婴幼儿因免疫功能不健全，抵抗力差，加之早期诊断困难，故预后较差。新生儿细菌性脑膜炎病死率高达 60%～75%，特别是宫内感染及肠道细菌感染引起者。肺炎球菌脑膜炎病死率高，一般在 30%～60%，远高于流脑，高龄、合并意识障碍、抽搐频繁者预后较差。流感杆菌脑膜炎自抗生素广泛应用以来病死率已下降至 10% 以下。金黄色葡萄球菌脑膜炎病死率甚高，达 50% 以上。肠道革兰氏阴性杆菌脑膜炎往往发生于存在解剖学异常或免疫缺陷的个体，预后甚差，铜绿假单胞菌脑膜炎病死率高达 60% 以上。

（八）预防

1.积极处理原发病

患上呼吸道感染、肺炎、中耳炎、疖肿及其他感染时，应积极治疗防止感染扩散，特别是应该及时合理的治疗颅脑周围器官炎症和败血症。神经外科手术及腰穿应注意无菌操作，防止污染。产科应避免创伤性分娩。有先天性解剖缺陷者应给予积极处理或手术治疗。

2.菌苗预防

目前国内外已有多种肺炎球菌菌苗上市，如 23 价菌苗和 7 价结合型肺炎球菌菌苗，后者对儿童有良好保护作用，不良反应少。流感杆菌菌苗也可用于预防注射，对易感婴幼儿有保护作用。铜绿假单胞菌菌苗有单价和多价两种，对感染的防治有一定作用，配合应用多价高效抗血清可提高预防效果。

3.其他

此外，还应建立良好的生活制度，多呼吸新鲜空气，多在室外活动，注意营养膳食均衡，以增强机体抵抗力。

第三节　病毒性脑膜炎

病毒性脑膜炎是指由各种病毒感染导致的一组以软脑膜弥漫性炎症为特点的临床综合征，又称无菌性脑膜炎或浆液性脑膜炎。一般急性起病，以发热、头痛、脑膜刺激征和脑脊液改变为主要临床表现。病程有自限性，多在 2 周以内，一般不超过 3 周，预后较好，多无并发症。病毒若同时侵犯脑实质则形成脑膜脑炎。

一、病原学

85%～90%的病毒性脑膜炎由肠道病毒引起，该病毒属于微小 RNA 病毒科的肠道病毒属，有 60 多个不同亚型，呈圆球状颗粒，直径 20～30nm，核酸内核为单股 RNA，包括脊髓灰质炎病毒、柯萨奇病毒 A 和 B、艾柯病毒等。约有 90%肠道病毒性脑膜炎由柯萨奇 B 和艾柯病毒引起，主要包括柯萨奇 B2～5、艾柯病毒 4、6、9、30 等。柯萨奇病毒 A7、A9 和肠道病毒 71 型也较常见。

此外，虫媒病毒、单纯疱疹病毒（HsV）：腮腺炎病毒也是引起本病的较常见病原体。淋巴细胞性脉络丛脑膜炎病毒及流感病毒少见。

二、流行病学

肠道病毒性脑膜炎可见于世界各地，呈规模不等的流行或散在发病。患者及带病毒者为传染源。病毒经粪便排出，持续数周至 2 年，也可从咽部排出，持续约 3 周。肠道病毒传染性很强，主要经粪-口传播，也可经呼吸道传播，易在家庭及集体机构中散布。该病具有流行性和地方性的特征，全年均可发生，夏秋季高发且多有流行。14 岁以下小儿受感染机会明显高于成年人，男性略多于女性。肠道病毒有型特异性保护性免疫，但一般各型之间无交叉反应。该病隐性感染明显多于显性感染，比例高达 130∶1。艾柯病毒中 4、6、9、30 型及肠道病毒 71 型常引起暴发流行，而艾柯病毒 23、5 型感染多为散发。

腮腺炎病毒脑膜炎多发生于流行性腮腺炎病程中或后期，常为自限性。该病毒是一种 DNA 病毒，经呼吸道飞沫传播，全年均可发病，高峰季节在 3～7 月份。单纯疱疹病毒（HSV-1、HSV-2）可引起散发感染，主要通过直接接触（包括性接触）传播，无明显季节性，其中 HSV-2 可引起脑膜炎，而 HSV-1 多与脑炎相关。虫媒病毒为一类通过在脊椎动物和嗜血节肢动物宿主间传播而保存在自然界的病毒，分布在多个病毒家族中，至少有 80 种可使人类染病，在流行病学上有其特殊的地理分布特点，并与季节关系密切。人类免疫缺陷病毒（HIV）引起的脑膜炎常发生在病毒血清学转换期间，偶见于慢性感染期。

三、发病机制和病理

病毒从肠道或咽部侵入，于局部黏膜或淋巴组织中复制，并由此排出。继而病毒侵入局部淋巴结，并由此进入血液循环形成短暂的病毒血症。病毒经血循环侵入人体网状内皮组织、淋巴组织、肝、脾及骨髓，在其中大量复制并释放入血，形成第二次病毒血症。病毒循血液循环直接透过血-脑屏障或跨膜转运至中枢神经系统，感染血管内皮细胞，在该处进一步复制并引起病变。

一旦中枢神经系统感染被确立，炎症细胞包括以病毒为靶点的淋巴细胞等，在中枢神经系统中大量积聚，同时伴随炎症因子的释放，包括 IL-1β、IL-6、TNF-α等和浆细胞产生的大量免疫球蛋白。炎症反应导致血-脑屏障通透性增加。水痘-带状疱疹病毒可导致血管炎。

人类免疫缺陷病毒性脑膜炎表现为蛛网膜淋巴细胞和巨噬细胞浸润，脑脊液中单个核细胞数增加。感染早期的脑膜炎可能为 HIV 日后导致中枢神经系统病变创造了条件。

四、临床表现

（一）肠道病毒性脑膜炎

肠道病毒性脑膜炎通常以流感样症候群和咽痛为首发表现，典型症状为发热、头痛、呕吐、腹痛、畏光等，常伴发皮疹。有时可呈双峰热。局灶性神经症状和癫痫发作罕见，但可见暂时性肌力减退。不同临床特点往往提示感染病原的差异，如疱疹性咽峡炎是柯萨奇病毒A 感染的典型标志；艾柯病毒 9 感染 30%～50%会出现皮肤散在斑丘疹。约 1/3 患者于起病后 1～2d 出现脑膜刺激征。病程一般为 5～10d，病愈后体力恢复较慢。成年患者脑膜刺激征有时可长达数月。

外周血白细胞计数往往正常，某些肠道病毒感染可增高，中性粒细胞也可增多。脑脊液压力略偏高，无色透明，化验示细胞数增加，一般在(0.1～0.2)×10⁹/L 以上，偶可高达 1.0×10^9/L 以上。病初中性粒细胞占多数，稍后以单个核细胞为主。糖正常或略偏低，氯化物正常。蛋白质略升高。无神经系统症状者脑脊液细胞数也可偏高。

（二）疱疹病毒性脑膜炎

疱疹病毒性脑膜炎多由 HSV-2 引起，临床表现与肠道病毒性脑膜炎类似，多数患者有发热、头痛和颈项强直。HSV-2 型脑膜炎也是良性复发性无菌性脑膜炎（Mollaret 脑膜炎）的常见病因。HSV-1 感染更容易合并脑实质局灶性损害而发生脑膜脑炎，大脑颞叶是其影响的典型解剖学部位，常导致患者出现性格改变、缄默甚至幻觉。许多 HSV-2 型脑膜炎与生殖器疱疹无关。

其他与脑膜炎相关的疱疹病毒还包括 EB 病毒、巨细胞病毒、水痘－带疱疹病毒和人类疱疹病毒 6，常发生于免疫缺陷患者。

（三）虫媒病毒性脑膜炎

虫媒病毒感染的潜伏期为 5～15d，可无明显症状或仅有低热、乏力等非特异性表现。隐性感染者约为显性感染病例的 25～1000 倍。中枢神经系统改变因病毒不同而异。流行性乙型脑炎病毒感染主要表现为脑炎，而超过 40%的西尼罗病毒感染和圣路易斯脑炎病毒感染以及 50%的墨累谷脑炎病毒感染主要表现为脑膜炎。脑膜和脑实质易同时受累而出现脑膜脑炎。除发热、头痛、脑膜刺激征等典型表现外，虫媒病毒感染（特别是儿童患者）常有癫痫发作和意识改变，部分患者可出现以迟缓性麻痹为特征的脊髓灰质炎样综合征或以帕金森病为特征的帕金森综合征。

（四）腮腺炎病毒性脑膜炎

脑膜炎在腮腺炎病毒感染人群中占 10%～30%，男性多见，为女性的 2～5 倍，儿童更易罹患。典型表现为发热、头痛、呕吐及合并唾液腺肿大。少数患者可出现脑炎、脊髓炎或格林－巴利综合征等严重并发症。化验血、尿淀粉酶可升高。

（五）人类免疫缺陷病毒性脑膜炎

常发生于血清转换期间，典型临床表现为单核细胞增多症、发热、淋巴结病、咽痛和皮疹。极少数病例可发展为慢性脑膜炎，常合并有神经系统局灶症状。

五、诊断

（一）流行病学

根据流行地区和季节，近期有本病毒感染的流行史，或患者有密切接触史。部分呈散发，可能缺乏典型的流行病学特征。

（二）临床表现

典型患者出现发热、头痛、呕吐及脑膜刺激征等表现，部分症状较轻或不典型。肠道病毒、疱疹病毒及腮腺炎病毒等感染均可引起其他系统、器官的病变，如皮疹（艾柯病毒 9 和带状疱疹病毒）、手足口病（肠道病毒 71）、肋间神经痛（柯萨奇病毒 B）、疱疹性咽峡炎（柯萨奇病毒 A）、生殖器疱疹（HSV-2）等，综合考虑有助于明确诊断。

（三）实验室诊断

脑脊液无色透明，压力略高，细胞数轻度增加，糖及氯化物正常或轻微改变，蛋白略升高，常提示病毒性脑膜炎。从脑脊液、血液等体液中分离病毒是病原诊断的金标准，但操作复杂、费用昂贵、敏感性低，临床较少采用。使用相应单克隆抗体鉴定抗原或针对某一型别的病毒检测相应 IgG、IgM 抗体的血清学技术是目前应用最广的实验方法。脑脊液聚合酶链反应是近年发展起来的抗原检测的有效方法，具有较高的灵敏度和特异性。

六、鉴别诊断

（一）流行性脑脊髓膜炎和其他细菌性脑膜炎

典型患者较易区分，但轻症和未经彻底治疗者需加以鉴别。流脑和其他细菌性脑膜炎起病急，症状重，脑膜刺激征明显，脑脊液外观浑浊，以中性粒细胞为主，糖和氯化物降低，如能在脑脊液中找到致病菌可确诊。外周血白细胞总数及中性粒细胞均明显升高。血清降钙素原（PTC）在细菌感染时明显升高，对鉴定细菌性和病毒性脑膜炎有重要意义。

（二）结核性脑膜炎

起病缓慢，常有低热、盗汗、消瘦等长期病史，有肺、肠等其他结核病灶。脑脊液示糖和氯化物降低，蛋白明显升高。糖含量常低于 2.5mmol/L，氯化物含量多低于 120mmol/L。脑脊液腺苷脱氨酶（ADA）活性往往显著升高，对诊断有重要的参考价值。

（三）新型隐球菌性脑膜炎

多起病缓慢，轻至中度发热，病程反复迁延，颅内高压症呈进展性，多伴有视盘水肿。易发生后遗症。

（四）流行性乙型脑炎

多集中于夏秋发病，起病急，多伴有神志改变，外周血及脑脊液中白细胞增多明显，中性粒细胞比例升高。临床表现以脑实质损害症状较为突出。

（五）虚性脑膜炎

某些急性传染病早期伴有严重毒血症时，可表现为脑膜刺激征。但除脑脊液压力稍高外，其余均正常，多见于小儿。

七、治疗

（一）对症和支持治疗

患者需卧床休息，多饮水，进食易消化食物；高热、头痛等可给予解热、镇痛药物；急性期有颅内压增高征象者，可给予20%的甘露醇等脱水治疗；肾上腺皮质激素可抑制干扰素合成，促进病毒复制，故疾病早期一般不主张使用。症状较重者，可短程、小剂量使用激素。

（二）抗病毒治疗

肠道病毒性脑膜炎多为良性、自限性疾病，病后数日开始恢复，不需抗病毒治疗。疱疹病毒性脑炎抗病毒治疗可显著降低病死率，应积极应用。单纯疱疹病毒性脑膜炎可选用阿昔洛韦10mg/8h静脉滴注。更昔洛韦是巨细胞病毒性脑膜（脑）炎的首选药物。

八、预后

肠道病毒性脑膜炎病情轻，通常为自限性，预后良好，罕见严重并发症和后遗症，但在肠道病毒71所致的手足口病流行期间，脑膜炎的发生仍使儿童患者病死率率显著升高。疱疹病毒性脑膜炎预后也较好，但易复发。在免疫缺陷患者人群中，疱疹病毒性脑膜炎，特别是HSV-2和CMV脑膜炎的发病率和病死率均显著升高。虫媒病毒性脑膜炎的死亡病例、神经系统及全身严重的并发症和后遗症常见于年老患者、免疫缺陷者和糖尿病患者，如发生脑膜脑炎则50%会遗留有神经、精神系统并发症。

九、预防

重视饮食卫生和环境卫生，加强锻炼，有助于预防肠道病毒性脑膜炎的流行。避免接触性感染和不洁性行为，可有效预防HSV-2型脑膜炎。对于免疫缺陷患者积极治疗原发病，提高免疫力，是预防CMV感染和HSV感染的重要措施。隔离患者、切断传播途径是预防肠道病毒、腮腺炎病毒和虫媒病毒流行的有效手段。

由于肠道病毒和虫媒病毒种类繁多，故制备所有病毒的疫苗有一定困难，目前尚不能普遍应用。疫苗接种在腮腺炎病毒、麻疹病毒、日本脑炎病毒、虱传脑炎病毒、狂犬病病毒、流感病毒和脊髓灰质炎病毒引起的脑膜炎中有一定的预防作用。

对于免疫缺陷患者和婴幼儿，在病毒性脑膜炎流行期间或密切接触后，给予丙种球蛋白静脉注射可能起到一定的预防作用。

第四节　结核性脑膜炎

结核性脑膜炎是由结核杆菌引起的脑膜非化脓性炎症，是结核病中最严重的一种类型。可继发于粟粒性结核及其他器官的结核病灶。在抗结核药物问世以前，其病死率几乎高达100%。我国自普遍推广接种卡介苗和大力开展结核病防治以来，本病的发病率较过去明显下降，预后有很大改善，若早期诊断和早期合理治疗，大多数病例可获痊愈。但如诊断不及时、治疗不当，其病死率及后遗症的发生率仍然较高。

一、病因

结核性脑膜炎目前半数以上病人为成人，其余为儿童，结核杆菌的播散有以下数种途径。

（1）儿童大多继发于粟粒性结核，经血行播散而来。

（2）婴幼儿结核性脑膜炎往往来源于原发综合征，尤其是纵隔淋巴结的干酪样坏死破溃到血管，细菌大量侵入血液循环，导致本病。

（3）少数病人可由脑内结核瘤、结核性中耳炎或脊椎结核直接蔓延引起。

（4）除原发综合征外，肺部、泌尿生殖系统、消化道等结核常是成人的原发病灶。成人结核性脑膜炎中 3/4 有上述病灶，而且以肺外为主。根据该病可并发于粟粒性肺结核，但通常在发病后数周才出现，也有人认为是室管膜下结核灶（rich 灶）破溃至蛛网膜下隙所致，而非直接由血行播散至脑膜。

二、发病机制与病理

（一）发病机制

结核菌到达蛛网膜下隙，在人体过敏性增高的情况下，引起变态反应性炎症，感染波及软脑膜、蛛网膜，形成多数散在的以单核细胞及淋巴细胞浸润为主的细小结节。若治疗及时、有效，病变可以完全吸收，反之，病变转至慢性和出现典型结核病理改变，如结核性肉芽肿、干酪样坏死等；病灶周围有炎症和纤维蛋白性渗出，后者多集中于脑底部，分布在 Willis 动脉环、脚间池、视交叉及环池等处；渗出物可压迫和损害视交叉、动眼神经和面神经等，导致视力减退、全盲及其他相应的脑神经症状，炎症累及下丘脑，可引起自主神经功能紊乱，渗出物阻塞环池则引起脑积水。

病程后期由于炎性粘连，使蛛网膜结及浅表血管间隙回收脑脊液的能力减弱，导致非阻塞性脑积水。受脑膜病变的影响，脑实质浅层亦出现炎症，严重者可出现结核结节、结核瘤。下丘脑病变常引起自主神经功能紊乱。脑内动脉亦常受累，若形成血栓则引起脑梗死。中脑动脉最易累及，并导致偏瘫；较小动脉栓塞则引起类似大脑炎的各种症状。

脊髓蛛网膜和脊髓实质亦常出现渗出、结节和干酪样坏死。

（二）病理改变

1.脑膜

脑膜弥漫性充血，脑回普遍变平，尤以脑底部病变最为明显，故又有脑底脑膜炎之称。延髓、脑桥、脚间池、视神经交叉及大脑外侧裂等处的蛛网膜下隙内，积有大量灰白色或灰绿色的浓稠、胶性渗出物。浓稠的渗出物及脑水肿可包围挤压脑神经，引起脑神经损害。有时炎症可蔓延到脊髓及神经根。

2.脑血管

早期主要表现为急性动脉内膜炎。病程越长则脑血管增生性病变越明显，可见闭塞性动脉内膜炎，有炎性渗出、内皮细胞增生，使管腔狭窄，终致脑实质软化或出血。某儿童医院 152 例结核性脑膜炎病理检查，发现脑血管病变者占 61.2%。

3.脑实质

炎性病变从脑膜蔓延到脑实质，或脑实质原来就有结核病变，可致结核性脑膜脑炎，少数病例在脑实质内有结核瘤。152 例结核性脑膜炎病理检查，有结核性脑膜脑炎者占 75%，有单发或多发结核瘤者占 16.4%。

4.脑积水

结核性脑膜炎常常发生急性脑积水、脑水肿。初期由于脉络膜充血及室管膜炎而致脑脊液生成增加；后期由于脑膜炎症粘连，使脑蛛网膜粒及其他表浅部的血管间隙神经根周围间隙脑脊液回吸收功能障碍，这两种情况，可导致交通性脑积水。浓稠炎性渗出物积聚于小脑延髓池或堵塞大脑导水管如第四脑室诸孔，可致阻塞性脑积水。脑室内积液过多可使脑室扩大，脑实质受挤压而萎缩变薄。已有上述病理资料证实，有脑室扩张者占64.4%，且脑积水发生甚早，4例在病程1周即已发生明显脑积水。

（三）结核性脑膜炎的病理分型

根据病理改变，结核性脑膜炎可以分为以下四型。

1.浆液型

其特点是浆液渗出物只限于颅底，脑膜刺激征及脑神经障碍不明显，脑脊液改变轻微。此型属早期。

2.脑底脑膜炎型

炎性病变主要位于脑底。但浆液纤维蛋白性渗出物可较弥漫。其临床特点是明显的脑膜刺激征及脑神经障碍，有不同程度的脑压增高及脑积水症状。但无脑实质局灶性症状，脑脊液呈典型的结核性脑膜炎改变。此型临床上最为常见。

3.脑膜脑炎型

炎症病变从脑膜蔓延到脑实质。可见脑实质炎性充血，多数可见点状出血，少数呈弥漫性或大片状出血，有闭塞性脉管炎时，可见脑软化及坏死。部分病例可见单发或多发结核瘤，可引起局灶性症状。除脑膜刺激征外，脑神经受损及脑实质损害症状不相平行。本型以3岁以下小儿多见，远较前两型严重，病程长、迁延反复，预后恶劣，常留有严重后遗症。

4.结核性脊髓软硬脑膜炎型（脊髓型）

炎性病变蔓延到脊髓膜及脊髓，除脑和脑膜症状外，有脊髓及其神经根损害症状。此型多见于年长儿，病程长、恢复慢，如未合并脑积水，病死率虽不高，但常遗留截瘫等后遗症。

三、临床表现

（一）一般症状

起病缓急不一，以缓慢者居多。低热或为高热，常伴畏寒、全身酸痛、乏力、畏光、精神萎靡、食欲减退等。小儿结核性脑膜炎的临床表现多较隐匿，缺少特征性。

（二）神经系统症状、体征

1.脑膜刺激征

多数病例早期即出现。在粟粒性肺结核常规脑脊液检查，有时脑脊液已出现显著改变，但病人并无脑膜刺激征。在婴幼儿和老年人，脑膜刺激征多不典型。

2.颅内压增高征象

有头痛、喷射性呕吐、视神经盘水肿、意识障碍，严重者出现脑疝、枕骨大孔疝，可迅速导致呼吸停止。

3.脑神经损害征象

多见于面神经，其次为展神经、动眼神经、视神经，可为单侧或为双侧，多数在疾病充分显现时才出现，但有时可以是结核性脑膜炎的首发征象。

4.脑实质损害征象

表现多变，有瘫痪、去大脑强直、手足震颤与徐动、舞蹈样运动等不同表现，取决于病变损害部位。

5.自主神经受损征象

表现为皮质-内脏联合损害，如呼吸、循环、胃肠和体温调节紊乱等，亦可出现肥胖、尿崩症或抗利尿激素增高综合征。

6.脊髓受损征象

可出现脊神经受刺激或脊髓压迫、椎管阻塞等症状、体征。

四、实验室检查

（一）脑脊液检查

可出现以下变化。

（1）压力增高，外观清晰或呈毛玻璃样，放置数小时后可因纤维蛋白增多而出现纤维薄膜。

（2）细胞数为（100～500）×10^6/L，60%～95%的病例以淋巴细胞占多数，但于疾病早期，4%～17%以中性粒细胞为主。

（3）蛋白质含量为800～1000mg/L，多数为1000～2000mg/L。56%～88%的病人的糖含量减至2.24mmol/L以下，在5个系列涉及117例病人的报道中，蛋白含量平均在1510～2060mg/L，高者可达10g/L、13.4g/L和29g/L，个别病例低下至110mg/L与130mg/L。

另以5ml脑脊液3000转/分离心30分钟，沉渣涂片作抗酸染色找结核杆菌，脑脊液培养及动物接种等则可增加病原诊断的机会。在国外7个系列的报道中，有5个报道显示细菌培养阳性率在25%～40%，2个报道的阳性率较高，分别为70%与86%。我国细菌鉴定的阳性率尚待提高。

检测脑脊液中结核杆菌抗体或DNA的技术正在摸索中，如用ABC、ELISA测定脑脊液的抗结核抗体，阳性率在70%～80%；ELISA测定中性粒细胞集落因子的阳性率也在90%左右，该集落因子是调节粒系祖细胞的糖蛋白生长因子，为非特异免疫的重要组成部分，但其意义尚待明确；腺苷脱氨酸酶（ADA）是与细胞免疫相关的酶，与T细胞的分化有关，阳性率90%左右。

（二）影像学检查

应常规做胸部X线摄片，以便了解肺内有无病变。CT可以揭示脑实质粟粒性结节、结核瘤等。其他表现多见者依次为：基底池的渗出物，脑水肿、脑积水及脑梗死等，间接改变也能提供可靠诊断依据。

（三）眼底检查

可发现脉络膜血管附近有圆形或椭圆形苍白色外绕黄圈的结核结节。

五、诊断和鉴别诊断

（一）诊断

结核性脑膜炎的诊断要点有：密切的结核接触史；可有肺部、泌尿生殖系统、肠道等的结核病灶；发病缓慢，具结核毒血症状，伴颅内高压、脑膜刺激征及其他神经系统症状体征，脑脊液检查符合非化脓性脑膜炎表现。结核性脑膜炎应与以下疾病进行鉴别。

（二）鉴别诊断

1.病毒性脑膜炎

柯萨奇病毒、埃可病毒、流行性腮腺炎病毒及疱疹类病毒等均可引起脑膜炎，起病多急骤，高热者多可伴肌痛、腹痛等；脑脊液中糖和氯化物不减低，蛋白质在 1000mg/L 以下。2～3 周后可康复。

2.化脓性脑膜炎

由化脓性细菌引起，急性起病伴高热、寒战。脑脊液白细胞达数千以上，且以中性粒细胞为主，糖降低较结核性脑膜炎更为明显，脑脊液涂片、培养可找到致病菌。脑脊液乳酸定量多高于 300mg/L，结核性脑膜炎则多小于此值。

3.真菌性脑膜炎

新型隐球菌脑膜炎的临床表现及脑脊液改变酷似结核性脑膜炎，诊断有赖于脑脊液墨汁染色、培养及抗原检测。

4.流行性乙型脑炎

常在夏秋季发病，急性起病，高热。脑脊液糖含量正常或略高，氯化物不减少，蛋白质小于 1000mg/L 等有助于鉴别。

5.颅内占位性病变

如脑脓肿、听神经瘤等，常因病程进展较缓，以头痛、呕吐、视神经盘水肿为主要表现，易与结核性脑膜炎混淆，CT 有助于诊断。

六、预后

预后取决于人体的反应性、疾病的严重程度、结核菌的药物敏感性，以及治疗早晚和是否彻底。婴儿和 40 岁以上病人的预后较差，3 岁以下患儿的病死率达 18%～55%。有神志改变如谵妄，昏迷者的病死率达 30% 以上。治疗宜彻底，治疗 1～1.5 年者有 6.6% 复发，不足 1 年者复发率高达 25%。

七、治疗

（一）抗结核治疗

结核性脑膜炎（结脑）的有效、正确治疗包括以下几方面。

1.选用易透过血脑屏障的药物

使 CSF 中药物能达到有效浓度。常用的抗结核药物中以异烟肼（INN）及吡嗪酰胺（PZA）较易透过血脑屏障，当脑膜炎症时它们在 CSF 中浓度与血中浓度几乎相等，而利福平（RFP）、乙胺丁醇（EMB）、链霉素（SM）和对氨水杨酸（PAS）等不易透过血脑屏障，当脑膜炎症时通透性略有增高。因此，在治疗结核性脑膜炎时首先应选用 INH 及 PZA。

2.尽量选用杀菌剂及能渗透入巨噬细胞内的药物

INH、PZA、RFP 及 SM 均为杀菌剂，而 EMB 及 PAS 等为抑菌剂，治疗结核性脑膜炎时当然选用杀菌剂更为有效。由于结核菌是胞内寄生菌，因此治疗时必须选用能渗透入巨噬细胞中的药物，INH 及 PZA 能渗透入巨噬细胞内杀灭结核菌，而 RFP、SM、EMB 及 PAS

均不能渗入巨噬细胞内，因此，仍以用 INH 及 PZA 为好。

3.联合用药

单独应用任何一种抗结核药物均极易产生耐药性，至少需同时应用 2 种药物才能减少或延缓耐药性的产生。鉴于结核性脑膜炎是一种严重的结核病，故需 3 种或 4 种药物联合应用以加强抗结核作用，最佳联合除了考虑药物在 CSF 中的浓度、是杀菌剂还是抑菌剂、能否进入巨噬细胞内等因素外，更重要的是防止联合用药后所产生的严重不良反应。抗结核药物中除 SM、EMB 外均有肝毒性，由 INH、PZA 和 RFP 引起的肝脏损害发生率分别为 10%～20%、2%～3%及 1%，而联合应用后毒性反应发生率更高，尤其当 INH 与 RFP 联合应用时因治疗结核性脑膜炎需要大剂量 INH，使肝毒性反应发生时间提早且毒性反应发生率升高达50%～60%，而 INH 与 PZA 联合后的肝毒性反应发生率未增加，现在亦提倡治疗方案中应包含 PZA，有证据表明凡早期应用 PZA 的强化治疗，不论临床属于哪一期，都较不含 PZA的疗效好，且可缩短疗程。PAS 疗效差，消化道反应明显，不易为病人所接受，现已基本不用。因此目前治疗结核性脑膜炎的最佳联合是：初期以 INH、PZA、EMB 及 SM4 药联合疗法（4 联），待 SM 出现耳毒性反应后应以 INH、PZA 及 EMB3 药联合疗法（3 联），此法发生反应少，不易产生耐药性，疗效较满意。

4.适当的剂量、疗程与给药途径

（1）INH：以往初期治疗成人为 0.6g/d，但疗效欠佳，由于中国人有 80%属 INH 快代谢型，而快代谢型的血及 CSF 药物浓度仅为慢代谢型的 20%～50%，因此为提高 CSF 药物浓度需增加 INH 量至 1.2g/d[儿童为 20～25 mg/（kg·d）]。最初的 1～3 个月内静脉滴注，病情稳定后改口服，治疗 3 个月后减为 0.9g/d，0.5 年后 0.6g/d，分 4 次口服，若有关节酸痛等痛风症状时减量或暂停，待症状消失后继续用原量治疗直至 2 年停药。

（2）EMB：0.75g/d，分 3 次口服，出现球后视神经炎表现（视力下降、视野缩小、出现中央及周围盲点，暂停药，一旦症状消失仍继续应用，疗程为 2 年）。

（3）链霉素（SM）：0.75g/d，肌内注射，1 个月后改为隔日肌内注射。疗程长短依个体差异而定，不能一概而论，由于耳毒性反应严重的会致耳聋，且毒性反应在停药后仍继续进行性加重呈永久性损害，因此发现先兆的前庭损害症状（眩晕、头昏、急骤动作后恶心、呕吐）时应立即停药。过去所提倡的用药 3～6 个月或总量 60～90g 均不恰当。

5.鞘内注射

一般无须鞘内注射，其适应证为以下几种情况。

（1）开始治疗已属结核性脑膜炎晚期，有椎管阻塞及脑积水表现者。

（2）脊髓型病人。

（3）经正规治疗 1～2 周症状、CSF 未改善者。

（4）严重肝脏损害不能全身用 INH 及 PZA 时。

通常鞘内注射 SM（从 10mg 渐增至 100mg）加地塞米松 2mg，每日 1 次，连续注射至出现蛛网膜炎症状（尿潴留、下肢麻木或轻瘫）时停止注射，隔日注射效果不如每日注射满意。INH 能较好地透过血脑屏障不需鞘内注射，但严重肝功能损害时 INH 应停止口服改为鞘内注射，剂量及方法与 SM 等同。

6.脑室内给药

有人报道对重型或有肝、肾功能障碍而不能全身应用抗结核药物者，可用皮下贮液囊治疗，方法是通过导管将利福平 5mg 注入侧脑室，每日 1 次，共 50 日，取得良好的治疗效果，无任何局部及全身的不良反应。同时联合全身治疗对重型结核性脑膜炎是一个安全、高效的治疗方法。

7.肝毒性反应时的调整用药

肝毒性反应是结核性脑膜炎治疗中最棘手的问题之一，若临床症状不明显仅轻度黄疸及氨基转移酶升高，可在严密观察下暂减少或停用 PZA，待黄疸消退，肝功能恢复正常后再继续 PZA 治疗；若出现严重肝损、深度黄疸则除了停用 PZA 之外，还要停用 INH，以防发生肝衰竭。此时可将 INH 改为鞘内注射，待肝功能恢复后再口服。必要时亦可脑室内给药。

长程治疗按上述方案要坚持 2 年治疗，停药后才不会复发，曾有人提出包含 PZA 的强化短程疗法的治疗时间只要 6 个月，但我们临床实践中遇到治疗 1～1.5 年停药后仍有复发者，因此只要病人能耐受以坚持 2 年最佳。

（二）糖皮质激素应用

在强有力的全身抗结核治疗中加糖皮质激素可以缓解发热、盗汗、疲乏等毒血症症状，可加快意识的恢复，又可减少渗出、减轻蛛网膜下隙的粘连、降低颅内压、稳定血脑屏障功能等，因此在重型结核性脑膜炎治疗中加糖皮质激素是有益的辅助治疗。通常用泼尼松龙 40～60mg/d 或地塞米松 10mg/d，分 2～4 次口服或肌内注射，至病情稳定，CSF 明显好转（尤其糖及蛋白接近正常）可逐渐减量至停用，疗程需 1～3 个月。

（三）对症治疗

1.脑积水的治疗

脑积水的控制常为治疗中首要问题。在病程的 1～2 周即可从临床上诊断出脑积水，可经 CT 检查、侧脑室穿刺及引流证实。对脑积水的治疗除常规使用激素外，可采取以下措施。

（1）侧脑室引流适用于急性脑积水用其他降颅压措施无效，或疑有脑疝形成时。持续引流时间 1～3 周，一般做 1～2 次即可控制，引流量每日可达 50～200ml。引流时应注意固定好侧脑室穿刺针，以免损伤脑组织，并经常观察脑脊液压力，防止压力过低引起脑出血。特别注意防止继发感染。

（2）高渗液的应用其作用原理为当静脉快速滴入高渗液后，由于血与脑脊液之间渗透压之差而产生降颅压作用。适用于抢救脑疝等严重脑水肿者以 20%甘露醇、25%山梨醇、50%甘油糖浆，于 30 分钟内快速静脉注入，必要时可每日 2～3 次。

（3）乙酰唑胺为碳酸酐酶抑制剂，可能由于抑制脑室脉络丛中碳酸酐酶之作用，从而使脑脊液生成减少，降低颅压。作用较慢。剂量为 20～40mg/（kg·d），分 2～3 次口服，疗程宜长，可数周至半年。配合侧脑室引流或高渗液静脉滴注治疗之前后应用，以弥补两者不能长期应用之不足。对慢性脑积水其他降压措施不易坚持时，更为适用。其不良反应在较小婴儿可发生代谢性酸中毒，必要时可同时服用碳酸氢钠，以资预防。少见的不良反应有血尿伴腹痛，停药后很快恢复，最严重的不良反应是无尿及急性肾衰竭。

（4）分流手术如果由于脑底脑膜粘连梗阻导致发生梗阻性脑积水时，以上疗法均难以奏效，长期应用侧脑室引流只起到对症治疗的作用，而且难以长期坚持，此时在抗结核药物治疗，炎症基本控制的情况下，可考虑采用脑室脑池分流术。

2.其他

高热及惊厥不止时可用冬眠Ⅱ号或其他镇静剂。为了改善神经系统代谢过程可用谷氨酸、复合维生素 B、维生素 B_{12} 及大量维生素 C 等；因呕吐、入量不足、脑性低钠血症时应补足所需的水分和钠盐。

八、预防

可通过注意以下几点来预防本病的发生。

（1）注意营养，加强锻炼，增强体质。

（2）劳逸适度，保持情绪乐观。

（3）积极治疗原发结核，彻底清除结核病灶，防止继发感染。

（4）按时预防接种，接种卡介苗不但可预防肺结核等的发生，而且在新生儿时期接种卡介苗，可使结核性脑膜炎的发病率明显降低。

第五节　隐球菌性脑膜炎

隐球菌性脑膜炎是由隐球菌感染引起的脑膜炎，是中枢神经系统最常见的真菌感染。

一、病因

隐球菌属包括 17 个种和 7 个变种，其中仅新型隐球菌及其变种才具有致病性。新型隐球菌在组织中呈圆形或椭圆形，大小为红细胞的 2～3 倍，菌体被宽厚的荚膜所包裹，以发芽的方式进行繁殖。

二、发病机制

新型隐球菌广泛存在于土壤、鸽粪和其他鸟粪中，接触鸽子排泄物是发生新型隐球菌的主要原因。除自然界外，新型隐球菌还存在于很多正常人咽部及消化道中，属条件致病菌，一旦机体抵抗力降低或免疫缺陷时，尤其是艾滋病、淋巴瘤、白血病、霍奇金病、多发性骨髓瘤、结核病、糖尿病、肾病和红斑狼疮等，新型隐球菌即可致病。呼吸道通常是隐球菌入侵的门户，其次通过皮肤、黏膜侵入人体。并经血行、淋巴播散或直接蔓延侵犯中枢神经系统。侵入中枢神经系统的隐球菌往往先累及脑基底池引起脑膜炎，然后经血管周围间隙（Virchow-Robin 腔）扩散至脑实质引起脑膜脑炎。

三、病理

脑膜广泛性增厚、充血，脑组织水肿，蛛网膜下隙内积聚大量的胶样渗出物，内含单核细胞、淋巴细胞及隐球菌等，尤其以脑底部和外侧裂附近最显著。本病的基本病理特征是肉芽肿性脑膜炎，除脑膜之外，病原体还可沿血管周围鞘膜侵入脑皮质内形成小肉芽肿、囊肿，也可在大脑深部形成较大的肉芽肿与囊肿样结节。在这些肉芽肿及囊肿内含有大量的隐球菌。中枢神经系统隐球菌感染的病变范围、程度及预后等除与隐球菌的致病性有关外，还与机体的免疫功能状况有关。细胞免疫低下者，炎症反应轻微，仅见巨噬细胞浸润，但脑实质受累较为显著；而机体免疫功能正常患者，炎症反应明显，可见大量淋巴细胞和活化的巨噬细胞浸润，病变相对局限，脑实质病变不显著。

四、临床表现

通常起病隐袭，临床表现呈慢性或亚急性过程，起病前可有呼吸道感染史。少数病例急性起病，多为免疫功能低下患者。根据中枢神经系统隐球菌感染的部位及神经影像学改变，临床大致可以分为三种类型。

（一）脑膜炎型

病变主要侵犯脑膜，引起脑膜刺激征、颅内高压综合征及脑神经麻痹。早期可有不规则的发热，一般在 38℃ 左右，亦有高达 40℃，少数病例无发热。开始有轻度头痛，间歇性发作，后转变为持续性进行性加重，伴有恶心、呕吐。检查可见颈项强直、凯尔尼格征与布鲁津斯基征阳性，眼底可见明显视神经盘水肿；由于颅底蛛网膜粘连，常有第 Ⅱ、Ⅲ、Ⅵ、Ⅶ、Ⅷ对脑神经麻痹。

（二）脑膜脑炎型

是在脑膜感染的基础上，致病菌沿着血管周围鞘扩展侵入脑实质所引起。患者表现为精神症状和局灶性神经功能缺损，如烦躁不安、人格改变、记忆衰退、意识模糊、癫痫发作和肢体瘫痪等。

（三）脑瘤型

少数患者在大脑、小脑或脑干内形成巨大肉芽肿，出现类似脑瘤占位性病变的表现，如嗜睡、昏迷、肢体瘫痪、共济失调、眼球震颤等，而脑神经麻痹症状相对少见。

五、辅助检查

（一）实验室检查

1.外周血象

白细胞计数正常或轻度增高，个别患者明显增高，且以中性粒细胞增多为主。

2.脑脊液检查

脑脊液压力明显增高，外观清澈，透明或略微混浊，白细胞计数轻至中度增高，多为（10～500）×10^6/L 最初以中性粒细胞为主，但迅速转变为以淋巴细胞占优势。蛋白含量轻至中度增高，一般在 400～1000mg/L。糖含量降低，甚至微量或消失。

脑脊液离心沉淀后涂片墨汁染色，检出新型隐球菌可以确定诊断。但常需反复多次检测才能发现阳性结果。经小脑延髓池穿刺或脑室穿刺比腰椎穿刺获取脑脊液阳性率为高。在 AIDS 患者脑脊液中寻找隐球菌尤为重要，因其脑脊液中的细胞、糖及蛋白可完全正常。目前应用脑脊液隐球菌多聚糖抗原乳胶凝集试验，阳性率高达 90%，可快速做出诊断。常规检查未能发现隐球菌者，可在沙保培养基上进行脑脊液的真菌培养，2～10 天可见菌落出现。

（二）影像学检查

1.胸片

多数患者的肺部 X 线检查可有异常，可类似于结核性病灶，肺炎样改变或肺部占位样病灶。

2.CT

隐球菌性脑膜炎与结核性脑膜炎的表现相似，早期可仅表现为轻度脑积水，累及脑实质时可表现为局灶性低密度影。增强扫描可见大脑表面有散在的点状强化。脑实质肉芽肿形成时，CT 平扫显示局灶性等密度或略高密度的结节灶，周围可有脑水肿；增强扫描显示强化结节，轮廓清楚，也可见环状强化。

3.MRI

可提高对本病的早期发现。在脑内肉芽肿时，T_1 加权像呈等信号或略低信号，T_2 加权像可呈低信号、等信号或高信号。增强后呈结节状或环状强化。

六、诊断和鉴别诊断

根据亚急性或慢性起病的病史，临床上有脑膜炎的症状与体征，脑脊液压力增高，细胞计数以淋巴细胞为主，均应考虑隐球菌性脑膜炎的可能，脑脊液中发现隐球菌可以确诊。

由于隐球菌性脑膜炎、结核性脑膜炎、癌性脑膜病及治疗未愈的化脓性脑膜炎的脑脊液均呈非化脓性改变，故应重点鉴别诊断。

（一）结核性脑膜炎

呈急性或亚急性起病，多有结核中毒症状及肺结核或其他部位的结核病灶，由于抗利尿激素不恰当分泌所致，血钠常低于正常。脑脊液早期呈单核细胞增多为主的炎性改变，糖和氯化物明显降低，涂片抗色染色检测出结核杆菌或结核特异性抗体检查阳性可协助鉴别。抗结核试验性治疗 1～2 周，可使临床症状明显改善。

（二）治疗未愈的化脓性脑膜炎

由于早期抗生素药物选择不当，或剂量及疗程不足，使其临床表现和实验室特点发生明显变化，病原菌检查也常呈阴性，易导致诊断的困难。此时，应详细向问病史，反复多次地进行脑脊液的涂片及培养，改善培养基的成分与条件常可协助鉴别诊断。

（三）癌性脑膜病

为各种腺癌脑膜或颅内转移性疾病。多数患者多有乳腺癌、淋巴瘤、前列腺癌、肺癌及黑色素瘤等病史，部分患者可以癌性脑膜病为首发症状，临床表现为颅内高压，脑膜刺激征阳性。MRI 检查显示内板下沿着脑沟回表面呈弯曲的线段状强化，或脑表面结节样强化。脑脊液细胞学检查找到肿瘤细胞有助于诊断。

七、治疗

（一）对症治疗

1.控制颅内高压

降低颅内压是降低早期死亡率的关键。常用降颅压药物为高渗性脱水利，如 20%甘露醇静脉滴注，病情严重者可加用清蛋白与呋塞米脱水。

2.纠正电解质紊乱

由于患者食欲缺乏，钾盐摄入减少。如同时采用两性霉素 B 治疗，可引起钾盐排泄增加，可能会发生顽固性低钾血症，因而在病程中应密切监测血电解质的变化/及时补充钾离子。

（二）抗真菌治疗

1.两性霉素

常作为首选药物、该药能选择性地与真菌细胞膜上的麦角固甾醇结合，使细胞膜通透性增加，造成细胞内重要成分如钾离子、核苷酸及氨基酸等外渗，从而破坏细胞的正常代谢而抑制真菌生长。成人首次用量为 1mg/d，加入 5% 葡萄糖液 500ml 中缓慢静脉滴注，6～8h 滴完，以后根据情况每日增加 2～5mg，直至最大剂量为 40mg/d，总剂量：为 3.0～4.0g，疗程 3 个月。两性霉素 B 疗效优于其他抗真菌药物，但该药不易通过血脑屏障，不良反应显著。主要包括以下几种。

（1）即刻反应：在静脉滴注中发生寒战、高热、头痛、恶心、呕吐等，有时出现一过性血压下降。

（2）心肌损害、肝肾功能损害：25%～35% 患者可出现血 ALT、尿素氮和肌酐升高。

（3）低钾血症：由药物引起的钾离子排泄增多。

（4）血栓性静脉炎：该药对静脉壁刺激性大，多次静脉滴注后静脉变硬、疼痛、红肿。

（5）溶血性贫血：两性霉素 B 可作用于红细胞膜，使细胞膜通透性增高。引起轻度溶血性贫血。偶尔血小板及白细胞减少。

为防止或减少其不良反应，用药时应注意：新鲜配制，避光缓滴，不宜用生理盐水稀释，以免产生沉淀；最初静脉滴注时加入地塞米松 5mg，随疗程逐日减量；选用静脉留置针，定期检查血电解质。对重症患者，可同时使用髓鞘内注射，以增加脑表面及脑脊液中的药物浓度。先从小剂量开始，首次为 0.05～0.1mg，溶于 3～5ml 的注射用水中，并加 2～5mg 地塞米松，反复地用脑脊液稀释缓慢注入，每周 2～3 次，逐渐增至每次 0.5mg。总剂量不宜超过 20mg。

2. 氟康唑

又称大扶康，为第三代广谱抗真菌药，对真菌细胞色素 P150 依赖酶有高度抑制作用，能选样性地抑制真菌的甾醇合成，其疗效确切，不良反应极少，常用于两性霉素 B 不能耐受的患者。口服给药后可吸收用量的 90% 以上，脑脊液中浓度是正常血药浓度的 50%～60%；脑膜炎时脑脊液的药物浓度更高，中衰期为 22h，每日只需给药 1 次。成人首剂用量为 400mg，静脉滴注，以后每日 200mg 静脉滴注，分 2 次给药；病情稳定改为每日 0.2 口服，疗程 6～12 个月。不良反应有恶心、呕吐、腹胀、皮疹、头痛、头晕、失眠等。

3. 5-氟胞嘧啶（5-FC）

该药通过抑制真菌细胞内嘧啶的生物合成而达到杀菌的目的。脑脊液的浓度为血液的 75% 以上，单独应用时真菌易对其产生耐药性，与两性霉素 B 联合用药可增强疗效。成人剂量为 100～150mg/（kg·d），儿童为 100～200mg/（kg·d），静脉滴注或口服，口服分 3～4 次给药，静脉滴注分 2～3 次给约，疗程 3 个月以上。常见不良反应有恶心、厌食、皮疹、肝肾功能异常、白细胞和血小板减少等。

4. 大蒜

100% 大蒜注射液 30ml 加入 10% 葡萄糖液 500ml 中静脉滴注，每日 1 次。以后逐渐增至 80～100ml，疗程不少于 40 天。饭后口服 20%～30% 大蒜液，每次 10～30ml，每日 3 次。不良反应有轻微畏寒、低热。口服可有恶心、呕吐、胃痛等。

（三）外科治疗

有下列指征的患者可考虑外科干预。

（1）对颅内压持续增高合并有脑积水者，在药物治疗无效时可行侧脑室外引流。

（2）对隐球菌性脑脓肿者，在抗真菌药物治疗下需行病灶摘除。

（3）隐球菌性肉芽肿超过 3cm 者可行手术切除，但必须延长抗真菌药物治疗的疗程。

八、预后

本病发病率虽低，但其死亡率较高。未经治疗的隐球菌性脑膜炎均难以存活，而在接受治疗的患者中其死亡率仍高达 10%～40%。凡是急性起病者，早期有意识障碍者，病程超过 1.5 个月才确诊治疗者，伴有偏瘫、癫痫等脑实质损害者，免疫功能低下者，脑脊液蛋白急剧升高者，脑脊液中糖含量持续低下经治疗仍无回升者死亡率高，预后不良。

第六节　慢性病毒感染

一、亚急性硬化性全脑炎

亚急性硬化性全脑炎（SSPE）是由麻疹缺陷病毒持续性感染引起的大脑灰质和白质损害的全脑炎，又称亚急性包涵体脑炎、亚急性硬化性白质脑炎。1933 年由 Dawson 首先报道，命名为亚急性包涵体脑炎，随后 1939 年 Pette 和 Doring 报告的结节性全脑炎，1945 年 Van Bogaert 报告的亚急性硬化性白质脑炎，目前一致认为是 SSPE 的不同阶段，故统一命名为亚急性硬化性全脑炎。本病世界各地均有发生，以儿童和青年人多见，农村发病率高于城市，其发生频度为每百万急性麻疹中接近 1 例。SSPE 既可发生自然麻疹感染后又可见于麻疹疫苗接种后的儿童，但前者比后者发病的危险性大，如果在 1 岁前感染麻疹的小儿则发生 SSPE 的危险性更高。近年来，随着麻疹疫苗的广泛接种，麻疹发生的人数在减少，SSPE 的发病率也显著下降。

（一）病因

SSPE 是由麻疹病毒持续性感染所致，其依据是在 SSPE 患者脑组织中分离出麻疹样病毒，对麻疹病毒易感的指示细胞进行培养已使病毒分离成功，用患者脑组织接种于动物可造成动物感染。从 SSPE 脑组织中分离出的病毒在结构和免疫特性上与麻疹病毒十分相似，RNA 序列仅有 10%的差异。

（二）发病机制

麻疹缺陷病毒系麻疹病毒的 M 基因表达缺陷所造成的 M 蛋白形成障碍，而 M 蛋白是病毒 核衣壳与宿主细胞膜上的病毒蛋白相结合所必需的成分，没有 M 蛋白病毒就不会出芽。SSPE 由于缺乏该结构蛋白，影响了病毒的出芽和细胞外释放，于是麻疹病毒核衣壳在细胞内聚集，形成了中枢神经系统的持续感染。

（三）病理

中枢神经系统呈亚急性炎性变化，疾病早期有大脑灰质神经元脱失，而白质脱髓鞘及神经胶质细胞增生轻微，晚期病例白质和灰质呈广泛而严重的脱髓鞘和神经胶质细胞增生，因有神经胶质细胞增生故称之为"硬化性全脑炎"。大脑皮质、基底节、脑桥和下橄榄核的神经元呈退行性变性，神经节细胞、星形胶质细胞及少突神经胶质细胞可见核内和胞质内嗜酸性包涵体。电镜下见包涵体由与副黏病毒核衣壳相似的空心小管组成。

（四）临床表现

本病主要侵犯 12 岁以下儿童和少年，18 岁以上的患者很少，8～10 岁为发病高峰期，男女患者比例为（3～4）：1。患儿常在 2 岁以前患过麻疹，潜伏 5～8 年后发病。起病隐袭，病程呈亚急性进行性发展，根据病情的演变大致可分为四期。

第一期：行为与精神障碍期，主要表现为注意力不集中、记忆力减退、学习成绩下降、情绪不稳、人格改变及行为异常（孤僻少语、不合群或易激惹）等，此期约持续数周或数月转入第二期。

第二期：运动障碍期，突出表现为严重的进行性智能减退，同时伴有肌阵挛或癫痫发作、舞蹈样动作、手足徐动症、小脑性共济失调及进行性视网膜脉络膜炎引起的视力障碍。此期历时 1～3 个月。

第三期：强直期，表现为去皮质或去大脑强直，角弓反张，最后进入昏迷状态。常伴有高热、呼吸节律异常，面色潮红或苍白、出汗等自主神经症状。

第四期：终末期，大脑皮质功能完全丧失，眼球浮动，强哭强笑，肌张力低下，肌阵挛消失。大多数患者最终因循环衰竭或并发感染而死亡。

（五）辅助检查

1.实验室检查

脑脊液：压力正常，白细胞数和蛋白质正常或轻微增高，白细胞数增高以淋巴细胞为主。大多数患者免疫球蛋白增高，可有寡克隆带出现。胶金曲线呈典型麻痹型。在血清和脑脊液中抗麻疹的 IgG 抗体滴度升高，可作为诊断 SSPE 的有利佐证。

2.电生理检查

脑电图：疾病的早期无特异性，可以是正常脑电图或有轻中度弥漫性慢波。肌阵挛期的脑电图呈特异性改变，表现为周期性发放的 3～4Hz 的高波幅慢波或尖－慢复合波，双侧大致对称，以顶枕区最明显，常与临床的肌阵挛同步出现。晚期患者脑电活动节律紊乱，波幅低平。

3.影像学检查

CT 与 MRI：早期检查无特异性发现。后期患者显示大脑皮质萎缩，脑白质有单个或多个脱髓鞘病灶，脑室扩大，胼胝体变薄。

4.活检

脑组织活检应用麻疹易感的 Hela 细胞或绿猴肾 C-1 细胞协同培养可分离出麻疹病毒。应用荧光抗体染色检查可以显示麻疹抗体存在。电镜下可见神经节细胞、星形胶质细胞及少突神经胶质细胞核内和胞质内嗜酸性包涵体，急性期或病程较短者包涵体常见。

（六）诊断

Jabbour（1972）认为诊断本病必有下列标准中的 4 条。

（1）典型的临床表现，儿童和青少年隐袭起病，先有精神、智能及行为异常，以后有肌阵挛、锥体外系症状、锥体束损害、去皮质强直、痴呆、昏迷，半年至 1 年死亡。

（2）有典型的脑电图改变。

（3）脑脊液中丙种球蛋白增高，胶金曲线呈麻痹型。

（4）脑脊液和血清中麻疹抗体滴度升高。

（5）脑组织病理为全脑炎。

（6）脑组织培养分离出麻疹病毒。

（七）鉴别诊断

本病需要与儿童和青少年痴呆性疾病鉴别诊断。

1.希尔德病

又称为弥漫性硬化，为亚急性或慢性脑白质广泛性脱髓鞘疾病。早期出现视力障碍，表现为视野缺损、偏盲或皮质盲。脑电图无特征性改变。CT 显示脑白质大片低密度区，以枕、顶和颞区为主。晚期出现髓质性脑萎缩，主要以第三脑室与侧脑室明显扩大。实验室检查无麻疹病毒感染的证据。

2.肾上腺脑白质营养不良

是一种罕见的伴性隐性遗传性疾病，多见 3～12 岁的男孩，临床表现为智力减退、视力下降、共济失调，肢体瘫痪。部分患儿有肾上腺皮质功能不全症状，如全身皮肤与黏膜色素沉着，并进行性加重，逐渐出现疲劳、食欲下降、低血压等。ACTH 刺激试验阳性。CT 扫描显示双侧侧脑室三角区周围白质大片对称性低密度区，并逐渐向额叶、颞叶发展，晚期有脑萎缩，病灶内有时可见钙化影。

3.类脂质沉积症

是一组类脂质代谢障碍引起类脂质在体内细胞中沉积而致的遗传性疾病。多在婴儿期发病，主要表现为运动和智力发育迟缓，伴有反复惊厥、肌张力改变及共济失调等。在白细胞或皮肤成纤维细胞中可以发现相应的酶活性降低。

（八）治疗

目前尚无特殊有效的治疗方法，主要采用支持疗法和对症处理的措施。有肌阵挛的患者可给予硝基西泮或氯硝西泮治疗。在护理上积极防治肺部感染、褥疮及营养障碍等并发症。可试用异丙肌苷、金刚烷胺、西咪替丁或干扰素等药物，有报道认为这些制剂可改善病情和延长生命。

（九）预后

本病的病程可持续数月至 2～3 年，通常在 1～3 年内死亡，约 80%患者在病后 1 年死亡，近 10%患者可长期缓解，存活 4～10 年。

（十）预防

预防最有效的方法是接种麻疹疫苗。

二、进行性多灶性白质脑病

进行性多灶性白质脑病（PML）是一种脑部多发的进行性加重的亚急性脱髓鞘疾病，临床罕见，主要见于中老年人，并常常作为淋巴细胞增殖性疾病晚期的并发症，男女发病比例大约为 3∶2。本病虽不常见，但随着 AIDS 的出现和器官移植后处于免疫抑制状态下的患者增多，其发病率有增加的趋势。最近的统计显示 2%～7%的 AIDS 患者死于 PML，并且 AIDS 的流行病学调查结果已经改变了所谓的"典型"PML 的全貌。

（一）病因

1965 年 ZuRhein 和 Chou 通过对 PML，患者脑损害的电镜研究，发现含有包涵体的少突神经胶质细胞内结晶体排列的颗粒与乳头多瘤空泡病毒相似，并证实为多瘤病毒亚型，又称为 JC 病毒。JC 病毒侵入少突神经胶质细胞，可以造成亚急性进行性脱髓鞘疾病。部分 PML 患者的脑组织中可分离出 JC 病毒。

（二）发病机制

JC 病毒感染可发生在儿童期，潜伏在肾脏。大约 70%的成年人血中可检出 JC 病毒抗体，当免疫功能受到抑制时，潜伏在体内的病毒繁殖经血扩散到脑、肺、淋巴结。在脑部，病毒侵入少突神经胶质细胞，造成该细胞和髓鞘的破坏。

（三）病理

病理变化的特征为脑白质广泛性多灶性脱髓鞘，部分融合成小叶状，病灶主要位于大脑半球，也可分布脑干、小脑，较少累及脊髓。病灶内的少突神经胶质细胞脱失，轴突相对保持完好，有反应性星形胶质细胞增生和肥大。病灶周边的少突神经胶质细胞核异常增大，其内可见嗜酸性包涵体，电镜证实这些包涵体由乳头多瘤空泡病毒颗粒组成。炎性和血管病变不明显。

（四）临床表现

本病多见于成年男性，男女发病比例为 3：1，平均年龄 54 岁（31～82 岁），在 AIDS 患者中发病年龄较轻。

1.基础疾病

PML 通常发生在有肿瘤或慢性免疫缺陷状态的患者，大部分发生在艾滋病患者，其发生率达 5%。与此相关的肿瘤有慢性淋巴细胞性白血病、霍奇金病、淋巴肉瘤、骨髓增生性疾病，较少见的疾病为非肿瘤性肉芽肿，如结核、结节病等。除此之外，还可见于长期应用大剂量免疫抑制剂的患者，如肾移植、结缔组织病等，而缺乏明确的基础疾病患者较为少见。

2.发病形式

起病隐匿，多在基础疾病确诊后 2～4 年出现神经系统损害。一旦神经系统症状出现，病情进展迅速。

3.神经症状

早期可表现为头痛、眩晕、人格改变和智力损害，持续几天或几周。随后出现偏瘫、构音困难、偏盲、皮质盲、失语、共济失调、癫痫、感觉异常等症状。疾病后期可出现痴呆、四肢瘫痪、假性延髓性麻痹、意识模糊或昏迷。脑干和小脑白质损害少见。

（五）辅助检查

1.实验室检查

（1）外周血：T 淋巴细胞组分异常，CD4/CD8 淋巴细胞降低，CD4+T 淋巴细胞数下降。

（2）脑脊液：大多数正常，偶尔有轻度蛋白质增高（530～670mg/L）或少量单核细胞（4～10 个）。聚合酶链反应检测出 JC 病毒 DNA 有助诊断。血清和脑脊液中 JC 病毒抗体滴度明显升高。

2.电生理检查

脑电图：在弥漫性脑电活动的基础上可见局灶性慢波，不具有特异性。

3.影像学检查

（1）CT：平扫可见大脑皮质下白质散在的低密度灶，好发于顶、枕叶，分布不对称，呈扇形或椭圆形，无占位和增强效应，后期有脑萎缩改变。

（2）MRI：上述部位在 T_1 加权像上为低或高信号，T_2 加权像上为均匀高信号。早期病灶区域较小，常为多发，后期病灶增多，逐渐融合扩大形成空腔。少数病例累及大脑皮质和深部基底节的灰质。

4.活检

脑组织活检是诊断本病唯一有效方法，采用免疫荧光和免疫电镜等方法可以在脑组织中检测出 JC 病毒抗原或找到病毒颗粒。

（六）诊断和鉴别诊断

1.诊断依据

（1）大部分患者有艾滋病、霍奇金病、淋巴肉瘤、白血病等免疫功能低下的基础病。

（2）迅速进展的以脑白质损害为主神经系统症状或体征。

（3）神经影像学检查显示大脑白质多个无水肿和占位效应的病灶。

（4）血清或脑脊液中 JC 病毒抗体水平明显升高。

（5）脑脊液检测出 JC 病毒 DNA。

（6）脑组织活检有典型的表现。

2.鉴别

本病应与多发性硬化、脑寄生虫病、脑白质营养不良、希尔德病等疾病相鉴别。

（七）治疗

目前尚未找到抗 JC 病毒的有效药物。可以试用肾上腺皮质激素、转移因子、阿糖胞苷等治疗。

（八）预后

本病预后不良，通常在神经系统症状出现后 4～6 个月内死亡。尤其是合并艾滋病者存活时间更短。病程终末期患者均因昏迷、肺炎或循环衰竭而死亡。

三、皮质纹状体脊髓变性

皮质纹状体脊髓变性是一种最常见的由变异朊蛋白引起的可传递的神经系统变性疾病，又称为 Creutzfeldt-Jakob 病（CJD）或亚急性海绵状脑病（SSE）。1920 年 Creutzfeldt 首先报道 1 例酷似多发性硬化的尸检病例。1921－1923 年 Jakob 报道 5 例相类似病例。1923 年 Spielmayer 命名为 Creutzfeldi-Jakob 病。1929 年称为早老性皮质纹状体变性。1940 年称其为皮质纹状体脊髓变性。此病分布世界各地，各个季节均可发病，年发病率为 1/100 万～2/100 万。近年来，许多学者提出 CJD 可能是人畜共患的新型传染病。

（一）病因

1982 年 Prusiner 的研究结果证实 CJD 病因由一种特殊的，具有感染性质的蛋白质-朊蛋白（PrP）所引起，从而否定了多年前 Cajdusek 所倡导的非寻常慢病毒感染学说。PrP 系一种单基因编码的糖蛋白，由 253 个氨基酸组成。依其结构不同分为四种亚型：1 型散发性 CJD，2 型为家族性 CJD，3 型为医源性 CJD，4 型为新变异型 CJD。

（二）发病机制

在正常健康人中枢神经细胞表面也存在少量的 PrP，在此称为 PrP^c，具有致病的 PrP 称为 PrP^{sc} 而 PrP^{sc} 是由正常的 PrP^c 转化而来，两者不论是分子量，空间构象等方面均有不同。PrP^{sc} 大量沉积脑内，能摧毁自身的中枢神经系统，造成大脑广泛的神经细胞凋亡、脱失，形成海绵状脑病。PrP^{sc} 是怎样进入中枢神经系统，又是怎样从正常的 PrP^c 转变为异常的 PrP^{sc} 其详细途径和机制仍在研究之中。不过，不同类型的 CJD，其发生机制也不尽相同。一般来说，医源性 CJD 为传递感染，也就是说将被 PrP^{sc} 污染的组织或器械，通过角膜或硬脑膜移植、颅脑手术、脑深部电极检查，以及反复接受从垂体提取的生长激素或性激素肌内注射等途径，经过长达数年至数十年的体内复制后发病。家族性 CJD 则由 PrP 基因突变，即自体 PrP^c 是自发的发生结构改变，从而产生大量 PrP^{sc} 导致中枢神经系统变性。而散发性 CJD 可能为体细胞突变的结果。

（三）病理

大脑广泛性萎缩，脑室对称性扩大。病变主要累及大脑皮质、基底节、丘脑，以及小脑、脑干核团和脊髓前角细胞。显微镜下可见神经细胞或神经胶质细胞周围小空泡形成，呈海绵状变性，神经细胞脱失，神经胶质细胞增生，在感染组织内可见淀粉样斑块。慢性病程的 CJD 可见大脑、脑干、小脑和脊髓的白质纤维髓鞘坏变。电镜下 CJD 的典型所见为界膜状空泡变性，神经细胞胞质内染色体减少或消失，脂褐素堆积，髓鞘变薄，轴浆空化。新变异型 CJD 的病理学改变显示大脑和小脑海绵状变性轻微，而斑块形成非常明显。

（四）临床表现

本病依其亚型不同，发生 CJD 的机会也不尽相同。80% 的 CJD 为散发型，家族型占 10%，医源型占 5%。发病年龄为 25～78 岁，平均为 58 岁，男女均可患病。新变异型 CJD 发病年龄较轻，平均为 26 岁。本病潜伏期长达 5～50 年，起病隐匿，缓慢进行性发展，通常在 1 年内死亡。临床大致分为 3 期。

1.初期

主要表现为乏力、易疲劳、注意力不集中、失眠、幻觉、妄想、焦虑、抑郁不安、体重下降、记忆困难等，可伴有头痛、眩晕、视力模糊或步态不稳等。此期易误诊为神经症或轻度抑郁症。

2.中期

进行性认知功能损害和肌阵挛为此期的突出表现，患者有记忆障碍，外出返回找不到家门、迷路、人格改变、直至发展为痴呆。可伴有失语、失认、失算、多动、癫痫发作、皮质盲、轻偏瘫、小脑性共济失调、四肢肌张力增高、腱反射亢进、Babinski 阳性等。几乎所有的患者迟早会出现不同程度的肌阵挛，一开始可为单侧，随后发展为全身性肌阵挛。阵挛与突然惊吓刺激有关，通常情况下，肌阵挛反应由各种感觉刺激诱发，手指痉挛是其典型的表现。少数患者脊髓前角细胞损害可出现肢体肌肉萎缩。

3.晚期

出现尿失禁、无动性缄默、木僵、昏迷或去皮质状态，最终多因褥疮或肺部感染而死亡。

新变异型 CJD 主要表现为共济失调和精神行为改变，病程持续时间较长，可伴有肌阵挛发作，但不出现脑电图特征性改变。

（五）辅助检查

1.实验室检查

（1）脑脊液：常规检查基本正常。11%的患者白细胞数轻微增高，均为淋巴细胞。约1/4的患者蛋白轻度增高。采用免疫荧光法检测可发现脑脊液中 14-3-3 脑蛋白阳性，这一指标对诊断 CJD 具有极高价值。一般认为，脑脊液中 14-3-3 脑蛋白的出现是由于 CJD 脑组织中大量神经元破坏渗出的结果。

（2）血清 S100 蛋白检测：采用免疫荧光法可检测出血清中特异性 S100 蛋白浓度增高，因为 CJD 患者 S100 蛋白随着病情的进展呈持续性增高。

2.电生理检查

脑电图：本病初期为非特异性的弥漫性慢波，中期呈特异性的周期性同步放电（PSD）的中至高波幅尖-慢波或棘-慢波，晚期波幅降低，PSD 消失。目前认为 PSD 与肌阵挛关系密切。一致认为脑电图特征性改变是诊断 PSD 的重要依据。

3.影像学检查

CT 和 MRI 检查：在病程较短者中脑 CT 和 MRI 可完全正常。病程较长的患者可显示不同程度的脑萎缩和脑室扩大。MRI 在 T_2 加权像上可见双侧尾状核、壳核呈对称性均质的高信号，苍白球则很少改变，病灶无增强效应，T 加权像完全正常，对 CJD 临床诊断有着重要意义。

4.活检

通常取右侧额叶脑组织活检，可发现灰质海绵状变性、神经细胞脱失、神经胶质细胞增生和 PrP^{sc} 沉积可确诊为 CJD。

（六）诊断和鉴别诊断

1.诊断

本病早期做出临床诊断比较困难。有人建议按下列 3 个条件进行临床诊断。

（1）2 年之内发生的进行性痴呆。

（2）肌阵挛、视力改变、小脑症状和无动性缄默 4 项中至少具有 2 项。

（3）脑电图呈特征性的 PSD 改变。

具备以上 3 项者可诊断为很可能 CJD；仅具备 1 和 2 两项可诊断为可能 CJD；肯定诊断必须有脑组织活检证实海绵状变性和 PrP^{sc} 沉积。脑蛋白检测可替代脑电图特异性改变。

2.鉴别诊断

本病应与下列疾病相鉴别。

（1）Alzheimer 病：本病为老年人最常见的进行性痴呆，起病缓慢，病程较长。首发症状多为记忆障碍，判断能力下降，定时定向障碍，继而出现失语、失认、失用等，最后出现全脑智能损害，运动困难。其病理特征为老年斑、神经原纤维缠结和颗粒空泡变性。

（2）进行性核上性麻痹：疾病隐袭，缓慢进展，发病初期最明显的症状为步态不稳，平衡障碍，伴反复跌倒，双眼球出现垂直性核上性凝视麻痹为本病特征性表现。多于晚期出现假性延髓性麻痹和痴呆。CT 和 MRI 可见中脑及脑桥萎缩，第三脑室和脚间池变宽。

（七）治疗

目前，CJD 仍属于缺乏有效治疗的致死性疾病，抗病毒治疗无效。肌阵挛可应用氯硝西泮对症治疗，痉挛性肌张力增高可给予巴氯芬。

（八）预后

本病 85%患者在发病后 1 年内死亡，少数在发病后 3 周或长至 8 年以上死亡。随着对该病发病机制的深入研究，人们已经发现缺乏 PrP^c 基因的鼠并不发生 CJD。因而应用反义寡核苷酸或基因治疗可能达到预期目的。

（九）预防

考虑到 CJD 在人类与灵长类之间、患者与患者之间医源性传染，对 CJD 患者的医疗护理和物品处理应采取一定的预防措施，而不需要特定的隔离房间。但必须注意以下几点。

（1）医务人员或实验室下作者若皮肤破损，暂勿直接接触患者或实验材料。

（2）CJD 患者用过的注射器及检查器械等，尽可能一次性处理。

（3）CJD 患者脑活检器械应设标志，每次均要高压消毒

（4）CJD 患者不应作为器官移植的捐献者。

第六章　脑血管疾病

第一节　脑缺血性疾病

脑卒中包括出血性卒中和缺血性卒中两大类,前者包括脑出血和蛛网膜下隙出血,后者为各种原因引起的脑缺血性疾病,缺血性卒中占所有卒中的 75%～90%。

一、病理生理

(一)脑血流量和脑缺血阈

在脑血流量(CBF)正常时,脑动、静脉之间的氧含量差约为 7%容积,称为脑的氧抽取量,用以维持氧代谢率在正常水平,即 35ml/(100g·min)。当 LBF 不能维持正常水平时,为了维持氧代谢,必须加大氧抽取量,但氧抽取量也有限度,在 CBF 降到 20ml/(100g/min)时增至最高限度,如 CBF 继续下降,脑氧需求即不再能满足,氧代谢率即会降低,脑组织就会发生缺氧。

CBF 降到 20ml/(100g/min)时,脑皮层的诱发电位和脑电波即逐渐减弱,CBF 降到 15～18ml/(100g/min)时,脑皮层诱发电位和脑电图即消失。神经轴突间的传导中断,神经功能丧失。此一 CBF 阈值称为"轴突传导衰竭阈"。CBF 降到 10ml/(100g/min)以下时,细胞膜的离子泵功能即发生衰弱,此时细胞内 K^+ 逸出于细胞外,Na^+ 和 Ca^{2+} 进入细胞内,细胞的完整性发生破坏。此一 CBF 阈值称为"细胞膜衰竭阈"或"离子泵衰竭阈"。

CBF 降低到缺血阈值以下并非立即发生脑梗死,决定缺血后果的两个关键因素一是缺血的程度,另一因素是缺血持续时间。在 CBF 降低到 18ml/(100g·min)以下经过一定的时间即可发生不可逆转的脑梗死,CBF 水平愈低,脑梗死发生愈快,在 CBF 为 12ml/(100g·min)时,仍可维持 2 小时以上不致发生梗死。在 18～20ml/(100g·min)时,虽然神经功能不良,但仍可长时期不致发生梗死。

在缺血性梗死中心的周边地带,由于邻近侧支循环的灌注,存在一个虽无神经功能但神经细胞仍然存活的缺血区,称为缺血半暗区,如果在一定的时限内提高此区的 CBF,则有可能使神经功能恢复。有的脑缺血的外科治疗方法,就着眼于抢救这部分处于半暗区的神经组织。

(二)脑缺血的发展进程和治疗措施

CBF 下降使脑的氧代谢率降低,当 CBF 降到离子泵衰竭阈以下,如不能在短时内增加 CBF,即引发一系列继发性病理改变,称为"缺血瀑布",一旦启动后,即一泻下,最终导致脑梗死。

"缺血瀑布"启动后由于钙离子内流,激活了细胞膜上磷脂酶 A_2,释出游离脂肪酸,产生自由基、有害的前列腺素和白三烯,引起血小板凝集、脑血管收缩、脑水肿和细胞破坏。

此外,脑梗死后将会发生脑水肿,脑缺血引起的脑水肿首先是细胞毒性水肿,以后发展为血管源性水肿,这一过程在脑梗死后数小时至数天内完成,称为脑水肿的成熟。脑水肿可引起颅内压和组织压增高,影响脑的微循环血流,进一步加重脑缺血。

二、脑缺血的病因

造成脑缺血的病因是复杂的，归纳起来有以下几类：①颅内、外动脉狭窄或闭塞；②脑动脉栓塞；③血流动力学因素；④血液学因素等。

（一）脑动脉狭窄或闭塞

脑由两侧颈内动脉和外椎动脉供血，两侧颈内动脉供血约占脑的总供血量的80%～90%，椎动脉约占10%～20%。当其中一学条动脉发生足以影响血流量的狭窄或闭塞时，若是侧支循环良好，可以不发生临床缺血症状，如果侧支循环不良，或有多条动脉发生足以影响血流量的狭窄时，则会使局部或全脑的CBF减少，当CBF减少到发生脑缺血的临界水平 [18～20ml/（100g·min）] 以下时，就会产生脑缺血症状。

轻度的动脉狭窄不至于影响其血流量，一般认为必须缩窄原有管腔横断面积的80%以上才足以使血流量减少。从脑血管造影片上无法测出其横断面积，只能测量其内径。动脉内径狭窄超过其原有管径的50%时，相当于管腔面积缩窄75%，即可认为是足以影响血流量的狭窄程度，也就是具有外科意义的狭窄。

多条脑动脉狭窄或闭塞对脑血流的影响更大，因可使全脑血流处于缺血的边缘状态 [CBF为31ml/（100g·min）]，此时如有全身性血压波动，即可引发脑缺血。造成脑动脉狭窄或闭塞的主要原因是动脉粥样硬化，而且绝大多数（93%）累及颅外段大动脉和颅内的中等动脉，其中以颈动脉和椎动脉起始部受累的机会最多，而动脉硬化则多累及脑内经小动脉。

（二）脑动脉栓塞

动脉粥样硬化斑块除可造成动脉管腔狭窄以外，在斑块上的溃疡面上常附有血小板凝块、附壁血栓和胆固醇碎片。这些附着物被血流冲刷脱落后形成栓子，被血流带入颅内动脉，堵塞远侧动脉造成脑栓塞，使供血区缺血。

最常见的栓子来源是颈内动脉起始部的动脉粥样硬化斑块，被认为是引起短暂性脑缺血发作TIA最常见的原因。动脉栓塞另一个主要原因是心源性栓子。患有风湿性心瓣膜病、亚急性细菌性心内膜炎、先天性心脏病、人工瓣膜和心脏手术等形成的栓子随血流进入脑内造成栓塞。少见的栓子如脓毒性栓子、脂肪栓子、空气栓子等也可造成脑栓塞。

（三）血流动力学因素

短暂的低血压可引发脑缺血，如果有脑血管的严重狭窄或多条脑动脉狭窄，使脑血流处于少血状态时，轻度的血压降低即可引发脑缺血。例如心肌梗死、严重。心律失常、休克、颈动脉窦过敏、直立性低血压、锁骨下动脉盗血综合征等。

（四）血液学因素

口服避孕药物、妊娠、产妇、手术后和血小板增多症引起的血液高凝状态，红细胞增多症、镰状细胞贫血、巨球蛋白血症引起的黏稠度增高均可发生脑缺血。

三、脑缺血的类型和临床表现

根据脑缺血后脑损害的程度，其临床表现可分为两类，一类由于轻度或短暂的供血不足引起暂时性神经功能缺失，但无明显脑梗死存在，临床上表现为短暂性脑缺血发作（TIA），另一类缺血程度较重，持续时间较长，造成脑梗死，临床上表现为可逆性缺血性神经功能缺失（RIND）、进展性卒中（PS）和完全性卒中（CS）。

（一）短暂性脑缺血发作（TIA）

TIA 为缺血引起的短暂性神经功能缺失，在 24 小时内完全恢复。TIA 一般是突然发作，持续不到 10～15 分钟，有的可持续数小时，90%的 TIA 持续时间不超过 6 小时。引起 TIA 的主要原因是动脉狭窄和微栓塞。

重视 TIA 是近 30 年来脑缺血疾病防治工作的一大进展，因为 TIA 的发生率很高，而且是发生完全性卒中的一个警兆，正确处理 TIA 病人，可能使很多病人免于发展成死亡率和致残率都很高的完全性卒中。TIA 的临床表现根据病变累及的动脉不同而各异。

1.颈动脉系统 TIA

表现为颈动脉供血区神经功能缺失。病人突然发作一侧肢体无力或瘫痪、感觉障碍，有的有失语和偏盲，有的发生一过性黑蒙，表现为突然单眼失明，持续 2～3 分钟，很少超过 5 分钟，然后视力恢复。黑蒙有时单独发生，有时伴有对侧肢体运动和感觉障碍。

2.椎-基底动脉系统 TIA

椎-基底动脉系统 TIA 的症状比颈动脉系统复杂，眩晕是最常见的症状，当眩晕单独发生时，必须与其他原因引起的眩晕相鉴别。此外，可出现复视、同向偏盲、皮质性失明、构音困难、吞咽困难、共济失调、两侧交替出现的偏瘫和感觉障碍、面部麻木等。有的病人还可发生"跌倒发作"，表现为没有任何先兆的突然跌倒，但无意识丧失，病人可很快自行站起来，是脑干短暂性缺血所致。跌倒发作也见于颈椎病的病人，由于颈椎的骨赘压迫椎动脉，当颈部转动到某一方位时，骨赘将主要供血一侧的椎动脉压闭，使脑干突然缺血，当颈部转离该特殊方位后，又恢复供血。

（二）可逆性缺血性神经功能缺失（RIND）

RIND 是一种局限性神经功能缺失，持续时间超过 24 小时，但在 3 周内完全恢复，神经系统检查可发现阳性局灶性神经缺失体征。RIND 病人可能有小范围的脑梗死存在。

（三）进展性卒中（PS）

脑缺血症状逐渐发展和加重，超过 6 小时才达到高峰，有的在 1～2 天才完成其发展过程，脑内有梗死灶存在。进展性卒中较多地发生于椎-基底动脉系统。

（四）完全性卒中（CS）

脑缺血症状发展迅速，在发病后数分钟至 1 小时内达到高峰，至迟不超过 6 小时。

区分 TIA 和 RIND 的时间界限为 24 小时，在此时限之前恢复者为 TIA，在此时限以后恢复者为 RIND，在文献中大体趋于一致。但对 PS 和 CS 发展到高峰的时间界限则不一致，有人定为 2 小时，但更常用的时限为 6 小时。

四、检查和诊断

造成脑缺血性卒中最常见的原因是颈内动脉和动脉粥样硬化。动脉粥样硬化的病变不仅可使动脉管腔狭窄或闭塞，且可形成栓子堵塞远侧脑动脉。在诊断脑血管病变方面，脑血管造影自然是最佳方法，但可能造成栓子脱落形成栓塞，这种危险虽然并不多见，但后果严重。因此近年来很多非侵袭性检查，如经颅多普勒超声探测、磁共振血管造影应用较多，只有在 TCD 和 MRA 不能确诊时才行常规脑血管造影。

（一）脑血管造影

脑动脉粥样硬化病变可发生于脑血管系统的多个部位，但最多见于头－臂动脉和脑动脉的起始部，在脑动脉中则多见于颈内动脉和椎动脉的起始部。有时在一条动脉上可发生多处病变，例如在颈内动脉起始部和虹吸部都有病变，称为串列病变。故应进行尽可能充分的脑血管造影。

直接穿刺颈总动脉造影对颈总动脉分叉部显影清晰，简单易行，但直接穿刺有病变的动脉有危险性。穿刺处应距分叉部稍远，操作力求轻柔，以免造成栓子脱落。经股动脉插管选择性脑血管造影可进行4条脑动脉造影，是最常用的造影方法，但当股动脉和主动脉弓有狭窄时插管困难，颈总动脉或椎动脉开口处有病变时，插管也较困难并有一定危险性。经腋动脉插管选择性脑血管造影较少采用，腋动脉较少发生粥样硬化，且管径较粗并有较丰富的侧支循环，不像肱动脉那样易造成上臂缺血，但穿刺时易伤及臂丛神经。经右侧腋动脉插管有时不能显示左颈总动脉、左锁骨下动脉和左椎动脉，遇此情况不得不辅以其他途径的造影。经股动脉或腋动脉插管到主动脉弓，用高压注射大剂量造影剂，可显示从主动脉弓分出的所有脑动脉的全程，但清晰度不及选择性插管或直接穿刺造影。

如狭窄程度达到50%，表示管腔横断面积减少外75%，狭窄度达到75%，管腔面积已减少90%。如狭窄处呈现"细线征"，则管腔面积已减少90%～99%。

动脉粥样硬化上的溃疡可被血管造影所显示，在造影片上溃疡的形态可表现为：①动脉壁上有边缘锐利的下陷；②突出的斑块中有基底不规则的凹陷；③当造影剂流空后在不规则基底中有造影剂残留。有时相邻两个斑块中的凹陷可误认为是溃疡，也有时溃疡被血栓填满而被忽略。因此，脑血管造影对溃疡的确诊率只有47%左右。

（二）超声探测

超声探测是一种非侵袭性检查方法。B型超声二维成像可观察管腔是否有狭窄、斑块和溃疡；波段脉冲多普勒超声探测可测定颈部动脉内的峰值频率和血流速度，可借以判断颈内动脉狭窄的程度。残余管腔愈小其峰值频率愈高，血流速度也愈快。根据颈动脉峰值流速判断狭窄程度的标准。
颈动脉指数等于颈总动'脉的峰值收缩期频率除颈内动脉的峰值收缩期频率。根据颈动脉指数也可判断颈内动脉狭窄的程度。

经颅多普勒超声（TCD）可探测颅内动脉的狭窄，如颈内动脉颅内段、大脑中动脉、大脑前动脉和大脑后动脉主干的狭窄。多普勒超声还可探测眶上动脉血流的方向，借以判断颈内动脉的狭窄程度或闭塞。眶上动脉和滑车上动脉是从颈内动脉分支眼动脉分出的，正常时其血流方向是向上的，当颈内动脉狭窄或闭塞时，眶上动脉和滑车上动脉的血流可明显减低或消失。如眼动脉发出点近侧的颈内动脉闭塞时，颈外动脉的血可通过这两条动脉逆流人眼动脉，供应闭塞处远侧的颈内动脉，用方向性多普勒探测此两条动脉的血流方向，可判断颈内动脉的狭窄或闭塞。但这种方法假阴性很多，因此只能作为参考。

（三）磁共振血管造影（MRA）

MRA也是一种非侵袭性检查方法。可显示颅内外脑血管影像，根据"北美症状性颈动脉内膜切除试验研究"的分级标准，管腔狭窄10%～69%者为轻度和中度狭窄，此时MRA片上显示动脉管腔虽然缩小，但血流柱的连续性依然存在。管腔狭窄70%～95%者为重度狭窄，血流柱的信号有局限性中断，称为"跳跃征"。管腔狭窄 95%～99%者为极度狭窄，在信号局限性中断以上，血流柱很纤细甚至不能显示，称为"纤细征"。目前在 MRA 像中尚难可靠地区分极度狭窄和闭塞，MRA 的另一缺点是难以显示粥样硬化的溃疡。

（四）CT 脑血管造影（CTA）

用螺旋 CT 进行三维重建是近年来发展的另一种非侵袭性检查脑血管的方法。需静脉注入 100～150ml 含碘造影剂，然后进行扫描和重建，可用以检查颈动脉的病变，与常规脑血管造影的诊断符合率可达 89%。其缺点是难以区分血管腔内的造影剂与血管壁的钙化，因而对狭窄程度的估计不够准确。

五、外科治疗

治疗脑动脉闭塞性疾病的外科方法很多，包括球囊血管成形术，狭窄处补片管腔扩大术，动脉内膜切除术，头—臂动脉架桥术，颅外—颅内动脉吻合术，大网膜移植术以及几种方法的联合等。

（一）头—臂动脉架桥术

从主动脉弓发出的各条头臂动脉都可发生狭窄或闭塞引起脑缺血。其中无名动脉、颈总动脉、锁骨下动脉、颈内动脉和椎动脉的起始部都是好发部位。最常见的病因是动脉粥样硬化，约有半数病人累及一条以上的动脉。颈动脉系统和椎基底动脉系统闭塞性病变除可引起各该系统的缺血性神经症状以外，还可引起全脑性症状，如头晕、昏厥、错乱、痴呆和嗜睡等。一侧锁骨下动脉发出椎动脉的近侧段闭塞还可引起一种特殊的综合征，多发生于左侧锁骨下动脉，表现为上肢无力、疼痛、脉搏无力或消失，运动患肢时引发椎-基底动脉缺血症状。因患侧椎动脉通过椎-基底动脉会合处将对侧椎动脉的血"偷漏"到患侧椎动脉，以供应上肢而致脑缺血，称为"锁骨下动脉分流综合征"。

治疗这些大动脉闭塞性疾病最常用的外科方法是动脉架桥术。主动脉上大动脉起始部的闭塞，必需开胸在升主动脉与阻塞部远侧的动脉之间架桥。由于开胸的并发症较多且较困难，故应尽量避免开胸，而只在颈部各条动脉之间架桥。架桥的方式有多种，应根据动脉闭塞的不同部位来设计。架桥所用的材料为涤纶或聚四氟乙烯制成的人造血管，较小的动脉之间也可用大隐静脉架桥。

（二）动脉内膜切除术

动脉内膜切除术可切除粥样硬化斑块而扩大管腔，同时消除了产生栓子的来源，因此是防止和治疗脑缺血的有效方法。颈部动脉内膜切除术适用于治疗颅外手术"可以达到"的病变，包括乳突下颌线（从乳突尖端到下颌角的连线）以下的各条脑动脉，其中主要为颈总动脉分叉部和椎动脉起始部的病变。

最常发生阻塞性病变的部位是颈总动脉分叉部，特别是颈内动脉的起始部，两侧的发生率相等，其次是椎动脉的起始部，左侧的发生率高于右侧。颅外手术可达到部分的阻塞性病变中，狭窄多于闭塞，二者之比约为 3：1。

（三）颈动脉内膜切除术

1951 年 Carrea 等首次对脑缺血病人进行了颈内动脉血管重建术。1953 年 DeBakey 首次对颈内动脉完全闭塞的病人成功地进行了内膜切除术，1954 年 Eastcott 对颈动脉内膜切除术做了详细的描述。50 多年来，颈内动脉内膜切除术经受了时间的考验，证明是治疗脑缺血疾病有效的外科方法。美国每年约进行 85000 例颈动脉内膜切除术。近年来，有两种趋势在并行地发展着，一方面是对缺血性卒中危险因素处理的进步和抗血小板凝集药物的应用，使缺血性卒中的发生率下降，另一方面由于外科技术、麻醉和监护技术的进步，使颈动脉内膜切除术的安全性增加，这两种趋势的相互发展将影响颈动脉内膜切除术的适应证和手术对象的选择。

1.适应证和禁忌证

决定颈动脉内膜切除术三的适应证时应根据两个条件，即血管病变情况和临床表现。

（1）血管病变：要根据颈动脉狭窄的程度和范围，外有无对侧颈动脉狭窄或椎动脉狭窄，有无溃疡和溃疡科的大小等。管腔狭窄超过原有直径的 50%即认为具有学外科意义。溃疡深而面积大者易发生脑栓塞。而且有溃疡者手术中发生并发症的危险要大得多。

（2）临床表现：以下情况可作为手术的适应证：①有 TIA 发作者，为防止以后发展为完全性卒中；②完全性卒中病人，有轻度神经功能缺失，为改善症状和防止再次卒中；③慢性脑缺血病人，为改善脑缺血和防止发生卒中；④无症状性血管杂音病人，虽无症状但在数年内发生卒中的可能性在 15%～17%。正常颈动脉管径约为 5～6mm，狭窄超过 50%时即可出现血管杂音，超过 85%或直径小于 1～1.5mm 时杂音即消失，因此时血流显著减弱以致不能产生杂音，但发生卒中的危险性很大。

有下列情况者内膜切除术的效果不良：①脑梗死的急性期，因重建血流后可加重脑水肿，甚至发生脑内出血；②慢性颈内动脉完全闭塞超过 2 周者，手术使血管再通的成功率和长期通畅率很低；③有严重全身性疾病不能耐受手术者，例如心脏病、严重肺外部疾病、糖尿病、肾脏病、感染、恶性肿瘤和估计手术后寿命不长者。

虽然有上述手术适应证和禁忌证的大体界定，但由于病情的复杂性，必须考虑手术的危险和效益的关系，对具体病人要个别地进行选择，在这方面仍存在争议。

颈动脉闭塞性疾病的病人，经 4 条脑血管造影，发现多数（67.3%～73%）有两处以上的病变，或两条以上的动脉上都有病变，称为多发性病变。

2.麻醉

颈动脉内膜切除术可采用区域性阻滞麻醉或全身麻醉，区域性麻醉时病人清醒，便于术中观察缺血症状，有助于决定是否需用分流管。但手术野显露受限，病人精神紧张易导致手术的仓促。全身麻醉便于呼吸道管理，以保持正常的血气状态，充分显露手术野，便于进行防止脑缺氧的措施。故一般多采用全身麻醉，只有在病人患有严重的心、肺疾病而病人又能合作的情况下才采用区域麻醉。

3.手术中的脑保护和监测

用氟烷或异氟烷全身麻醉可降低脑耗氧量，增加脑对缺氧的耐受性。巴比妥类虽也有同样作用，但对脑电活动的抑制作用不利于术中进行脑电图的监测，且可延缓术后的苏醒，妨碍术后对神经功能的检查。如果没有心脏方面的禁忌，阻断颈动脉后可适当提高血压以促进侧支循环，但收缩压不宜超过 22.7kPa（170mmHg）。较术前血压提高 1.3～2.6kPa（10～20mmHg）为宜。

手术中最常用于监测脑缺血的方法是连续监测脑电图，麻醉前先测定双侧大脑半球的基础脑电图，然后在手术中连续监测。脑电图与局部脑血流量的改变有高度相关性。在全身麻醉和 $PaCO_2$ 在正常范围的条件下，维持正常脑电图的最低 rCBF 为 18ml/（100g·min）。直接测定 rCBF 的方法较烦琐，故较少应用。如果术中阻断颈内动脉有缺血危险者，应放置分流管。

4.颈动脉内膜切除术的技术

（1）切口：沿胸锁乳突肌前缘切开皮肤和颈阔肌，严密止血。在胸锁乳突肌前方显露颈总动脉，仔细保护舌下神经和迷走神经。

（2）分离颈动脉：先显露颈总动脉，然后向远侧分离颈内和颈外动脉。用利多卡因封闭颈动脉窦，以防发生反射性心动过缓和低血压。操作务必轻柔以免导致栓子脱落。保护喉上神经。颈内动脉至少应显露近侧段 2cm，颈外动脉需显露到甲状腺上动脉分支处以远。用条带绕过动脉以便控制其血流。

（3）切开动脉壁：静脉注入肝素 5000～7000U。抽紧控制带，沿动脉长轴切开颈总动脉和颈内动脉壁至能看到斑块，沿斑块与动脉的界面向远侧分离。动脉壁切口从颈总动脉分叉部近侧 1～2cm 开始，并超过颈内动脉中斑块的远端。

（4）切除斑块：先切断颈总动脉中的斑块的近端，然后切断颈外动脉内的斑块。最后在斑块和正常内膜交界处切断颈内动脉远端的斑块。此时注意不要将内膜与肌层分离，如有分离可稍加修剪或缝合固定在动脉壁上，否则重建的血流会将内膜冲开形成隔膜堵塞管腔。

（5）缝合动脉壁：切除斑块后用肝素盐水冲洗管腔，用 6-0 血管缝合线连续缝合切口，也可从切口两端向中央相对缝合，缝至最后 3～4 针时先放开颈内动脉的控制带，使回流的血将管腔内的空气和碎片或血块冲出，再控制颈内动脉。然后松开颈总动脉的控制带，冲出其中的空气和碎片或血块，再控制颈总动脉，迅速将切口完全缝合。缝合完毕后先放开颈外动脉的动脉夹，再放开颈总动脉，使血流将可能残存的空气和碎片冲到颈外动脉中去，最后放开颈内动脉恢复血流。此时如有条件可进行血管造影，有助于发现远侧动脉狭窄和内膜瓣，这些在外观上很难发现。

（6）动脉壁补片成形术：当显露颈动脉后，如果发现管腔很细，估计缝合后管腔仍然狭窄，先从下肢取一段大隐静脉，纵行剖开备用，也可用浸以胶原的绦纶织片补在动脉切口上以扩大管腔。

（7）安置分流管：如有符合安放分流管的指征时，在切开动脉壁时连同斑块一起切开至管腔，在分流管中充满肝素盐水后夹住，先松开颈内动脉，迅速放入分流管远端后收紧控制带，放开分流管使回流的血冲出，再用同样方法将近端放入颈总动脉，即可建立从颈总动脉到颈内动脉的血流，然后进行内膜切除术。缝合动脉壁至最后几针时抽出分流管，最后完成缝合。

手术完毕后用鱼精蛋白中和肝素。有人为了防止手术后血栓形成而不中和肝素，并在手术后继续应用 5～7 天，但必须妥善止血。

5.手术后并发症

（1）心血管并发症：心肌梗死在手术中和围手术期发生的危险性很大。以往认为手术后应提高血压以促进脑供血的观点应慎重考虑并酌情而定。

（2）神经系统并发症：①脑内出血；②手术中阻断颈内动脉引起的脑缺血；③手术中

脑栓塞；④颈动脉闭塞。应立即进行 CT 扫描或脑血管造影，如果是脑内出血或颈动脉闭塞需立即进行手术处理。绝大多数（大于 80%）神经系统并发症发生于手术后的 1～7 天，多因脑栓塞或脑缺血所致。如脑血管造影显示手术部位有大的充盈缺损，需再次手术加以清除。如动脉基本正常，则多因脑栓塞所致，应给予抗凝治疗。

（3）切口部血肿：出血来源有①软组织渗血；②动脉切口缝合不严密漏血。由于术中和术后应用肝素，如果止血不彻底，容易形成血肿。大的血肿可压迫气管，需立即进行止血，紧急情况下可在床边切开切口以减压。

（4）脑神经损伤：手术入路中可能损伤喉上神经、舌下神经、迷走神经、喉返神经或面神经的下颌支，特别是当颈动脉分叉部较高位时。并可损伤交感神经链发生 Horner 综合征。

（5）补片破裂：通常的静脉补片取自下肢踝前的大隐静脉，此处的静脉管径小而壁薄，不能承受颈内动脉的血压，手术后有破裂的可能。多发生于术后 2～7 天，突然颈部肿胀、呼吸困难。

（6）高灌注综合征：动脉内膜切除术后有 12% 的病人发生高灌注综合征，表现为各种神经症状，少数发生脑内血肿。多发生于颈动脉严重狭窄的病人。原因是长期缺血使脑血管发生极度扩大，内膜切除后血流量突然增加而脑血管的自动调节功能尚未恢复，以致 rCBF 和血流速度急骤增高。故对高度狭窄的病人应进行 TCD 或 rCBF 监测，如发现高灌注状态，应适当降低血压。

（四）颈外动脉内膜切除术

颈动脉内膜切除术通常是指颈内动脉的内膜切除术。当颈内动脉完全闭塞时，颈外动脉作为一个重要的侧支循环即显得很重要。脑血管造影时可见颈内动脉闭塞，有的可留下一个残株，颈外动脉明显扩大，与眶上动脉的吻合明显，通过眼动脉注入颈内动脉的虹吸部。由于颈内动脉完全闭塞的手术再通率低，故当颈内动脉完全闭塞，而颈外动脉有斑块性狭窄并引起视网膜栓塞或 TIA 时，是颈外动脉内膜切除术的适应证。当双侧颈内动脉闭塞时，颈外动脉狭窄可导致全脑弥散性低灌注的症状，在此情况下颈外动脉内膜切除术可改善脑供血。此外，颈外动脉疏通后，可为颞浅动脉提供更充分的供血，有利于进行颅外－颅内动脉吻合术。

颈外动脉内膜切除术的手术技术与颈内动脉内膜切除术相同，只是其管径比颈内动脉小，故较常应用静脉补片以扩大管腔。

（五）椎-基底动脉供血不足（VBI）和椎动脉内膜切除术

椎动脉粥样硬化性病变可发生于椎动脉的任何节段，但最多见于椎动脉的起始部和颅内段。由于动脉内的斑块性狭窄引起脑供血减少，或由于栓子脱落引起脑栓塞。椎－基底动脉供血不足的症状还可因心脏原因引起或诱发，如心律失常和心源性栓塞。椎－基底动脉缺血可表现为 TIA 或脑梗死，TIA 的发生率约为前循环的半数，其中 25%～35% 将会在 5 年内发生脑梗死。

VBI 可表现为三方面的症状：①脑干症状，例如复视、构音障碍和吞咽困难；②小脑症状，例如眩晕，共济失调；③枕叶症状，例如双侧黑蒙或同向性偏盲。此外还可有猝倒和运动、感觉障碍。并非所有椎动脉的病变都能引起 VBI 症状，因为对侧椎动脉可以代偿。

在下述情况下可引起VBI：①锁骨下动脉盗血综合征；②一侧椎动脉狭窄，对侧椎动脉也有狭窄或闭塞，或对侧椎动脉发育不良；③一侧椎动脉狭窄达到足以减少椎基底动脉血流的血流并有溃疡易形成脑栓塞。

VBI的外科治疗应根据具体情况选择，如为锁骨下动脉盗血综合征，可将椎动脉近侧切断，近侧断端结扎，远侧断端与同侧颈总动脉作端一侧吻合。此外可根据椎动脉狭窄或闭塞的部位进行颅外－颅内动脉吻合术，如枕动脉－小脑后下动脉吻合术、枕动脉－小脑前下动脉吻合术、颞浅动脉－小脑上动脉吻合术或颞浅动脉－大脑后动脉吻合术等。

1.椎动脉近侧段内膜切除术

经锁骨上入路显露锁骨下动脉，控制锁骨下动脉远侧段时需切断前斜角肌，颈内乳动脉和甲状颈干，但应保全膈神经，显露左侧锁骨下动脉时要注意不要伤及胸导管、迷走神经和喉返神经。暂时阻断椎动脉起始部近、远侧的锁骨下动脉和病变远侧的椎动脉，沿椎动脉长轴切开椎动脉并延长切口到锁骨下动脉，或是在椎动脉起点处沿锁骨下动脉长轴切开锁骨下动脉，行内膜切除术后缝合动脉壁，因椎动脉管径小，故常用静脉补片法以扩大管腔，一般不需放置分流管。缝合完毕后依以下次序放开动脉夹：锁骨下动脉远侧段－椎动脉－锁骨下动脉近侧段。切开动脉前静脉输入肝素5000U，手术完毕后用鱼精蛋白50mg中和肝素。

2.椎动脉远侧段内膜切除术

过去对远侧段椎动脉狭窄引起的VBI只能用抗凝疗法治疗，自从颅外－颅内动脉吻合术开展以后，采用各种方式的吻合术来改善后循环的供血。

3.椎动脉减压术

椎动脉的第二段即横突孔内段也可发生狭窄或闭塞，引起VBI。其病因与近、远侧段椎动脉狭窄不同，多由于颈椎骨赘压迫所致，除VBI的症状外，一个特殊的临床表现就是当颈部转到某一方位时引发VBI症状甚至猝倒，离开此方位后立即恢复。椎动脉造影可见椎动脉在横突孔处狭窄或在椎间隙处弯曲。处理的方法是行椎动脉减压术。采用颈前部横切口或胸锁乳突肌前斜切口，经胸锁乳突肌前缘进入，在颈动脉与气管之间的界面达到椎体前部，向外侧牵开颈长肌，用高速磨钻将钩椎关节处压迫椎动脉的骨赘磨去，并将横突孔敞开，彻底松解椎动脉。

（六）大脑中动脉血栓－栓子摘除术

大脑中动脉闭塞的原因很多，其中90%是由栓塞造成，其他原因有血栓形成、烟雾病、肿瘤压迫和动脉炎等，栓塞与血栓发生率之比约为10：1，与颈内动脉闭塞的原因恰好相反，故有人称大脑中动脉为"栓塞的动脉"，颈内动脉为"血栓的动脉"。

大脑中动脉栓塞的来源大部分来自心脏，其他有颈内动脉或主动脉，有的来源不明。栓子多停留在大脑中动脉主干及其分为主支处。栓塞的后果因侧支循环的差异而不同。

大脑中动脉栓塞后经过一段时间，有些栓子可以溶解而使动脉重新管道化，脑血管造影见动脉又复通畅。虽然如此，但脑梗死业已形成，神经功能障碍将长期存在。大脑中动脉闭塞后短时内尚不致发生脑梗死，发生脑梗死后再重建血流容易发生出血。很多学者在灵长类动物实验中，探讨大脑中动脉闭塞后至发生不可逆脑梗死的临界时间，其结果不一致，大致为2～7小时。Meyer等从临床过程估计，人类大脑中动脉闭塞后的可逆性临界时间为6小时。但同时指出，6小时内重建血流并不完全预示后果良好，而超过6小时重建血流也不都发生出血性梗死。

大脑中动脉血栓－栓子摘除术可直接疏通管径较大的主干和各分支的血流，比颅外－颅内吻合术更能有效地改善供血，如果在分支处有阻塞，各分支都将发生缺血，而吻合术只能与其中一个分支吻合，不能使大脑中动脉全部供血区都能得到灌注。因此，如果手术及时和成功，应比吻合术的效果更为优越。

（七）颅外-颅内动脉吻合术（EIAB）

1.EIAB 的手术适应证

（1）血液动力因素引起的脑缺血：脑缺血主要由两个因素引起，即血栓－栓塞和低灌注，其中前者占绝大多数。血栓－栓塞如为颈内动脉粥样硬化所引起，可行颈动脉内膜切除术，但有 15% 的病人其病变位于颅外手术不可到达的部位，即位于乳突尖端与下颌角的连线以上的部位，这样的病变不能行颈动脉内膜切除术，但可以造成脑的低灌注状态。此外，多发性动脉狭窄或闭塞也是低灌注状态的原因。低灌注状态经内科治疗无效者是 EIAB 的手术指征。

（2）颅底肿瘤累及颈内动脉，切除肿瘤时不得不牺牲动脉以求完全切除肿瘤者，可在术前或术中行动脉架桥术以免发生脑缺血。

（3）梭形或巨大型动脉不能夹闭，需行载瘤动脉结扎或动脉瘤孤立术者。

2.EIAB 的手术方式

EIAB 的手术方式不胜枚举，主要有：颞浅动脉大脑中动脉吻合；脑膜中动脉－大脑中动脉吻合术；颞浅动脉－小脑上动脉吻合术；颞浅动脉－大脑后动脉吻合术；枕动脉－小脑后下动脉吻合术；动脉－小脑前下动脉吻合术；颞浅动脉－静脉大脑中动脉吻合术；颈总（外）动脉－静脉－颈内动脉吻合术；颈外动脉－静脉－大脑后动脉吻合术；颞浅动脉－大脑前动脉吻合术；锁骨下动脉－静脉－颈外动脉吻合+颞浅动脉大脑中动脉吻合术等。

第二节　自发性蛛网膜下隙出血

蛛网膜下隙出血（SAH）是各种原因引起的脑血管突然破裂，血液流至蛛网膜下隙的统称。它并非一种疾病，而是某些疾病的临床表现，其中 70%～80% 属于外科范畴。临床将蛛网膜下隙出血分为自发性和外伤性两类。本节仅述自发性蛛网膜下隙出血，占急性脑血管意外的 15% 左右。

一、病因

自发性蛛网膜下隙出血常见的病因为颅内动脉瘤和脑（脊髓）血管畸形出血，约占自发性蛛网膜下隙出血的 70%，前者较后者多见。其他原因有动脉硬化、脑底异常血管网症（烟雾病，Moyamoya 病）、颅内肿瘤卒中、血液病、动脉炎、脑炎、脑膜炎及抗凝治疗的并发症，但均属少见。

二、临床表现

（一）出血症状

发病前多数患者有情绪激动、用力、排便、咳嗽等诱因。发病突然，有剧烈头痛、恶心呕吐、面色苍白、全身冷汗。半数患者可出现精神症状，如烦躁不安、意识模糊、定向力障碍等。以一过性意识障碍多见，严重者呈昏迷状态，甚至出现脑疝而死亡。20%出血后有抽搐发作。有的还可出现眩晕、项背痛或下肢疼痛。脑膜刺激征明显，常在蛛网膜下隙出血后1～2d内出现。

颅内动脉瘤在首次破裂出血后，如未及时适当治疗，部分患者可能会再次或3次出血。死于再出血者约占本病的1/3。

（二）脑神经损害

以一侧动眼神经麻痹常见，占6%～20%，提示存在同侧颈内动脉—后交通动脉动脉瘤或大脑后动脉动脉瘤。

（三）偏瘫

在出血前后出现偏瘫和轻偏瘫者约占20%。由于病变或出血累及运动区皮质和其传导束所致。

（四）视力视野障碍

蛛网膜下隙出血可沿视神经鞘延伸，眼底检查可见玻璃体膜下片块状出血，发病后1h内即可出现，这是诊断蛛网膜下隙出血的有力证据。出血量过大时，血液可浸入玻璃体内，引起视力障碍。10%～20%可见视盘水肿。当视交叉、视束或视放射受累时产生双颞偏盲或同向偏盲。

（五）其他

约1%的颅内动静脉畸形和颅内动脉瘤可出现颅内杂音。部分蛛网膜下隙出血发病后数日可有低热。

临床常见的自发性蛛网膜下隙出血的鉴别诊断见表6-1。

表6-1 自发性蛛网膜下隙出血的鉴别诊断

鉴别指标	动脉瘤	动静脉畸形	动脉硬化	烟雾病	脑瘤卒中
发病年龄	40～60岁	小于35岁	超过50岁	青少年多见	30～60岁
出血前症状	无症状，少数动眼神经麻痹	常见癫痫发作	高血压史	可见偏瘫	颅压高和病灶症状
血压	正常或增高	正常	增高	正常	正常
复发出血	常见且有规律	年出血率2%	可见	可见	少见
意识障碍	多较严重	较重	较重	可轻可重	较重
脑神经麻痹	第Ⅱ～Ⅵ对神经	无	少见	少见	颅底肿瘤常见
偏瘫	少见	较常见	多见	常见	常见
眼症状	可见玻璃体出血	可有同向偏盲	眼底动脉硬化	少见	视盘水肿
CT检查	蛛网膜下隙高密度	增强可见AVM影	脑萎缩或梗死灶	脑室出血铸型或梗死灶	增强后可见肿瘤影
脑血管造影	动脉瘤和血管	动静脉畸形	脑动脉粗细不均	脑底动脉异常血管团	有时可见肿瘤染色

三、诊断

（一）头颅 CT

诊断急性 SAH 准确率几近 100%，显示脑沟与脑池密度增高。颈内动脉瘤破裂出血以大脑外侧裂最多。大脑中动脉瘤破裂血液积聚患侧外侧裂，也可流向环池、纵裂池。基底动脉瘤破裂后，血液主要聚积于脚间池与环池附近。出血后第 1 周内 CT 显示最清晰，1～2 周后出血逐渐吸收。

（二）头颅 MRI

发病后 1 周内的急性 SAH 在 MRI 很难查出，但可见动脉瘤及动静脉畸形等表现，磁共振血管造影（MRA）是非创伤性的脑血管成像方法，对头颈及颅内血管性疾病可作为诊断的筛选手段。

（三）脑血管造影

是确定 SAH 病因的必须手段，应视为常规检查。尽早检查，能及时明确动脉瘤大小、部位、单发或多发，有无血管痉挛；动静脉畸形的供应动脉和引流静脉，以及侧支循环情况。

（四）腰椎穿刺

对 CT 已确诊的 SAH 不再需要做腰穿检查。因为伴有颅内压增高的 SAH，腰穿可能诱发脑疝。如为动脉瘤破裂造成的 SAH，腰穿有导致动脉瘤再次破裂出血的危险。

四、治疗

（一）一般治疗

出血急性期，患者应绝对卧床休息，可应用止血剂。头痛剧烈者可给止痛、镇静剂，并应保持大便通畅。当伴颅内压增高时，应用甘露醇溶液脱水治疗。

（二）尽早病因治好

如开颅动脉瘤夹闭，动静脉畸形或脑肿瘤切除等。

第三节 脑动脉瘤

脑动脉瘤是指颅内动脉壁的局限性囊性膨出或瘤样突起而言。年发病率为 1.7～6.7/10 万。可发生于任何年龄，但好发于 30～60 岁，1/3 以上在 20～30 岁，1/2 以上在 40 岁以后发病。国内资料显示，脑动脉瘤患者男性占 40%，女性占 60%，51% 的反复性脑蛛网膜下腔出血是由脑动脉瘤引起，而成为脑蛛网膜下腔出血的常见原因。脑动脉瘤破裂前 90% 患者可无特殊症状，一旦破裂出血即可引发脑蛛网膜下腔出血。

一、病因与发病机制

病因可分为先天和后天两大类：

（一）先天性病因

如血管壁本身的缺陷、胎生血管的发育异常和血管畸形，都是动脉瘤形成的重要因素。

（二）后天性病因

1.动脉硬化

动脉粥样硬化使管壁的弹力纤维断裂甚至消失，也可造成动脉营养血管闭塞使血管壁变性，继而削弱了动脉壁对血液及血流冲击的承受力，管壁局部逐渐呈囊性或瘤性膨出而形成动脉瘤。40～60 岁是动脉硬化发展的明显阶段，同时也是动脉瘤的好发年龄，这足以说明两者的关系。

2.感染

感染性动脉瘤约占全部动脉瘤的 4%。身体各部的各种感染皆可以小栓子的形式经血液播散停留在脑动脉的终末支，少数栓子停留在动脉的分叉部，导致管壁损伤、内弹力纤维断裂坏死，在血流持续性冲击下，管壁向外突出而形成动脉瘤。

3.外伤

因闭合性或开放性颅脑损伤、手术创伤、异物、器械、骨片等直接伤及动脉管壁，或动脉遭受持续性牵拉，造成内弹力纤维以及平滑肌的断裂、坏死和管壁变薄，在血管内压力的作用下形成真性或假性动脉瘤。

脑动脉瘤的发病机制主要有两个方面：一是动脉管壁上的结构异常；二是由于管壁内压力的长期冲击。前者是动脉瘤形成的促发因素。

二、病理

（一）动脉瘤的好发部位

颈内动脉系统者占 90%，其中发生在颈内动脉及其分叉处占 40%，大脑前动脉和前交通动脉占 30%，大脑中动脉及分支占 20%，椎－基底动脉系统占 10%～20% 为多发性的，40% 呈对称性，尤其常见于大脑中动脉。一般动脉壁在其分支处比较薄弱，故上述脑动脉分支处是动脉瘤的好发部位。

（二）动脉瘤的分类

按形成可分为三类：①囊状占 95%，系由动脉壁某处向外膨出呈囊状，常带有蒂。根据动脉瘤的形态还可分为球形、葫芦形和漏斗形。②梭形占 4%，是由动脉的某段向四周膨出而形成。③壁间形占 1% 其由动脉壁的某处向一侧膨出，没有蒂。根据动脉瘤体的直径大小又可归为四类：①小型，直径小于 0.4cm；②一般型为 0.5～1.5cm；③大型为 1.5～2.5cm；④巨型可达 2.5cm 以上，有时可达 4～5cm 以上。以一般型动脉瘤占大多数，其次为小型（15.5%），大型或巨型少见（7.8%）。

（三）脉瘤壁的特点

主要是内弹力层纤维断裂和不完整，平滑肌细胞减少或缺失，整个中层结构变薄。不同原因的动脉瘤瘤壁可厚薄不一，有些部位（如动脉瘤顶部）甚至很薄，故该处最易破裂。有的瘤壁可仅为一层完整的内膜；有的缺乏中层组织，弹力纤维断裂或消失，而只存内膜和外膜；有的瘤壁内可有炎性细胞浸润，常与临近组织发生纤维性粘连；有些动脉瘤的腔内血流呈旋涡样，有的可见到附壁血栓形成，甚至血栓充满瘤腔内，尤其是当发生出血后更易形成血栓，此时在进行脑血管造影时不易发现动脉瘤。

脑动脉瘤的发生与发展呈渐进过程，从无到有，从小到大（尤其是囊状动脉瘤），婴儿及儿童期很少发现，青年期发展变大，半数以上于40岁以后才破裂出血。

三、临床表现

脑动脉瘤的临床表现复杂多样，取决于瘤体的大小，所处的部位及其是否破裂出血。其临床表现主要分为两大类：一是动脉瘤本身膨胀所致；二是动脉瘤破裂后所引发的脑蛛网膜下腔出血的症状和体征。现分述如下：

（一）慢性发作性头痛

见于较大的动脉瘤或发生在基底动脉的动脉瘤。在出血症状和/或局灶性神经症状出现前，患者常有慢性头痛发作。大多表现为一侧眼眶部或后枕部的搏动性疼痛，严重时伴有恶心、呕吐和面色苍白，可能与瘤体一时性扩大或病壁渗血有关。有的在压迫同侧颈总动脉时，可使疼痛暂时缓解。头痛可长达数年或数十年，有的可缺如。

（二）病灶症状

主要为动脉瘤瘤体对周围组织的压迫损害所致。

1.动眼神经麻痹

为最常见症状，且多见于后交通动脉动脉瘤。出现复视、同侧上眼睑下垂、眼球内收受限和瞳孔散大等动眼神经麻痹症状。其中又以上眼睑下垂最为突出和常见。

2.眼球突出

常见于海绵窦部位的动脉瘤，系动脉瘤压迫或堵塞海绵窦引起该侧眼静脉血液回流受阻所致，常伴有第Ⅲ、Ⅳ、Ⅵ等脑神经不全麻痹症状和结合膜的充血水肿。

3.视力障碍和视野缺损

如颈内动脉、大脑前动脉、前交通动脉上的动脉瘤常可压迫视神经和（或）视交叉引起同侧视力减退，甚至失明和视神经萎缩或视野缺损。后交通动脉上的动脉瘤常压迫视束引起双眼对侧同向偏盲。

4.三叉神经症状

常见于海绵窦后部及颈内动脉管内的动脉瘤，常出现患侧面部发作性刺痛，同侧角膜反射减退或消失，咀嚼肌无力，张口下颌偏向患侧和同侧面部痛觉减退等。

5.颅内杂音

不常见，患者自己听到的多于被检出者。于病灶同侧眼眶部听诊可闻及收缩期吹风样杂音，强度不一。海绵窦内巨大动脉瘤的杂音远较其他部位多见，压迫同侧颈动脉可使杂音消失。

6.出血症状

约71%的患者最终可发生破裂出血；其中15%的患者可发生再出血（常可反复多次发生，甚至达4次以上），且常在上次发病后8～21天内发生。再出血的病死率可高达40%～65%。当第一次出血形成血肿时，更易发生再出血。动脉瘤出血时轻者渗血，重者由于囊壁破裂造成大出血，常伴有脑挫裂伤、水肿、血肿及脑疝。出血的方式有二：一是单纯蛛网膜下腔出血（占85%），表现为突然头痛、呕吐、意识障碍、癫痫样发作、脑膜刺激征等；二是颅内血肿形成（占15%）。也可合并有脑蛛网膜下腔出血和脑室出血。血肿形成时，除有定位症状外，还会有颅内压增高，可进一步发展为脑疝致死。前交通动脉瘤的血肿发生率为

26%，颈内动脉瘤为 15%。大脑中动脉则为 36%。位于蛛网膜下腔的动脉瘤出血或脑内血肿破入蛛网膜下腔，均可造成硬脑膜下血肿。

出血诱因：约有 32% 的患者有运动、情绪激动、排便、咳嗽、头部创伤、性交或分娩等明显诱因；32% 破裂发生在睡眠中；另 32% 亦可发病于相对安静状态。提示各种体力活动及情绪激动所引起的血压波动是诱发动脉瘤破裂的重要诱因。

动脉瘤大小和形态：动脉瘤直径小于 4mm 时因其瘤蒂及囊壁均较厚不易破裂，出血的可能性仅占 2%；90% 的出血发生于大于 4mm 的动脉瘤，但巨型动脉瘤易在腔内形成血栓和瘤壁增厚，出血倾向反而下降。囊状动脉瘤容易出血，特别是其囊上再有隆起者。梭形动脉瘤出血则相对较少。

出血部位：大脑中动脉瘤的血肿常位于颞上、中回；颈内动脉瘤末端的血肿在额叶眶面外侧面或颞叶内侧面；前交通动脉瘤的血肿多在额叶内侧。椎—基底动脉系统动脉瘤位于蛛网膜下腔，破裂出血后扩散的阻力小，因此，不如颈内动脉系统动脉瘤那样容易形成血肿。

脑缺血及脑血管痉挛症状：动脉痉挛为动脉瘤破裂出血后发生脑缺血的重要原因。蛛网膜下腔出血造成脑损害使大脑皮质对缺血的耐受性减弱而产生缺血症状。此外，瘤内血栓的脱落和蔓延，以及瘤内血流缓慢而紊乱也是造成脑缺血和血栓形成的原因。其症状随脑梗死部位的不同而异。

四、辅助检查

（一）腰穿检查

脑脊液呈血性，压力增高，红细胞计数达每 mm³ 几千至几十万，甚至超过百万以上。个别患者因动脉瘤较小，破裂后血液进入脑室或脑组织而未进入蛛网膜下腔时腰穿结果可正常。如有严重颅压增高及脑疝形成者禁作此穿刺。

（二）颅脑 CT 检查

是最常用于确定有无颅内动脉瘤或破裂出血的迅速而可靠的检查。颅脑 CT 对直径 0.5cm 以上的动脉瘤经增强扫描后即可发现。对直径在 1cm 以上的动脉瘤进行平扫亦可发现。在动脉瘤破裂造成蛛网膜下腔出血后，颅脑 CT 显示颅底蛛网膜下腔高密度影，有时可发现局部有圆形或卵圆形高密度影则可能为动脉瘤。当发生破裂出血时，随意进行脑 CT 扫描偶可发现高密度影的动脉瘤。CT 显示密度不同的同心环形图像"靶环征"是巨大动脉瘤的特征性表现。巨大动脉瘤周围水肿或软化呈低密度，瘤内的层状血栓呈高密度，瘤腔中心流动的血液密度又有差别，形成不同的同心环状图像，称为"靶环征"。CT 能显示整个动脉瘤，与脑血管造影只能显示动脉瘤的血流流动部分不同。

（三）颅脑 MRI 和 MRA 检查

可清楚地显示脑动脉瘤的部位、大小及形状，瘤体内有否血栓及血流情况，瘤蒂部位及大小，动脉瘤与周围组织的关系。MRA 可直接显示动脉瘤血管影。

（四）脑血管造影检查

是确定有否动脉瘤和是否手术的唯一最终证据。脑血管造影能清楚显示动脉瘤的部位、大小、形态、囊内有无血栓，以及动脉硬化和动脉痉挛的范围及程度，是否伴有其他血管畸形及侧支循环。一般认为只要患者无生命危险或病情重但经治疗转轻者应尽早行脑血管造影，且最常采用 DSA，约 85%的患者可发现动脉瘤。15%可因瘤动脉血栓形成、动脉瘤与其他动脉重叠或动脉痉挛可呈阴性，但应在几周后重复脑血管造影。

五、诊断

对自发性脑蛛网膜下腔出血患者或经常出现发作性头痛并出现脑神经特别是动眼神经麻痹者，应高度怀疑颅内动脉瘤的可能。颅脑 CT、MRI、MRA 或脑血管造影可助确诊。

六、鉴别诊断

主要与下述疾病进行鉴别：

（一）血管性头痛

绝大多数是由血管收缩功能障碍引起，只有极少数是由于颅内动脉瘤所致，脑 CT、MRI、MRA 检查有助于鉴别，如确疑有颅内动脉瘤者应行脑血管造影检查。

（二）脑血管畸形

虽有血管性头痛及蛛网膜下腔出血，但脑血管造影可助确诊。

（三）颅内钙化灶

脑 CT 扫描有时可在颅底部发现圆形或卵圆形钙化灶，应注意与颅内动脉瘤区别，前者的 CT 值较高，MRA 或 DSA 检查更有助于鉴别。

七、治疗

（一）内科治疗

主要在于防止再出血和控制动脉痉挛。

1.一般处理

如绝对卧床、镇痛、镇静、抗癫痫、止血等。使患者保持安定，避免情绪激动。同时加强营养，维持水电解质平衡，监测心血管功能等。

2.调整血压

控制性低血压是预防和减少动脉瘤再次出血的重要措施之一。但不宜降得过低。以免造成脑灌注量不足，通常将原有血压降低 10%～20%即可，高血压患者可至 30%～35%。

3.降颅内压

20%甘露醇（125～250ml 每 8 小时静滴一次）不仅能降低颅内压，增加脑血流量，推迟血脑屏障损害并减轻脑水肿，还能增加手术中临时阻断脑动脉的时间。如与呋塞米合用效果更佳。因甘露醇能增加血容量、升高平均血压，有导致动脉瘤破裂的危险值得注意。

4.解除脑血管痉挛

对脑蛛网膜下腔出血后的各种理化因素所引起的脑血管痉挛。目前尚无特效疗法。尼莫地平现较常用，每日 10mg（50ml）以每小时 2.5～5.0ml 速度经静脉泵入，持续 1～3 周后改用尼莫地平 10～20mg 3 次/日口服，维持 2～3 周。

5.脑脊液引流

在颅内动脉瘤出血后的急性期，脑表面可有大量积血而引发颅内压增高。或因小的血肿或凝血块阻塞室间孔或中脑导水管引起急性梗阻性脑积水而出现意识障碍；或在颅内动脉瘤出血后的慢性期，由于基底池等的粘连引起脑积水而使脑室扩大时，均可考虑脑室引流以改善症状。

（二）动脉瘤栓塞或外科手术摘除

目的在于根治动脉瘤的出血或再出血。一旦诊断明确且患者一般情况较好者，应及早进行为好。

八、预后

其预后与是否发生蛛网膜下腔出血有关。出血次数越多死亡率越高，每次出血的死亡率为 1/3，故第三次出血时的死亡率极高。部分患者由于蛛网膜下腔出血量不大和得到及时的内外科治疗，也可完全恢复，不留后遗症和不再复发。

第四节　高血压性脑出血

一、定义

脑出血是指原发性非外伤性脑实质内出血，出血可来源于脑内动脉、静脉或毛细血管的坏死、破裂，但以动脉出血最为多见而且重要。脑出血的原因有外伤性和非外伤性两类。非外伤性脑出血又称自发性脑出血或原发性脑出血，其中约半数是由高血压病所致，其他原因包括颅内动脉瘤破裂、脑血管畸形破裂、败血症、脑肿瘤出血、动脉炎、血液病、子痫、抗凝治疗的并发症和维生素 C 缺乏症等。

高血压是脑出血最常见的病因，高血压伴发脑内小动脉病变，血压骤升引起动脉破裂出血，称为高血压性脑出血，约 1/3 的高血压患者可发生脑内出血，是脑血管疾病患者中病死率和致残率最高的一种疾病。

二、诊断

（一）发病年龄

高血压性脑出血常发生在 50～70 岁，男性略多于女性。多有高血压病史。目前高血压发病有年轻化趋势，甚至在 30 岁左右高血压患者也可发生脑出血。

（二）发病时间

常在情绪激动，剧烈活动时突然起病，大多数病例病前无预兆，病情发展迅速，很快出现意识障碍及偏瘫的完全性卒中的表现，往往在数小时内达到顶峰。

（三）急性期常见的主要表现

急性期临床表现有头痛、呕吐、意识障碍、肢体瘫痪、失语等。

（四）临床表现

临床表现可因出血部位及出血量不同而临床特点各异。

1.内囊-基底核区出血

内囊出血的患者典型的临床特征为头和眼转向了出血病灶侧（凝视病灶）和"三偏症状"（偏瘫、偏身感觉障碍和偏盲）。优势半球出血者尚有语言障碍。

按其出血部位与内囊的关系可分为：①外侧型（壳核型），系豆纹动脉尤其是其外侧支破裂所致。出血局限外囊、壳核和屏状核；②内侧型（丘脑型），由丘脑膝状动脉和丘脑穿通动脉破裂所致。出血局限于丘脑附近；③混合型（内囊出血），出血扩延到内囊的内外两侧。

（1）壳核出血：依出血量及病情进展，患者可有意识障碍或无意识障碍，并伴有不同程度的"三偏"，即病变对侧中枢性面瘫及肢体瘫痪、感觉障碍和同向偏盲，双眼向病侧偏斜、头转向病侧。优势半球出血者还伴有语言障碍等。

（2）丘脑出血：发病后多数患者出现昏迷及偏瘫。丘脑内侧或下部出血者可出现典型的眼征，即垂直凝视麻痹，多为上视障碍，双眼内收下视鼻尖；眼球偏斜视，出血侧眼球向下内侧偏斜；瞳孔缩小，可不等大，对光反应迟钝；眼球不能聚合以及凝视障碍等。出血向外扩展，可影响内囊出现"三偏"征。丘脑出血侵入脑室者可使病情加重，出现高热、四肢强直性抽搐等。

丘脑出血因发生的位置不同其症状亦各异：丘脑前内侧部出血时可出现精神障碍、遗忘或痴呆，而左侧丘脑出血可有三种基本体征：①感觉障碍重于运动障碍；②伴有眼球运动障碍、瞳孔缩小、对光反射迟钝或消失；③丘脑性失语，丘脑受损后可出现语言迟钝、重复语言及语义性错语症。右侧丘脑出血的基本体征有：①结构性失用症，病人左半身出现感觉障碍，对物体的形状、体积、长度、重量产生错觉；②偏侧痛觉缺失，表现为对侧躯体感觉障碍及偏身失认症。

2.脑叶出血

其发病率仅次于基底核出血，多数学者认为脑叶出血好发于顶叶、颞叶与枕叶，即大脑后半部。脑叶出血的临床表现与基底核出血不同。脑叶出血后易破入邻近的蛛网膜下隙，因距中线较远而不易破入脑室系统，故脑膜刺激征重而意识障碍轻。

其临床表现特征为：①意识障碍少见而相对较轻；②偏瘫与同向凝视较少、程度较轻，这是因为脑叶出血不像基底核出血那样容易累及内囊；③脑膜刺激征多见。

临床表现与出血所在的四个脑叶不同而有所不同：①额叶，可有智力障碍、尿失禁，可出现对侧偏瘫，偏瘫多发生于上肢、下肢和面部，较轻微。②顶叶，对侧半身感觉障碍，较轻的偏瘫。③枕叶，可有一过性黑蒙、同侧眼痛和对侧同向偏盲，有些可扩展至上 1/4 象限。④颞叶，在优势半球者，出现语言不流利和听力障碍，理解力差，但重复性相对较好。

3.小脑出血

其典型的临床特征为突发的头痛、眩晕、频繁呕吐。无明显瘫痪。主要体征为躯干性共济失调、眼球震颤及构音障碍。病情往往发展较快，患者很快昏迷，呼吸不规则或突然停止，甚至死亡。典型的小脑功能障碍只见于部分病人，对发病突然，迅速出现意识障碍和急性脑干受压者，小脑体征常被掩盖。

4.脑桥出血

90%以上高血压所致的原发性脑干出血发生在脑桥，少数发生在中脑，延髓出血罕见。脑干出血一直被认为是发病急骤、死亡率很高、预后很差的疾病。因为绝大多数脑干出血发生在脑桥，故此处只叙述脑桥出血。

脑桥出血的临床症状取决于出血灶的部位和大小。常突然发病，可表现为剧烈头痛、恶心、呕吐、头晕或眩晕；出现一侧或双侧肢体无力，偏身或半侧面部麻木；大量出血常迅速出现深昏迷、针尖样瞳孔、四肢瘫痪和双侧锥体束征阳性、高热、头眼反射和前庭眼反射消失等。病人可出现呼吸节律的改变，表现为呼吸不规则，呼吸浅、频率快，或出现陈－施氏呼吸。

5.脑室出血

原发性脑室出血十分罕见。发病急骤、头痛、无明显偏瘫体征，迅速出现丘脑下部及脑干症状，如昏迷、高热、瞳孔极度缩小。

（五）辅助检查

1.计算机断层扫描（CT）

是临床确诊脑出血的首选检查。可早期发现脑出血的部位、范围、形态、是否破入脑室，血肿周围有无低密度水肿带及占位效应，脑组织移位和梗阻性脑积水等。

2.磁共振成像（MRI）

脑出血合并脑梗死诊断明确，可与脑肿瘤性出血鉴别。

3.数字减影脑血管造影

可与脑血管畸形、Moyamoya 病、血管炎等鉴别。

4.腰椎穿刺

脑脊液多呈洗肉水样均匀血性，压力一般均增高。

三、外科治疗

手术治疗的目的是清除血肿、降低颅内压、避免脑疝发生，挽救病人的生命及减轻后遗症。在考虑是否施行手术时，被大家公认的最重要因素是术前患者的意识状况。根据病人的意识状况、瞳孔变化、语言功能及运动功能，临床上可将高血压脑出血分为五级，见表 6-2。

表 6-2 高血压脑出血的临床分级

分级	意识状态	瞳孔变化	语言功能	运动功能
Ⅰ	情形或嗜睡	等大	可有语言	轻偏瘫
Ⅱ	嗜睡或朦胧	等大	可有语言	不同程度偏瘫
Ⅲ	浅昏迷	等大	失语	偏瘫
Ⅳ	中度昏迷	等大或不等	失语	
Ⅴ	深昏迷	单侧或双侧放大	失语	去皮质强直或四肢偏瘫

（一）手术适应证

手术治疗的目的是清除血肿、降低颅内压、解除或防止脑疝发生和发展，改善脑组织血液循环，促进受压迫脑组织的功能恢复。依照高血压脑出血的临床分级，一般认为，1 级病人出血量不多（不足 30ml），内科保守治疗效果良好，不需要手术。Ⅱ～Ⅳ级病人绝大多数适于手术治疗，其中Ⅱ级、Ⅲ级手术效果较佳。Ⅴ级病人病情危重，病死率高，手术难以奏效，一般不宜手术治疗。

高血压脑出血手术治疗指征的确定，需要综合考虑出血部位、出血量、病程进展、病人情况等多个因素。

1.出血部位

壳核、大脑半球皮质下、脑叶浅部和小脑半球等较浅部位的出血，适于手术治疗。小脑出血靠近脑干，除非出血量很少、症状轻微，一般应该积极考虑手术。脑干或丘脑出血，通常不是手术治疗的适应证。若存在脑室内出血或脑积水，可行脑室体外引流或分流术。

2.出血量

幕上血肿量超过30ml，占位效应明显，患侧脑室明显受压，中线结构明显向健侧移位；幕下血肿量大于10ml，四脑室受压变形、移位，即有手术必要。

3.病情进展

高血压脑出血后病情稳定，病人神志清楚，功能损害不明显，内科治疗效果良好，不需手术治疗。若经积极内科治疗，病情仍无好转或不稳定，出血部位比较表浅，应考虑手术治疗。尤其是对于病情好转或稳定后又发生恶化或出现脑疝征象者，应争取时间尽快手术。对于发病后进展急骤，很快进入深昏迷，出现严重功能障碍、一侧或双侧瞳孔散大、生命体征不稳定者，手术治疗效果不佳，死亡率很高，不宜进行手术治疗。

4.病人情况

病人若存在心、肺、肝、肾等脏器严重功能障碍，血压控制不好，持续超过26.7～16.0kPa（200/120mmHg），应列为手术禁忌，但年龄不是决定是否手术的主要因素。

（二）手术时机

目前国内外学者普遍认为高血压脑出血需要手术者，应尽量在发病后6～7小时内行超早期手术。

（三）术前检查及准备

1.CT扫描

是诊断脑出血最安全、最可靠的手段，应列为首选。

2.脑血管造影

对于不能明确脑出血病因的或疑诊动脉瘤、脑血管畸形的病人，在病情允许的情况下，为避免手术的盲目性，可考虑行脑血管造影。

3.MRI

一般不作为脑出血首选的检查方法，但适用于脑干、小脑部位出血的检查。

4.术前准备

按常规开颅手术的要求做好其他术前准备，尤其应注意适当控制血压，保持呼吸道通畅，合理使用脱水降颅压药物。

（四）手术方法

1.快速钻颅血肿碎吸术

（1）麻醉：清醒和合作者，可采用局部麻醉。有意识障碍者多采用气管内插管全身麻醉。

（2）体位：病人取仰卧位，头部稍抬高，肩下垫枕，头转向健侧，使病侧颞部在上。

（3）操作方法：根据CT扫描结果，选择最靠近血肿处（注意避开重要功能区）直接钻颅或颅骨钻孔，用脑穿针或带导芯的硅胶引流管穿刺血肿，抽吸出血肿的液体部分。可用无菌生理盐水适当行血肿腔冲洗，并留置引流管，持续引流。

2.皮质下血肿清除术

（1）麻醉：采用气管内插管全身麻醉。

（2）体位：根据血肿部位选择体位。

（3）操作方法：①切口和骨瓣开颅，一般以出血的脑叶部位为中心作马蹄形切口，头皮及帽状腱膜翻向下方，在预定钻孔处推开骨膜准备钻孔。一般钻4孔成形骨瓣，连同骨膜把骨瓣翻向下方或侧方。②硬脑膜切开，若颅内压力很高时，先在硬脑膜切一小口，电凝止血后穿刺血肿，抽出一些陈旧血液后弧形剪开硬脑膜，硬脑膜翻向矢状窦侧。③皮质切开血肿清除，选无血管区或以穿刺点为中心切开皮质2～3cm，双极电凝脑表面血管后，再用窄脑压板分开皮质则可达到血肿，应用吸引器吸除血块。血肿清除后脑组织则塌陷，搏动恢复，用等渗盐水冲洗血肿腔后置硅胶管引流，若发现活动性出血，则用双极电凝止血，吸引器吸除血凝块时要防止对周围脑组织的损伤。④关颅，血肿清除后血肿腔内用硅胶管引流。颅内压力仍很高时也可去骨瓣减压。如脑组织塌陷、搏动好可缝合硬脑膜。骨瓣复位，逐层缝合头皮后关颅。

3.基底核区脑出血

（1）麻醉：采用气管内插管全身麻醉。

（2）体位：仰卧位，患侧肩下垫一小枕，头略偏向对侧。

（3）操作方法：①切口和开颅，有骨瓣开颅和小骨窗开颅两种入路。骨瓣开颅术作颞部皮瓣，翻向耳侧，然后再作大骨瓣，亦翻向同一方向，剪开硬脑膜，暴露外侧裂及两侧的额颞皮质。小骨窗开颅术作与外侧裂相投影的头皮直切口，约6cm长，直达骨膜。用梳状拉钩将切口牵拉开，然后在外耳孔上方约2～3cm处钻孔。将颅骨孔扩大到直径约3cm大小的小骨窗。十字形切开硬脑膜，暴露外侧裂及颞叶皮质。②血肿定位，用脑穿针穿刺血肿定位后，做皮质切口约2cm。皮质切口可有两种选择，经侧裂入路和经颞叶入路。前者则挑开外侧裂蛛网膜后，用脑压板把额叶和颞叶牵开，向深部分离，避开大脑中动脉的分支，到脑岛皮质。切开脑岛皮质向后内方深入可进入血肿腔。经颞叶入路即在颞上回切开皮质，向深部分离、在侧裂动脉的下方，切开脑岛皮质，可达血肿腔。③血肿清除，用吸引器轻轻地吸除血块，并用双极电凝镊凝固动脉性出血点。血肿壁的静脉出血可用吸收性明胶海绵压迫止血。操作应在直视下进行，如血肿太大或血块与壁粘连十分紧密时，可残留小部分。必须彻底止血和避免对脑深部结构的损伤。如血肿有部分残留时，血肿腔内放置一根直径约3～4mm的硅胶管，术后可注入纤溶药物促使血块溶化并引流出来。④切口关闭，硬脑膜减张缝合，酌情去颅骨减压，分层缝合切口。

4.脑室内血肿清除术

当出现以下情况时应考虑行脑室内血肿清除术。①经CT扫描检查证实脑室内已充满血液铸型引起急剧性颅内压增高。②壳核-锥体束-脑室型脑出血，其血肿的大部分已破入一侧脑室者。③由于脑室内血肿，病人呈现深昏迷，颅内压高，有发生脑疝的前驱症状，或已发生一侧瞳孔散大，意识障碍加深，对侧肢体无力或偏瘫加重者。④脑室内血肿形成的阻塞性脑积水，经脑室引流或其他保守疗法不见改善者。

（1）麻醉：一般行气管内插管全麻。

（2）体位：血肿位于侧脑室前部者多取仰卧位，头略偏向对侧；若血肿在脑室三角区或后部者，则取侧卧位，血肿侧在上。

（3）操作方法：①切口，大部分血块进入侧脑室前角时，则采用前额部马蹄形切口。

若大部血块积聚在侧脑室后部时，则采取顶后部马蹄形切口。②开颅，作额部或顶部骨瓣开颅，一般钻 4 个孔，额部骨瓣翻向前方，顶部骨瓣翻向颞部。③硬脑膜切开，当脑膜张力很大时，在硬脑膜切开前先行脑室穿刺放液，降低颅内压力，也可快速静脉滴入 20%甘露醇 250ml 和呋塞米 20～40mg，多数病人颅内压力可得到暂时缓解。将硬脑膜呈弧形切开翻向矢状窦侧。④脑切开，一般在额中回运动区前 2～3cm 处切开皮质 3cm，切开前也可用脑穿针向侧室前角穿刺，抽出少许凝血块或陈旧血液，以确定进入侧脑室的方向和深度，再用两个脑压板沿穿刺针方向分开皮质约 3～4cm，即可进入侧脑室。这时常从切口处涌出一些黑色血块，扩大切口范围，电凝两侧白质的出血点，以棉片保护好周边脑组织后，用脑室自动牵开器或蛇形脑自动牵开器将脑切口牵开。充分暴露侧脑室前角及脑室内血肿。如血肿在侧脑室后部区域，则可在顶部脑回少血管区切开 3cm 切开前先行脑针穿刺，方向对准侧脑室三角区，穿刺抽出黑色积血后，沿穿刺针方向分开脑组织 3～4cm 深即可进入侧脑室三角区，显露侧脑室后部的血肿，予以清除。⑤清除血肿，血肿在脑室内呈占位性压迫，与脑室很少有粘连，可用吸引器将血肿分块吸出，也可用取瘤钳把血块分块钳出，千万不要加重脑室壁及周围结构的损伤。当大部分血凝块清除后，应用等渗盐水反复冲洗，从三角区进入颞角的血块也可冲出。其次，检查室间孔处和第三脑室内的血块，轻轻将其吸出；如血块较大难以吸出时，也可将一侧穹隆柱切断，扩大室间孔，这样就容易取出第三脑室内的血块。对室间孔后缘的豆纹静脉、脉络丛组织用棉片盖好，防止损伤引起出血性梗死。如第三脑室由于充满血块异常扩大时，也可轻轻地用吸引器或取瘤钳将其取出，用含抗生素的等渗盐水冲洗，将脑室内血块彻底清除。由于脑室内血肿是由壳核或丘脑出血破入脑室的，一般不必寻找原出血点，当冲洗干净后，置一脑室引流管进行术后引流。如清除血肿后脑组织肿胀严重，估计术后难以渡过水肿关，可同时行额叶前部切除的内减压手术。⑥硬脑膜严密缝合，将骨瓣复位，头皮分两层缝合。⑦在术后第二天进行 CT 扫描，若发现脑室内还有较多的残存血块、应向脑室内注入尿激酶使血块溶解排出，并同时行腰椎穿刺放出血性脑脊液。也可经腰椎穿刺注入氧气治疗，促使脑脊液内血液加快吸收，减少蛛网膜下隙粘连，避免脑积水发生或减轻发生程度。

5.小脑血肿清除术，除非血肿

小脑出血一旦确诊量较少（小于 10ml）或病情已进入脑干受压晚期，均应积极开颅手术清除血肿行颅后窝减压，解除对脑干的压迫，防止病情进一步加重。

（1）麻醉：气管插管全身麻醉。

（2）体位：侧卧位。

（3）操作方法：取一侧颅后窝旁正中切口或枕下正中直切口，分离肌肉，暴露枕骨鳞部。颅骨钻孔后扩大骨窗，一般需将枕骨大孔后缘和寰椎后弓咬开 1～1.5cm 宽。放射状切开硬脑膜，打开枕大池放出脑脊液。在邻近血肿的小脑皮质表面电灼切开 2～3cm，脑压板分离至血肿，分块清除血肿，仔细止血，反复冲洗。减压不满意者可不缝合硬脑膜，肌肉彻底止血，严密缝合，逐层关颅。

6.脑干内血肿清除术

脑干内出血大多病情危重，进展急骤，手术危险性大，死亡率高，选择手术一定要慎重。

（1）麻醉：气管插管全身麻醉。

（2）体位：侧卧位。

（3）操作方法：根据脑干内出血的部位不同，可采取不同的手术入路。①小脑幕上枕下入路：适用于清除一侧中脑血肿。取患侧枕部马蹄形皮肤切口，常规骨瓣开颅，弧形切开硬脑膜翻向横窦侧，抬起枕叶，切开小脑幕游离缘，暴露中脑及中脑大脑脚，选择血肿最表浅最膨隆的部位切开3～5mm，用生理盐水冲洗血肿腔或用吸引器轻柔吸除血块。②脑桥小脑角入路：适用于清除脑桥血肿。取患侧枕下旁正中切口，骨窗开颅，放射状切开硬脑膜，枕大池放液，一般需切除小脑半球外侧1/3，以利于显露。向脑桥小脑角探查，解剖面神经、听神经和三叉神经至脑桥背外侧，选择脑桥外侧最膨隆处，纵行切开3～5mm，吸除血肿。③四脑室入路：适用于清除脑桥延髓交界处的血肿。取枕下正中直切口，骨窗开颅，咬开枕骨大孔后缘和寰椎后弓，"Y"形切开硬脑膜。分开两侧小脑扁桃体，切开小脑下蚓部，向第四脑室底探查。选样菱形窝的隆起处或颜色变蓝处切开。

7.立体定向脑内血肿清除术

适用于脑内各部位的出血，尤其适合脑干、丘脑等重要部位的局限性血肿。

（1）麻醉：局麻。

（2）体位：根据血肿位置决定。

（3）操作方法：局麻下安装立体定向头架，然后行颅脑CT扫描或MRI扫描，一般CT平扫即能看清血肿的位置和大小。选择血肿最大层面中心为靶点，确立靶点三维坐标参数，根据血肿位置避开皮质功能区，设计合理手术途径。颅骨钻孔，"十"字形切开硬脑膜。安装立体定向仪导向装置，先用细穿刺针试穿验证血肿位置，然后更换内径2～3mm的穿刺管穿刺血肿中心，用生理盐水冲洗血肿腔至液体变清。若有血凝块不能吸出，可用螺旋针将血凝块打碎，也可通过留置在血肿腔内的导管注入尿激酶溶凝。术毕可留置硅胶引流管，缝线固定，拆除定向仪和头架，无菌包扎。

以上几种术后处理：严密观察病情，包括意识状况、瞳孔、肢体活动、言语功能、生命体征等；控制血压，全身血压维持在收缩压21.3kPa（160mmHg）、舒张压13.3kPa（100mmHg）较为合适；使用脱水剂；应用抗生素预防感染；积极防治并发症如肺炎、消化道出血、尿路感染等；妥善治疗其他重要器官的病变，如心脏病、糖尿病、肾功能不全等。注意水、电解质平衡。

四、内科治疗

在急性期，主要是控制脑水肿、调整血压、防治内脏综合征及考虑是否采取手术清除血肿。

（一）一般处理

应保持安静、卧床休息、减少探视，严密观察体温、脉搏、呼吸、血压等生命体征，注意瞳孔和意识变化。保持呼吸道通畅，及时清埋呼吸道分泌物，必要时吸氧。

（二）控制脑水肿，降低颅内压

这是抢救能否成功的主要环节。常用药为甘露醇、呋塞米及皮质激素等。临床上为加强脱水效果，减少药物的不良反应，一般均采取上述药物联合应用。常采用甘露醇+呋塞米、甘露醇+呋塞米+激素等方式，但用量及用药间隔时间均应视病情轻重及全身情况尤其是心脏功能及是否有高血糖等而定。20%甘露醇为高渗脱水剂，其降颅压作用迅速，一般成人用量为 1g/（kg·次），每 6 小时快速静脉滴注一次。呋塞米有渗透性利尿作用，可减少循环血容量，对心功能不全者可改善后负荷，用量为 20～40mg/次，每日静脉注射 1～2 次。应用呋塞米期间注意补钾。皮质激素多采用地塞米松，用量 15～20mg，静脉滴注，每日 1 次。

（三）治疗高血压

高血压是脑出血的主要原因，治疗脑出血首先想到降低高血压，但由于高血压往往为颅高压的自身的自动控制所致，可将发病后的血压控制在发病前血压数值略高一些的水平。如原有高血压，发病后血压又上升更高水平者，所降低的数值可按上升数值的 30%左右控制。常用的降压药物有硝普钠，50mg 加入液体静脉滴注；25%硫酸镁 10～20ml/次，肌内注射；注意不应降血压太快和过低。

（四）维持水、电解质平衡

水、电解质平衡和营养，注意防治低钠血症，以免加重脑水肿。

（五）防治并发症

选择对致病菌有效的抗菌药物，防止并发肺误吸、泌尿系统感染及应激性溃疡、抗利尿激素分泌异常综合征、痫性发作、中枢性高热、下肢深静脉血栓形成等。

第五节　先天性颈内动脉异常

一、颈内动脉纤维肌肉发育不良

（一）病理

其主要特征是发育异常的节段性血管壁畸形，亦可合并颈动脉夹层、完全性颈动脉闭塞、经脑梗死或 TIA，常伴有颅内动脉瘤。文献中报道颈外内动脉纤维肌肉发育不良约 21%～51% 伴发颅内科动脉瘤。

Stanley 根据组织学变化将颈内动脉纤维肌肉发育不良分为四种类型：①动脉内膜纤维组织增生；②中层增生；③中层纤维肌肉增生；④动脉中层周围发育不良。其中以纤维肌肉增生最为常见。

近年来的超微结构研究发现颈内动脉的平滑肌细胞呈纤维细胞变形是血管壁内的主要病理变化。Bellot 报道动脉内膜发育不良致颈内动脉纤维肌肉发育不良，主要累及大动脉，最先发现在肾动脉，多影响分支少的长动脉。最常见的部位是颈内动脉的颅外段，累及椎动脉较少，约占 25%。颈内动脉近端部分均不受影响。病变一般局限于颈内动脉第二颈椎水平处，其远端亦不受累。约 60%～80%的病人同时累及双侧颈内动脉。

（二）病因

其病因目前尚未明确。认为它是一种少见的非动脉硬化性非炎性节段性动脉性疾病。近来的电镜研究结果认为它是一种先天性胚层疾病，为一种均匀的形态发育过程中的异常。因血管壁内的内膜或中膜或外膜发育不良而致畸。女性激素可能是一种诱因。代谢及免疫因素亦有关。

（三）临床表现

1.年龄与性别

以中青年为高发年龄，发病年龄多在27～86岁，亦侵及儿童。平均年龄约50岁。文献中报道50岁以上的女性发病率高，而日本则报道以男性为主。

2.伴发疾病

约50%病人可伴发出血性疾病，约2/3的病人伴有高血压，约21%～51%的病人伴有动脉瘤，偶可伴有脑动脉阻塞。

3.症状与体征

病人可以没有症状或出现动脉分布区的脑缺血症状，其中以头痛最为常见，可能因管状狭窄的动脉内激活的血小板释放血管活性物质的作用所致。搏动性耳鸣在伴有多发性动脉异常者常见。压迫星状颈交感神经节发出的交感神经纤维可出现霍纳综合征。31%的病人并发缺血性脑血管病。颈动脉窦的神经纤维受累可发生晕厥。椎动脉狭窄可引起眩晕。据Bergan报告的101例病人的临床统计，颈动脉杂音77%，TIA 41.4%，高血压33%，非局限性神经症状31%，心脏杂音23%，黑蒙23%，完全性脑卒中22%，心电图异常17%，非症状性杂音8%，延长的缺血发作2%，其他6%。其他少见的表现有心律不齐、癫痫、听力损害、心绞痛、潮红发作、冠心病及心肌梗死等。

4.脑血管造影

由于节段性动脉中层纤维增厚和中层弹性组织消失、变薄交替出现，造成动脉管腔狭窄与扩张相混杂。因此，脑血管造影上的典型特征是不规则的串球状变形或扭结畸形。根据脑血管造影可将之分为三种类型。

（1）Ⅰ型：呈典型串珠样型，被累及的血管节段上血管腔有多处收缩，在两处收缩之间血管腔宽度正常。

（2）Ⅱ型：又分为两亚型，Ⅱ$_a$型血管腔狭窄伴有或不伴有进一步收缩，Ⅱ$_b$型在血管的狭窄节段，管腔狭窄伴有颈动脉瘤样扩张。

（3）Ⅲ型：动脉伴有半圆周损害，损害集中在血管壁的一侧，呈憩室样平滑的或有皮纹的袋状。

（四）诊断与鉴别诊断

以往由于人们对此病认识不足，加之有些病人无明显症状，故早期诊断较为困难。凡中老年女性伴有多发性原因不明的症状，如头痛、耳鸣、眩晕、心律不齐及晕厥等，应想到本病的可能。若肾动脉造影发现有动脉纤维肌肉发育不良者，应常规行脑血管造影。确诊有赖于脑血管造影及手术病理检查。此病尚需要与动脉粥样硬化症、动脉痉挛、颈动脉炎及颈动脉发育不良等相鉴别。

（五）治疗与治疗效果

颈内动脉纤维肌肉发育不良的自然病史目前尚不清楚。由于它是一种进展非常缓慢的病变，目前对该病治疗主要是手术切除病变段动脉并行大隐静脉移植。Morris首先提出用外科方法治疗此病。1970年以来人们开始用管腔内分度扩张技术治疗。对狭窄的血管用由小到大的不同直径的扩张器（直径1.5～4mm），使狭窄的血管扩大到正常。管腔内扩张须反复多次应用，否则，易再度出现狭窄或闭塞。操作时应防止血管穿孔，有时脑内扩张术与颈内动脉内膜切除术联合应用更为有效。其病变部位便于手术时，可将病变段切除，作静脉移植术。对无症状的颈内动脉纤维肌肉发育不良的病人，预防性手术治疗似无必要，对仅有 TIA 者，可用血小板抑制剂治疗。激素治疗无效。

二、先天性颈内动脉发育不全或缺失

先天性颈内动脉发育不全，是指颈内动脉的一部分在突然狭窄的近端轻度扩大。颈内动脉缺失一般是指由于颈内动脉在胚胎发育时缺陷而引起的颈内动脉完全缺如，可为一侧或两侧颈内动脉缺失。两者均是罕见的先天性脑血管病。先天性颈内动脉发育不全最早由 Hyrtl 于 1836 年报道。颈内动脉发育不全或缺失在人类罕见，估计少于 0.01%。在合并其他畸形而死亡的婴儿尸解中可以见到上述异常病变，在脑血管造影时偶尔也可发现。有人统计 7000 例颈动脉造影，在 140 例非动脉硬化性血管病中，有 3 例颈内动脉发育不全。

一侧颈内动脉发育不全或缺失，可导致对侧动脉代偿性扩张，基底动脉增粗扩张。由于对侧颈内动脉或基底动脉的侧支循环，一侧或两侧颈内动脉发育不全或缺失可不出现症状。但亦可出现偏瘫、短暂性缺血性发作，有的早期癫痫发作。基底动脉扩张可压迫后组脑神经，出现后组脑神经麻痹症状。颈内动脉代偿性扩张或伴发的动脉瘤破裂，可发生蛛网膜下隙出血。颈内动脉发育不全或缺失可伴有 Willis 环发育异常、颅内动脉瘤及侧支吻合血管扩张，并常伴有其他先天性畸形，故病人多在婴儿期死亡。

三、先天性颈内动脉弯曲和扭结

胎儿的颈内动脉在舌咽动脉通过处常常是弯曲的，若在儿童期仍弯曲或发生扭结，则是一种先天性异常。先天性颈内动脉弯曲和扭结临床上少见，成年人由于后天性动脉变性而使局部动脉弯曲和扭结成角，也时有发生。事实上，许多报道的在所有症状性颈动脉供血不足的病人中，约有 15%～20%是由这些畸形造成的。当颈部转动时，弯曲的动脉进一步扭结，甚至阻塞，导致脑供血不足，扭结段动脉的内膜受到损伤，为血栓形成袖提供了病理基础。形态学上，颈内动脉弯曲和扭结可分为三类：①Ⅰ型（弯曲型），血管呈 S 或 C 外状，常伴有扩张，弯曲角度不锐利，对血流无明显的影响，这种畸形可为先天性或动脉硬化性；②Ⅱ型学（盘绕型），血管绕其轴线呈襻状或螺旋状异常延长，常为双侧或对称性，这种畸形可能为先天性的；③Ⅲ型（扭结型），血管较正常者长，伴有一个或多个锐角弯曲，且常有狭窄，角度过锐或狭窄时，可导致血流量显著下降，甚至造成暂时血流中断，此型是动脉硬化和/或肌纤维增生所致。这三型可合并存在，以Ⅰ与Ⅲ型并存最常见。

颈内动脉扭结使颈动脉窦扩张，引起反射性低血压和心动过缓。上述病变都可引起脑动脉供血不足而出现相应的神经系统症状和体征，例如癫痫发作、短暂性偏瘫、偏盲和语言困难等，在颈内动脉弯曲的病人中，轻型缺血性卒中的发病率较高。

对于反复一过性脑缺血发作，确诊为一侧颈内动脉弯曲或扭结，而又无其他血管病理性改变来解释神经症状者，可考虑手术治疗。手术的参考适应证为：①必须肯定颈动脉弯曲或扭结与脑供血不足之间有明确的关系；②血管病变必须位于手术可及的部位；③神经病学上的缺陷必须是中度和暂时性的。

现行的手术方式有三种：①颈内动脉切除吻合术，即将过度长的一段颈内动脉切除，将其拉直，行端端吻合与血管重建。②颈总动脉切除吻合术，方法与上者类似，但手术部位位于颈总动脉，这种手术适合于颈动脉分叉较高或颈外动脉也有弯曲的病人。③颈内动脉移植术，将颈内动脉从起源处切断，并于颈总动脉球处缝合其切口，将血管的断端移植于颈总动脉，行端侧吻合。这种手术适应于分叉较低的患者。由于这种手术方法简单、安全，还能保留颈动脉球的压力感受器，故多采用后种手术方式治疗。

第七章 椎管内疾病

第一节 原发性椎管内肿瘤

椎管内肿瘤指生长于脊髓本身及椎管内与脊髓相邻近的组织结构（如神经根、硬脊膜、椎管内脂肪组织、血管等）的原发性肿瘤及转移性肿瘤的统称。临床上根据肿瘤与脊髓、硬脊膜的位置关系，一般将椎管内肿瘤分为髓内、髓外硬膜内和硬膜外三类。髓外硬膜内肿瘤最多见，其次是硬脊膜外肿瘤，最少见为脊髓内肿瘤。髓内肿瘤占9%～18%，髓外硬膜内肿瘤占55%左右，硬膜外肿瘤占25%左右，哑铃形椎管内肿瘤约占8.5%。

【病因学】

影响脊髓受压的病理变化的因素主要有：

（1）与肿瘤压迫的部位及神经组织结构的性质有关：各种脊髓神经组织对压力的耐性有所不同：如肿瘤对神经根先是刺激而后造成破坏；灰质对肿瘤压迫的耐受性大于白质；白质中锥体束和传导本体感觉和触觉的神经纤维较粗（直径5～21μm），痛觉纤维较细（直径小于2μm），受压后细纤维比粗纤维耐受性大，压迫解除后恢复也较快。一般地讲，在受压之初，神经根受牵引，脊髓移位，继而受压变形，最后脊髓发生变性，逐渐引起该组织的神经功能障碍。

（2）肿瘤对脊髓血液循环的影响：静脉受压后发生静脉扩张、瘀血及水肿；动脉受压后其支配区供血不足、缺氧和营养障碍，引起脊髓变性及软化，最后造成脊髓坏死。在耐受缺血方面，灰质大于白质，细神经纤维大于粗神经纤维。有报道术中所见脊髓背侧表面呈蓝色，滋养动脉增大，引流静脉显著缺失，但是镜下可见少量小滋养动脉。

椎管内肿瘤的病程一般在1年以上。报告症状最短者17天，最长者12年。其中髓内肿瘤平均病程11.6个月，髓外肿瘤平均病程19.2个月。

（3）肿瘤的硬度与其对脊髓的危害程度有密切关系：软性肿瘤，特别是生长缓慢者，使脊髓有充分时间调整其血液循环，发展较慢，症状较轻，手术后脊髓功能恢复较快而完善。硬性肿瘤，即使体积较小，因为其易于嵌入脊髓内，任何脊柱的活动都可使肿瘤造成脊髓的挫伤及胶质增生，术后恢复多数不理想。

（4）与肿瘤的生长方式及其生长速度有关：髓内肿瘤有的主要是扩张生长，有的主要是浸润性生长。后者对脊髓造成的损害较大。肿瘤生长缓慢的，即使脊髓受压明显，由于脊髓仍有代偿能力，症状可较轻微；反之，生长较快的肿瘤，尤其是恶性肿瘤，容易引起脊髓急性完全性横贯损害症状，需要急诊手术解除脊髓压迫，即使1～2小时的延误，也往往会造成严重的后果。

【病理改变】

根据病理可将椎管同肿瘤分为：脊膜瘤、神经鞘瘤、星形细胞瘤、节细胞性神经瘤、浆细胞瘤、单纯性囊肿、血管瘤、脂肪瘤、错构瘤、硬脊膜囊肿、间叶瘤、肠源性囊肿、恶性神经鞘瘤和恶性血管内皮细胞瘤。神经纤维瘤、脊膜瘤和胶质细胞瘤（包括星形细胞瘤和室管膜瘤）为最常见的病理类型。神经纤维瘤占40.0%左右，脊膜瘤占9%～12%，胶质细胞瘤约占 8%～12%。

【流行病学】

原发性椎管内肿瘤每年的发病率 0.9～2.5/10 万人。颈椎管内原发性肿瘤的发病率约占椎管内原发性肿瘤的 23%。成人颈脊髓长约 10cm，占脊髓全长的 23%。发生于颈段、胸段、腰段脊髓肿瘤的机会与该节段椎节数相似。脊髓多发性肿瘤仅占 1%，且常为神经纤维瘤病。

椎管内肿瘤可发生于任何年龄，20~40 岁的成人占大多数。原发性椎管内肿瘤男性略多于女性，也有人认为无明显性别差异。

【临床表现】

脊髓受压时，运动障碍先于感觉障碍出现，再加上除脊髓组织受压外，可能还伴有血循环障碍，脑脊液动力学紊乱以及并发炎症和粘连等因素。因此，临床表现呈现出多样性和复杂性。一般将骨外肿瘤压迫症状的发展分为三期：①压迫早期：神经根痛；②压迫进展期：脊髓半切综合征（Brown-Sequard 综合征）；③脊髓完全受压期：脊髓横贯损害。此种分类法仍为目前临床分类的基础。

髓外肿瘤的临床症状一般表现为三个阶段：

1.颈脊神经刺激期（神经根痛期）

发病的早期，主要表现为相应结构的刺激症状，最常见的症状是神经痛，疼痛常沿神经根分布区域扩展，多呈阵发性，咳嗽、喷嚏、用力大便等活动可使疼痛加重，"夜间疼痛与平卧位疼痛"是椎管肿瘤较有特征性的症状。此外，还伴有皮肤感觉异常，如麻木、烧灼感。若肿瘤压迫来自腹侧，则可先表现为受压节段或其以下节段所支配肌肉的抽动、肌颤、无力等。椎管内肿瘤的首发症状为神经根性疼痛者占 54%（以神经鞘瘤居多，占神经根性疼痛者的 60.8%），表现为颈肩痛：夜间痛占 35%。首发症状为神经传导束受压症者占 45.9%，表现为受压平面以下感觉、运动和自主神经功能障碍。

2.颈脊髓部分受压期

随着肿瘤的增大，在原有症状的基础上，逐渐出现脊髓传导束受压症状，如脊髓丘脑束受压，可出现病变节段对侧以下的痛温觉减退或消失；后束受压，可出现深感觉减退；运动传导束受累，可产生同侧病变节段以下肢体的上运动神经元麻痹。而脊髓半切综合征是椎管内髓外肿瘤的特异性症状，但多不典型。倪斌等报告 137 例椎管内肿瘤，病史中有上行性麻痹者 102 例，髓外肿瘤占 74 例；下行性麻痹者 10 例，髓内肿瘤占 8 例；脊髓半侧损伤综合征 4 例。

3.颈脊髓完全受压期

病变的发展使脊髓实质出现横贯性损害，脊髓的病理改变也逐渐变为不可逆的。病变以下出现肢体运动、感觉丧失，自主神经功能障碍，大小便功能障碍等，此时已属截瘫晚期。

椎管内不同部位肿瘤的临床特点如下。

1.硬脊膜外肿瘤

颈段常见的原发肿瘤有脊膜瘤、神经纤维瘤、脊索瘤、上皮样囊肿、血管瘤、脂肪瘤等。其临床特点如下。

（1）多见于中年以上患者。

（2）症状与肿瘤性质有关，常有脊柱痛，神经根性疼痛症状也可很剧烈。

（3）可呈哑铃状生长，突出椎管外后，可表现出外在性肿瘤的表现等。

（4）对颈脊髓的压迫与颈脊髓髓外硬膜内肿瘤相似。

2.髓外硬膜内肿瘤

（1）颈段多见。

（2）以神经纤维瘤及脊膜瘤多见。神经纤维瘤生长于脊神经根上，多见于后根，故神经根性痛常见。此类肿瘤有时沿椎间孔往外生长而形成哑铃状肿瘤，X线上可见椎间孔扩大。

（3）当髓外病变压迫脊髓时，由于感觉或运动传导束的分层排列，因此症状的出现多自下而上。

（4）由于肿瘤在蛛网膜下腔生长，椎管梗阻出现较早，脑脊液蛋白含量增高较明显。

（5）此类肿瘤生长缓慢，病程最长可达10年。

骨内肿瘤的临床特点如下。

（1）以神经胶质瘤最多见，占80%，其中以室管膜瘤为主。

（2）肿瘤侵犯灰质，并有垂直发展的倾向。

（3）肿瘤累及脊髓灰质，出现相应结构损害的征象，如感觉障碍、感觉分离或肌肉萎缩等。

（4）椎管梗阻出现较晚。

不同平面椎管内肿瘤的临床特点如下。

延髓及上颈段椎管内肿瘤系指发生于第三颈椎水平以上的延髓、脊髓、神经根和脊膜等组织的肿瘤，其中一半以上位于枕骨大孔至第一颈椎空间内，故又称枕骨大孔区肿瘤。可分为下降型、髓外型和髓内型。前两型大多为神经胶质瘤，以青少年多见。髓外型则几乎都是良性肿瘤，以神经纤维瘤和脊膜瘤为主，中年人居多。

上区肿瘤的临床症状如下。

（1）颈枕部放射性疼痛，后枕部感觉减退，颈枕部压痛，颈项强硬，强迫头位，手指发麻和肢体肌束震颤等。

（2）延髓及颈脊髓损害症状：多见，包括锥体束征、脊髓丘脑束征、括约肌功能障碍及上肢小肌肉萎缩等。

（3）后组脑神经损害症状：少见，包括面部感觉、角膜反射、听觉、嚼肌功能、舌肌功能、咽喉反向、发音、耸肩及转头等的障碍。

（4）小脑损害症状：少见，包括肌张力减低、腱反向迟钝、眼球震颤及共济失调等。

（5）除下降型早期即可产生颅内压增高症状外，其他类型一般不产生显著的颅内压增高症状。

中、下颈段椎管内肿瘤中、下颈段肿瘤因为病变正位于颈膨大部，故临床表现为节段性或神经根性症状比较突出。肿瘤常有神经根痛。病变侧上肢可有肌萎缩及腱反向减弱。如果锥体束受损害，则出现病变侧或双侧四肢上运动神经元性瘫痪。其中较常见出现顺序，为患侧上肢→患侧下肢→对侧下肢→对侧上肢。这是由于肿瘤首先压迫脊髓前角或脊神经前根引起同侧上肢的迟缓性瘫痪，肿瘤继续发展压迫同侧锥体束造成同侧下肢的痉挛性瘫痪，而后累及对侧上肢。颈病变可引起膈肌功能障碍。此外，尚有病变水平以下的感觉障碍及括约肌障碍。

不同病理类型肿瘤的临床特点如下。

（1）神经纤维瘤，又称神经鞘瘤，为椎管内肿瘤中最常见的一种。好发于髓外硬膜内，多生长在脊神经根及脊膜，尤其多见于脊神经后根。肿瘤多数生长于脊髓侧面，较大者可使2～3个脊神经根黏附于肿瘤上。神经纤维瘤一般有完整的包膜，表面光滑，质地硬韧，与脊髓组织之间有明显的分界线。其切面均匀，呈半透明的乳白色。当肿瘤较大时可见淡黄色小区及小囊，或出血。有时形成厚壁囊肿，囊内充满水样液。显微镜下一般分为囊状和网状两种。好发于20～40岁的患者。多数患者有典型的椎管内肿瘤的症状与体征：早期先有神经根痛，以后逐渐压迫脊髓而产生椎管梗阻，出现感觉麻木及运动无力，可呈现脊髓半切综合征；晚期有括约肌症状。病程较为缓慢，偶有因肿瘤囊变而致急性发作。应注意颈部软组织及颈椎X线侧位片，警惕为哑铃形肿瘤。凡症状难以用一处受累解释时，应考虑可能为多发性神经鞘瘤。有的患者伴有皮肤咖啡色素斑及发性小结节状肿瘤，称为多发性神经纤维瘤病。脑脊液蛋白含量显著增高。肿瘤大多容易切除，疗效甚佳。肿瘤常与神经根紧密粘连，有时神经根穿过肿瘤组织，此时可将神经根连同瘤一并切除。在颈膨大部位应尽量注意保留正常神经以免造成上肢或下肢的功能障碍。哑铃形肿瘤和多发性肿瘤切除不易彻底，可能残留小片包膜或瘤体。急性囊性变而呈迟缓性瘫痪者术后恢复较差。

（2）椎管内外哑铃形肿瘤是指位于椎管内和脊柱旁，通过椎间孔相连的一种肿瘤。椎管内外哑铃形神经纤维瘤多位于硬膜外，起源于脊神经根，尤其多见于后根。肿瘤生长缓慢，可由硬膜外顺神经根长至椎管外或硬膜内，也可由椎管外长至椎管内。正位X线片可见到椎旁异常软组织阴影，斜位片可见椎间孔扩大，椎弓根有压迹，以此可作为定位诊断的依据。必要时行CT检查，可清晰显示肿瘤的部位及硬膜囊受压情况。李书奎等报告3例颈椎管内外哑铃形肿瘤，均经CT检查证实累及横突孔，椎动脉被挤压变位。椎管内外哑铃形神经纤维瘤在术前准备充分的情况下，均能Ⅰ期手术彻底切除。因肿瘤所在部位不同，手术治疗的方法及麻醉选择也不同。

（3）颈椎管内恶性神经鞘瘤罕见，国内报道甚少。神经鞘瘤起源于周围神经鞘神经膜细胞，因为骨组织同样受神经支配，骨内有许多神经膜细胞，因此，神经鞘瘤在骨组织可以生长。良性多见，恶性罕见，进展快，早期出现截瘫，大、小便失禁等，CT及脊髓造影对诊断有帮助。

（4）脊膜瘤。发生率仅次于颈神经纤维瘤。一般生长于脊髓蛛网膜及软脊膜，少数生长于神经根。发生于颈段者占所有脊膜瘤的16.8%，少于胸段（占80.9%），多于腰段（占2.3%）。大多位于髓外硬膜内脊髓之前或后方，侧方少见。肿瘤包膜完整，与脊髓分界清楚；表面光滑或呈结节状。其血液供应来自脊膜，故肿瘤附近之脊膜血管可增粗。此类肿瘤生长缓慢，病程较长。临床症状与神经纤维瘤极其相似，鉴别点在于脊膜瘤患者年龄较大，神经根痛较少见，症状易波动。手术出血较多，有时须将受累的硬脊膜一并切除方能根治。

（5）神经胶质瘤。室管膜瘤极常见，星形细胞瘤其次，其他如胶质母细胞瘤等少见。一般于髓内呈浸润性生长，少数与脊髓分界清楚。病程因病理种类不同而异。

（6）脂肪瘤。少见于颈段而多见于胸段。约占颈椎管内肿瘤的1%。多见于20～30岁的年轻人。大多位于脊髓软膜下，罕见于髓外硬膜内。髓外硬膜内的脂肪瘤有完整的包膜，与脊髓没有或仅有少粘连，可于手术中将其分离后切除。软膜下的脂肪瘤则与周围组织无明显界限，可沿血管穿入神经组织而酷似浸润性肿瘤，手术中很难与神经组织完全分离。椎管内脂肪瘤的来源尚不清楚，可能是先天性畸形的一部分或由异位组织形成。其临床症状发展缓慢，神经根性疼痛少见，病变以下可有感觉、运动障碍。手术时切开软膜分离肿瘤，其下方可见黄色的神经组织，操作中以分块切除为宜，以免伤及下面的脊髓，虽然不能完全切除肿瘤，但是术后恢复尚属满意。

（7）先天性肿瘤或称胚胎残余肿瘤。占椎管内肿瘤的 5.9%，包括上皮样囊肿、皮样囊肿、类畸胎瘤、畸胎瘤、脊索瘤等数种。

血管瘤和血管畸形

Lindau 肿瘤系中枢神经系统较为特殊的良性血管瘤，又称为血管网织细胞瘤、血管网状细胞瘤、小脑血管瘤。较少见于颈椎管，一般发生在颅内。多见于 35～40 岁的成人，一些患者有家族史。在临床表现、椎管造影等方面与一般常见的椎管内肿瘤难以鉴别。部位病例还可合并肝、胰、肾的多囊性病变、附睾腺瘤、肾透明细胞癌、嗜铬细胞瘤及其他部位的血管瘤等。

对这类患者诊治时应注意如下。

（1）对无明显外伤的蛛网膜下腔出血者应高度警惕血管畸形。

（2）怀疑血管畸形应早行血管造影、椎管造影，以便早期诊断。

（3）椎管完全梗阻者应早行小脑延髓池穿刺下椎管造影，有条件应做 MRI 明确诊断。

（4）单纯性血管畸形很少发生椎管完全阻塞，故对椎管完全阻塞者应怀疑并发肿瘤的可能。

治疗仍以手术摘除为主。

海绵状血管瘤（Cavernous Angiomas，Cavernoa）又称海绵状血管畸形（Cavernous malformation），可侵及脊髓，但是少见于颈脊髓，通常见于马尾，偶见于胸脊髓。脊椎海绵状血管瘤常局限于椎体，偶尔会膨入硬膜外腔。硬膜内海绵状血管瘤通常位于脊髓内，极少见于髓外硬膜内。常表现为出血或局灶性神经功能缺陷。许多海绵状血管畸形无症状而为多发性。临床上海绵状血管瘤畸形略多见于女性，主要见于 20～40 岁。海绵状血管瘤的急性临床表现几乎肯定是由出血引起，而再次出血在临床上似乎不可避免。据统计，出血的危险约每年 1.6%。一系列研究表明，海绵状血管瘤常呈活动性、进行性增大，其机制尚不清楚，但是一般认为由毛细血管增生、血管扩张、反复出血并机化、血管化而产生。虽然部分栓塞的动-静脉畸形可能不被血管造影发现，但是血管造影仍常用于排除绝大多数动-静脉畸形。MRI 是一种有效的检查手段，其典型表现为 T_1 和 T_2 加权低信号的分界清楚的区域。一些低信号强度可能与畸形中的低血流量及可能出现的铁磁性物质如含铁血黄素有关。这种 MRI 的特征性表现可能见于髓内动-静脉畸形、肿瘤、继发于创伤或感染的损伤。由于 MRI 的问世，许多血管造影隐性的海绵状血管瘤畸形可轻易地被发现，其发病率呈增多的趋热。对进行性神经性损伤的患者，建议手术切除治疗。

肿瘤压迫颈脊髓时的几种罕见症状如下。

1.急性"卒中性"脊髓横贯综合征

多见于脊髓血管瘤、髓外肿瘤的瘤内出血等导致颈脊髓压迫进展很快时。其发生机制可能是颈脊髓休克。临床表现为病变以下脊髓功能丧失数小时至数周。各种反射消失，无锥体束征，呈迟缓性瘫痪，括约肌功能障碍，出汗调温功能障碍，血管运动麻痹。如果发生在颈4以上则常有呼吸困难和循环障碍，可能会很快死亡。

2.椎管内肿瘤的脑神经损害

造成脑神经损害的椎管内肿瘤几乎都在颈段。多发性神经纤维瘤病，可因发生小脑脑桥角及椎管内神经纤维瘤而引起相应的小脑脑桥角脑神经损害。三叉神经脊髓束可下降至颈3水平，高位颈段脊髓内肿瘤可引起前部头痛或感觉障碍以及角膜反向消失。枕骨大孔髓外肿瘤除压迫脊髓长束外，也可压迫三叉神经脊髓束及后两组脑神经，并可出现头部强迫体位。当椎管内肿瘤压迫导致颅内压增高时，脑神经可因此而受压麻痹，从而产生外展神经和动眼神经麻痹。

3.眼球震颤

颈椎管内肿瘤造成眼球震颤较多。几乎全是水平震颤。其发生机制可能如下。

（1）颈段髓内肿瘤延伸至延髓或枕骨大区髓外肿瘤引起小脑功能障碍。

（2）颈脊髓内侧纵束受累，此束由中脑通向下颈段，它具有联系前庭器与眼球、颈部运动神经元与颈部肌肉的功能，此束受累也可产生眼球震颤。

（3）颈椎管内肿瘤引起延髓继发性血液循环障碍及水肿。

（4）枕骨大孔区髓外肿瘤引起小脑功能障碍。

（5）偶尔颈椎管内肿瘤并发先天性眼球震颤。

【辅助检查】

1.椎管穿刺与脑液检查

脑脊液的动力学改变和蛋白含量增高是椎管内肿瘤早期诊断的重要依据，当怀疑为椎管内肿瘤时，应尽早做奎肯试验及脑脊液检查。椎管内肿瘤患者行脑脊液常规系列化检查可发现脑脊液蛋白含量增高而细胞数正常，动力学检查（即奎肯试验）可显示部分或完全梗阻。

2.X线平片检查有30%～40%的患者可见骨质改变,在常规的脊柱正侧位片及斜位片上，常见的征象有：①椎间孔扩大或破坏；②椎管扩大，表现为椎弓根间距增宽；③椎体及附件的骨质改变，可见椎体骨质缺损、椎弓根破坏等；④椎管内钙化，偶见于少数脊膜瘤，畸胎瘤及血管网状细胞瘤；⑤椎旁软组织阴影。由于椎管内肿瘤多为良性，早期X线片上常无骨质异常表现，有时仅在晚期可见椎弓根间距增宽，椎管壁皮质骨变薄，椎管扩大等间接征象。对于哑铃形椎等内肿瘤，可见椎间孔扩大。X线片检查，可排除脊柱畸形、肿瘤等原因造成的脊髓压迫症，仍为一种不可缺少的常规检查。

脊髓造影，是目前显示椎管内占位病变的有效方法之一，可选用碘油（如碘苯酯）或碘水造影剂（如Amipaque或Omnipaque）行颈脊髓椎管造影，尤其是经小脑延髓池注药造影容易确诊。显示出造影剂在非椎间盘平面上出现杯口状的缺损或阻塞。文献报告180例神经鞘瘤，其中150例造影所见：呈杯口样充盈缺损106例，水平截面状18例，斜面锥刺样7例，喇叭口状5例，珠状4例。Omnipaque为第二代非离子碘水溶性造影剂，造影清晰，安全可靠，可根据脊髓膨大、移位及蛛网膜下腔梗阻确定脊髓肿瘤，结合脑脊液蛋白增高，作出正确诊断。由于粘连等原因，有时梗阻平面并非一定代表肿瘤真实边界。倪斌等报告137例椎管内肿瘤有4例梗阻平面与手术探查结果相差1/4至1个椎体。除非进行二次造影，单次造影仅能确定肿瘤的上界或下界，且仅凭梗阻形态、骨质累及情况不能确定肿瘤的性质。

但是脊髓造影可确定病变部位，再行 CT 扫描或 MRI 检查，以获得更多的肿瘤病变信息。

3.CT 检查

CT 扫描具有敏感的密度分辨力，在横断面上能清晰地显示脊髓、神经根等组织结构，它能清晰地显示出肿瘤软组织影，有助于椎管内肿瘤的诊断，这是传统影像学方法所不具备的。但是 CT 扫描部位，特别是作为首项影像学检查时，需根据临床体征定位确定。有可能因定位不准而错过肿瘤部位。CT 基本上能确定椎管内肿瘤的节段分布和病变范围，但较难与正常脊髓实质区分开。CTM（CT 加脊髓受造影）能显示整个脊髓与肿瘤的关系，并对脊髓内肿瘤与脊髓空洞进行鉴别。

4.MRI 检查

磁共振成像是一种较理想的检查方法，无电离辐射的副作用，可三维观察脊髓像，能显示肿瘤组织与正常组织的界线、肿瘤的部位、大小和范围，并直接把肿瘤勾画出来，显示其纵向及横向扩展情况和与周围组织结构的关系，已成为脊髓肿瘤诊断的首选方法。MRI 对于区别髓内、髓外肿瘤更有其优越性。髓内肿瘤的 MRI 成像，可见该部脊髓扩大，在不同脉冲序列，肿瘤显示出不同信号强度，可与脊髓空洞症进行鉴别。髓外肿瘤可根据其与硬脊膜的关系进行定位，准确率高。MRI 矢状面成像可见肿瘤呈边界清楚的长 T_1、长 T_2 信号区，但以长 T_1 为主，有明显增强效应，有的呈囊性变。轴位像显示颈脊髓被挤压至一侧，肿瘤呈椭圆形或新月形。对于经椎间孔向外突出的哑铃形肿瘤，可见椎管内、外肿块的延续性。由于 MRI 直接进行矢状面成像，检查脊髓范围比 CT 扫描大，这是 CT 所无法比拟的，而且于 MRI 可以显示出肿瘤的大小、位置及组织密度等，特别是顺磁性造影剂 Gd-DTPA 的应用可清楚显示肿瘤的轮廓，所以 MRI 对确诊和手术定位都是非常重要的，这方面 CT 或 CTM 远不如 MRI。

【诊断】

颈椎管内原发性肿瘤并不罕见，但是由于肿瘤性质及部位多变，临床表现复杂多样，给诊断带来一定困难。近 10 年来，新型非离子碘水溶性造影剂的出现，CT 和 MRI 的应用，使椎管内肿瘤部位主要依赖于脊髓造影、CT 扫描或 MRI 等辅助检查。尤其是准确地鉴别髓内肿瘤与髓外肿瘤，更要依赖于影像学检查手段。倪斌等报告 137 例椎管内肿瘤无完全截瘫病例，从起病到诊断明确时间比过去明显缩短，影像学检查手段的进步起了重要作用。但是任何先进的仪器设备不能代替临床常规检查，全面了解病史，神经系统检查定位，对于脊髓肿瘤与脊柱退行性疾病的鉴别，对于影像学检查部位确定与图像信息的解释，都具有重要的指导意义。只有掌握影像学检查的特点，根据实际情况选择运用，并紧密结构临床，才能使脊髓肿瘤的影像学检查更加准确。

椎管内肿瘤的诊断应明确以下几个方面的问题：

1.有无椎管内肿瘤

椎管内肿瘤的早期诊断极为重要，熟悉其早期临床表现，在脊髓未受到严重压迫以前即做出诊断并给以及时的相应的治疗，这样才有较大的可能取得较好的治疗效果。一般椎管内肿瘤基本的临床表现是节段性神经症状和受压平面以下脊髓压迫症状。早期症状中以神经根痛最为常见，其次是运动障碍，如肢体肌肉萎缩，肌力减退等以及感觉障碍。脑脊液的动力学改变和蛋白含量增高是椎管内肿瘤早期诊断的重要依据，当怀疑为椎管同肿瘤时，应尽早做奎肯试验及脑脊液检查。

高位颈脊髓髓外压迫性疾病的首发症状为指尖麻木，并由一指传多指，从远端向近端发展。此外，还有颈部疼痛伴双上肢远端麻木，继而出现肢体无力及胸或腰部束带感。故对颈肩腰背痛患者应常规进行神经系统检查，并注意步态，如有肢体感觉、运动、反向改变时，应考虑椎管内肿瘤的可能，进行相应的影像学检查。

2.椎管内肿瘤在髓内还是在髓外

（1）髓内肿瘤：常见临床病理类型为神经胶质瘤（室管膜瘤，星形细胞瘤）；神经根痛较少见；其感觉改变以病变节段最明显，并由上向下发展，呈节段型分布，有感觉分离现象；可有下运动神经元症状，肌肉萎缩；锥体束征出现晚且不明显，脊髓半切综合征少见或不明显；椎管梗阻出现较晚或不明显，脑脊液蛋白含量增高不明显，放出脑脊液后症状改善不明显；脊突叩痛少见，脊柱骨质改变较少见。

（2）髓外肿瘤：常见临床病理类型为神经纤维瘤、脊膜瘤；神经根痛较常见，且具有定位诊断的价值；感觉改变以下肢远端感觉改变明显，且由下往上发展，无感觉分离现象；锥体束征出现较早且显著，下运动神经元症状不明显，脊髓半切综合征明显多见；椎管梗阻出现较早或明显，脑脊液蛋白明显增高，放出脑脊液后由于髓外肿瘤下移而症状加重；脊突叩痛多见，尤以硬膜外肿瘤明显，脊柱骨质改变较多见。

3.肿瘤所在颈椎节段的定位诊断

脊髓受压平面的定位主要依靠以下几个方面：

（1）脊髓受肿瘤压迫部位所支配的区域出现根性疼痛或根性分布的感觉减退。

（2）感觉障碍所在的平面在脊髓完全受压期诊断脊髓压迫平面应当没有困难，但是已经太迟。许多作者指出，神经根痛既是常见的首发症状，又对早期的定位诊断具有重要意义。神经根受压破坏后，造成局部性节段感觉缺失。脊髓丘脑束受压后，由于它在脊髓内呈层状排列，髓外肿瘤早期的感觉缺失平面并不真正指示肿瘤所在节段。如果神经根痛与脊髓丘脑束症状同时存在，而且两者平面不一致时，神经根痛有更肯定的定位价值。

（3）肿瘤压迫区所支配的肌肉出现迟缓性瘫痪。在运动系统中，肿瘤压迫及刺激脊髓灰质前角或者脊神经的前根，引起下运动神经元瘫痪，这在颈膨大区更明显，具有较高的定位价值。

（4）与肿瘤所在节段有关的反射消失。由于肿瘤所在平面的脊髓和脊神经根受压，使反射弧中断而致反射减弱或消失。但是在此平面以下则会出现深反射增强、浅反射减弱或消失、或伴有病理性反射。

（5）自主神经功能改变。肿瘤平面以下可无汗或少汗，但其定位不如感觉平面可靠。且对颈脊髓肿瘤意义不大。

【鉴别诊断】

椎管内肿瘤的临床表现多种多样，若不注意常会误诊，以至于出现了不同程度的瘫痪才得以确诊。颈椎管内肿瘤的临床表现与颈椎病十分相似，并由于脊柱退行性疾病的高发病率，使脊髓肿瘤常被忽视，不仅使患者经历了较长时间的无效治疗，而且使脊髓神经不可逆损害的危害因此而增加。对此，临床医师应予以高度重视。倪斌等报告137例脊椎椎管内肿瘤，早期颈椎管内肿瘤误诊为颈椎病21例，其中2例误行颈椎减压手术治疗。误诊最主要的原因是对椎管内肿瘤认识不足，警惕性不高。忽视病史和基本检查也是重要原因之一。

颈椎管内肿瘤主要需与下列几种疾病相鉴别。

椎管内肿瘤需与脊髓型颈椎病相鉴别，临床上主要依据年龄特点，临床表现以及 X 线片或 CT 扫描区分两得。颈椎病，是由于颈椎发生了退行性改变并失去了弹性的椎间盘突向椎管内，或由于锥体后方的骨刺、小关节增生、黄韧带肥厚或钙化，甚至椎板增厚等原因，使脊髓受到压迫，从而产生一系列的神经功能受损的症状和体征。临床上，凡是中年以上，有肢体或躯干麻木、无力或上运动神经元损害体征，其症状时好时坏呈小波浪式进行性加重者，皆应怀疑为颈椎病。但是，最清晰、最明确的鉴别手段是 MRI 检查，最可靠的鉴别诊断基于 MRI 与临床表现相结合的综合分析。

高位颈脊髓髓外神经鞘瘤、神经纤维瘤的早期很难与颈椎病鉴别。单宏宽等报告 7 例高位颈脊髓髓外肿瘤，早期均被诊断为颈椎病，并进行了不同形式的治疗，自觉症状有一定程度的好转。其中 4 例 X 线片检查颈椎有退行性病变，与颈椎病极易混淆。其原因可能是神经鞘瘤生长缓慢，颈椎管相对较宽大，有一定的储备间隙。肿瘤常与 1～2 条神经根相连，早期常出现神经根刺激症状，当病变进一步发展时，才累及脊髓，出现肢体不全瘫，及胸腰部束带感，或括约肌功能障碍及呼吸障碍。有时神经根刺激症状时好时坏，呈波浪式演进，而无进行性脊髓受压的表现。

颈椎管内肿瘤不同于颈椎病的鉴别点。

（1）颈椎斜位平片椎间孔扩大或椎板骨质变薄，可支持髓外神经鞘瘤的诊断；

（2）颈脊髓椎管造影，尤其是经小脑延髓池注药造影容易确诊；

（3）颈脊髓的 MRI 检查：矢状面常可见到边缘清楚的长 T_1 及长 T_2 加权信号，有明显的增强效应的肿瘤影。常伴有肿瘤中央长 T_1 及长 T_2 加权混杂信号，而轴位可见偏心形与新月形的肿瘤影并将脊髓挤到一侧。在 T_1 加权像上，肿瘤的信号比脊髓弱；在 T_2 加权像上，脊髓的信号略强于脊髓信号。

（4）椎管内肿瘤患者脑脊液的蛋白定量大于 2g/L。

脊髓蛛网膜炎，发生于颈椎者较少见常有感染及外伤史，症状呈波动性，多样性且不规则，脊髓造影呈典型的斑片状分布。

脊柱结核，依据病史，临床表现及影像学表现容易区分两者。

脊髓空洞症，发病徐缓。常见于 20～30 岁成人的下颈段和上胸段。一侧或双侧的多数节段有感觉分离现象及下运动神经无瘫疾，无椎管梗阻现象。MRI 检查可明确诊断并与髓内肿瘤相鉴别。

【治疗方法】

症状轻或自发性缓解的患者可以保守治疗，并予反复、多次体检和 MRI 复查（注意：有复发和脊髓损伤出血的危险）。但是，唯一有效的治疗是手术切除肿瘤，由于原发性椎管内肿瘤以良性居中，约 3/4 病例可以手术切除治愈。因此，对椎管内肿瘤应力争手术切除，即使不能完整切除，也应行部份或大块切除，以减轻或缓解肿瘤对脊髓的压迫和损害。一旦明确诊断，应积极创造手术条件，不论脊髓受压程度的轻重，均应及时手术治疗。手术有风险，症状可反复。手术风险依其所处功能位置而不同，外生性者术后缺陷少。应选择合适的治疗手段。术中脊髓诱发电位监护有助于减少神经并发症。

1.手术方法

（1）体位：术中患者取俯卧位或侧卧位。

（2）麻醉：为预防颈部过伸或扭转而加重颈脊髓的损伤致呼吸障碍，并有利于手术部位的暴露，采用清醒状态下气管插管全身麻醉，麻醉后将头固定在特制的头架上。

2.手术入路

手术进路常为后路或肿瘤至脊髓表面最薄处。近年来的研究已证实，椎体后部结构切除后将明显降低脊柱的抗压强度和稳定性，还有加重神经损伤的危险。因此，脊柱后部结构破坏对后部结构切除后采用融合、内固定和植骨等方法以使脊柱重新获得肿瘤。王晨阳等采用单侧开窗术治疗椎管内肿瘤，以求最大限度地保持椎体后部结构的稳定性，效果满意。

3.手术操作

（1）显微外科技术：一般颈脊髓髓外肿瘤由于头架的使用，可以取得良好的体位、先进的照明设备及双极电凝的应用，使手术困难减少。但是高位颈脊髓外肿瘤，因颈部肌肉厚、病变部位深，若显露不清，操作粗糙，可能损伤颈脊髓及重要的血管，导致呼吸骤停等恶重并发症。手术有一定的死亡率，或者由于止血不严密，术后形成血肿压迫颈脊髓造成四肢瘫痪乃至呼吸衰竭死亡等不良后果。而在显微镜下可清楚地看见裸眼所看不清的细小结构，如蛛网膜与肿瘤、神经根与肿瘤、肿瘤与颈脊髓的界线，特别是供应或引流肿瘤血运的小血管。显微外科技术的应用可以预防及减少这些并发症。根据颈脊髓 MRI 的检查，确定切口部位及大小。用小尖嘴咬骨钳咬去椎板外层骨皮质，用微型钻磨薄松质骨使椎板呈薄片状，再分块切除余下的薄片。禁忌用咬骨钳一侧插入椎板与硬脊膜之间，以蚕食法咬除椎板，因为这有可能不知不觉中损伤脊髓。切除椎板后，显微镜下切开硬脊膜，沿肿瘤长轴切开蛛网膜，放出脑脊液以利于肿瘤的显露。用棉片保护好颈脊髓，以预防吸引器及器械的误伤。仔细分离肿瘤，与肿瘤相连的1～2条神经根无法保留时可切断。可见数条小血管穿入肿瘤内，先电凝再切断，有利于减少血管穿入肿瘤内，先电凝再切断，有利于减少出血，同时保持手术清晰。电凝时应远离颈脊髓。

在切除哑铃形神经鞘瘤时，应先切除髓外硬膜内的瘤体，因神经鞘瘤与脊髓常无粘连，易切除，让出空间有利于切除硬膜外及椎间孔处的肿瘤。切除肿瘤的椎间孔部分常可见肿瘤头侧一条小动脉，应先电凝切断，再分块行肿瘤内切除，最后再切除肿瘤被膜。不可强力牵拉椎间孔内肿瘤被膜，以免撕破椎动脉。若暴露不佳，可先磨开椎间孔前壁，以达完全一期切除。椎间孔内渗血，止血困难时，不可用双极电凝器盲目插入椎间孔内电凝，以免刺伤椎动脉。若遇出血可用肌肉片加胶海绵压敷止血。

（2）椎板开窗术：传统用于腰椎间盘髓核摘除术，有人将其用于治疗颈椎管内肿瘤摘除，目的也是减少椎体后部结构的破坏，保持术后脊柱的稳定性。王晨阳等采用单侧开窗术治疗椎管内肿瘤15例，以求最大限度地保持椎体后部结构的稳定性，效果满意。手术时，患者取俯位或侧卧位。单侧椎板开窗术将骨窗限制在一侧锥板，内侧保留棘突及棘上韧带、棘间韧带，外侧保留小关节突，上下咬除的椎板不超过一半，从椎板间隙开窗，上下均不超过半个椎板，窗口的长可达 15～20mm，宽可达 10～15mm。将肿瘤分块切除或完整剥出。若肿瘤纵径超过一个节段，可顺延再开一个窗口切除肿瘤。因术野相对较小，为避免牵拉、推压脊髓，应尽量在原位分块切除肿瘤。从椎体的横断而看，基本保留了椎管的环状骨结构，从椎体后部的纵向连接看，仅去除了部分椎板和黄韧带，这就最大限度地保持了椎体后部结构的完整性，从而保证了术后脊柱的稳定性。

椎管内肿瘤常见的为神经鞘瘤和脊膜瘤，大多体积小，仅开一窗即可完成肿瘤切除。为避免损伤脊髓，以采用分块原位切除肿瘤的方式为妥。

椎板开窗术切除椎管内肿瘤的优点：①手术对椎体骨结构的创伤小，对术后脊柱稳定性影响小；②对脊髓、硬膜、神经根管、椎管内容物影响小，基本可避免术后残腔疤痕组织增生、粘连所引起的医源性椎管狭窄的可能性；③术野小，术前应尽量精确定位，且手术技巧要求较高；④适用于脊髓髓外肿瘤的切除，但是能否用于脊髓内肿瘤，尚有待于进一步探讨。不同部分肿瘤的手术方式的选择。

（1）硬脊膜外肿瘤：此类肿瘤多属恶性，往往侵犯周边骨质，完全切除多有困难，故难以根治，可分块或大部分切除以达到减压的目的。已侵及椎体的肿瘤，手术进路最好经前路或侧前方进路，切除病变的椎体，缺损部分可用人工椎体或自体骨移植替代，后路椎板切除减压尽管可达到减压的目的，但加重了脊柱的不稳，故应辅以一些内固定器械稳定脊柱，如哈氏棒、卢氏棒以及弓螺钉和钢板等。以类肿瘤病程发展较快，一旦出现脊髓神经明显受损的征象，手术治疗的效果也较差。

（2）硬脊膜内脊髓外肿瘤：此部位肿瘤多居良性，多为神经纤维瘤、脊膜瘤等，肿瘤一般位于脊髓腹侧或背外侧，包膜完整，瘤体一般较小，因此手术完全切除率高，疗效良好。

手术一般给后路进入，切除椎板后，打开硬脊膜，而后将肿瘤切除，手术中要注意止血，达拉脊髓时需谨慎、轻柔，必要时切断1～2根齿状韧带。若神经根与肿瘤组织直接连接，可酌情切断该神经根，不但应损伤邻近神经根。对于哑铃状肿瘤，可同时作椎旁切口。对于瘤体较大的肿瘤，可先行囊内分块切除，缩小瘤体后再行完全切除。

（3）脊髓髓内肿瘤：髓内肿瘤可分成两类：一类是质地较软的浸润性肿瘤，如恶性星形细胞瘤，多形性胶质母细胞瘤，此类肿瘤呈浸润性生长，与正常脊髓细胞边界不清，无法切除；另一类是质地偏硬、分界清楚的肿瘤，有可能全部切除。

因为手术需打开脊髓，故极有可能损伤脊髓，加重脊髓水肿，术后并发症多，手术危险性大，需用显微外科技术。

（4）颈椎管内外哑铃形肿瘤：椎管内外哑铃形神经纤维瘤多位于硬膜外，起源于脊神经根，尤其多见于后根。肿瘤生长缓慢，可由硬膜外顺神经根长至椎管外或硬膜内，也可由椎管外长至椎管内。椎管内外哑铃形神经纤维瘤在术前准备充分的情况下，均能Ⅰ期手术彻底切除。因肿瘤所在部位不同，手术治疗的方法及麻醉选择也不同。颈椎椎间孔前外侧即是横突孔，有椎动脉通过。李书奎等报告3例颈椎管内外哑铃形肿瘤经CT检查，均证实累及横突孔，椎动脉被挤压变位。如果首先处理椎管内肿瘤，虽然可以直视脊髓，但经椎间孔切断肿瘤峡部时有损伤椎动脉的可能。一旦椎动脉破裂，会造成难以控制的出血。

因此，先将患者取平卧位，局麻下显露椎旁肿瘤，将椎动脉分离保护或必要时结扎，在椎间孔处切断肿瘤峡部并将所见的肿瘤组织切除。而后将患者改为健侧卧位，局麻下经后路半椎板或全椎板切除椎管内肿瘤。由于颈脊神经支配的肌肉均为单一神经支配，因此，颈神经切断势必影响手的功能。因此，采取肿瘤囊内刮除后再去掉所膜的方法，尽量保留残存的部分神经纤维，以期尽可能减少手的功能障碍。

【预后】

若能早期发现椎管内肿瘤，早期手术治疗，大多数取得良好的临床效果。部分患者椎管内肿瘤瘤体较大或者位于高位颈椎，术后可能因呼吸衰竭而死亡，或术后一段时间后复发。至于脊髓神经功能的恢复，则与患者脊髓受压的程度和时间有一定的联系。

第二节　脊髓肿瘤

脊髓髓内肿瘤相对少见，占椎管内肿瘤的 10%～15%，较多见于颈段及胸段，80% 为神经胶质瘤，其中以室管膜瘤最多，占 55%～60%；其次为星形细胞瘤，约占 30%。其他较少见的尚有血管瘤、脂肪瘤、转移瘤和先天性肿瘤等。病理上主要侵犯灰质，有垂直发展倾向。肿瘤累及脊髓灰质，出现相应的结构损害之征象，如感觉障碍或感觉分离，肌肉萎缩等。椎管梗阻比髓外肿瘤出现得晚。脊髓内肿瘤患者 20～40 岁者为多，占 76.5%。从发病到入院手术 2 个月至 14 年，平均 2～8 个月，2 年内者占 70.5%。

【病理改变】

1.室管膜瘤

约占髓内肿瘤的 60%，是由脊髓中央管膜上皮细胞分化而成，故肿瘤多在中央管部。病理性质有良性与恶性之分（有人将其分为 4 级）。室管膜细胞瘤偏于良性，因为其具有假包膜，与脊髓可有明显分界。显微镜下所见为典型的菊花状结构，有时可见瘤体内空腔形成。而室管膜母细胞瘤则分化不良，呈恶性浸润性生长，病程较短。

2.星形细胞瘤

约占髓内肿瘤的 30% 左右，多见于年轻女性。好发于颈椎和胸段。此种肿瘤主要由成熟的星形细胞构成。生长缓慢，可浸润性生长，也可边界清楚而成囊性。肿瘤质地柔软，色灰红，可有出血。星形细胞瘤可分为两型即弥漫（或局限）性纤维型及原浆型。有时星形细胞胞浆膨胀称之为伺肥星形细胞瘤，其中以弥漫纤维型为最多见。显微镜下见细胞质内由神经胶质细胞构成之纤维状结构，间有星形细胞核。

3.多形性胶质母细胞瘤

又称多行性成胶质细胞瘤，简称胶母细胞瘤。为恶性肿瘤。可很快侵及整个脊髓断面。病情发展快，病程短，平均病程 5～6 个月。预后凶险。

4.脂肪瘤

脊髓脂肪瘤来源不清。有人认为源于脊髓内存在的胚胎性剩余组织或由异位组织形成。肿瘤多位于软脊髓下，部分外生性生长。在髓内浸润性生长者与脊髓缺乏明确界限，难以全切，应分块切除减压，虽不能根治全切，术后神经症状也可缓解。

【临床表现】

脊髓肿瘤早期多表现为神经根受压症状及逐渐出现的脊髓受压症状。早期症状主要为麻木无力及感觉异常，为髓内肿瘤的特征之一。而这种麻木和感觉异常一般按自然皮节分布而不是按神经节段平面分布。同时或稍后，伴有脊髓长传导束的刺激或受压征。早期主要侵犯脊髓灰质，有垂直发展倾向，在脊髓中心上下纵行生长。其对脊髓丘脑束的影响与髓外肿瘤相反，感觉障碍常首先起于病变相应节段。随病变发展，逐渐由上向下发展，为髓内肿瘤的特有临床表现，有助于肿瘤的定位诊断。

如果病变完全局限于髓内中央管附近灰质，损及痛温觉纤维相交叉的灰质前连合，出现痛觉和温觉减退或消失而触觉存在，呈感觉分离现象，且在病程中出现节段型感觉障碍区，酷似"脊髓空洞症"。其疼痛症状出现较晚且范围广泛。当肿瘤侵及固有神经元和脊髓丘脑束交叉纤维或下行纤维，则引起疼痛。因而髓内肿瘤常表现为感觉缺失在先，疼痛在后。此种疼痛有疼痛剧烈，部位固定，持续存在，因咳嗽用力加重等特点，不具有定位诊断的价值。

颈脊髓内肿瘤可有下运动神经元损害症状，肌肉萎缩，锥体束征出现晚且不明显，脊髓半切综合征少见或不明显；病程短者只有上肢症状而下肢正常，当累及四肢时，上肢常重于下肢，一般不出现 Brown-Sequard 综合征。皆有四肢疼痛觉及触觉降低，如手或双足冷或灼热感，有感觉障碍平面。椎管梗阻出现较晚或不明显，脑脊液蛋白含量增高不明显，放出脑脊液后症状改善不明显；棘突叩痛少见，脊柱骨质改变较少见。

【辅助检查】

1.椎管穿刺与脑脊液检查

椎管梗阻出现较晚或者不明显，放出脑脊液后症状改善不明显。脑脊液蛋白含量增高不明显。

2.影像学检查

椎管造影、CT、CTM，特别是 MRI 检查是明确诊断髓内肿瘤的重要手段，能较准确地判断肿瘤所在部位、大小、性质及其与邻近组织的关系，并为治疗提供依据。虽然椎管造影可显示肿瘤所在节段脊髓梭形膨大，但由于髓内肿瘤椎管梗阻较髓外肿瘤出现晚，因此难以发现早期病变。CTM 能较准确地显示肿瘤所在部位及其性质，特别是延迟扫描能清楚地显示肿瘤上下端之囊变部分。

MRI 检查颇为重要，为目前诊断脊髓内肿瘤最先进的检查方法。室管膜瘤 MRI 常表现为实质和囊性两部分组成。前者为肿瘤存活部分，也是手术切除的重要部分，T_1 加权象信号比邻近正常脊髓信号低，而 T_2 加权象信号较高。由于周围脊髓水肿部分在 T_2 加权象也呈高信号，故 T_2 异常信号区要比肿瘤实际大小要大，手术时应注意。室管膜瘤为富血管性肿瘤，其实质部分均可发生显著的异常对比增强，因而术前 Gd-DTDA 增强扫描颇为重要。其囊性部分为坏死液化所致，继发脊髓空洞形成。其坏死液化部分的 T_1、T_2 加权象信号强度介于肿瘤实质部分与脑脊液之间，而继发脊髓空洞信号与脑脊液相似。星形细胞瘤 MRI 表现与室管膜瘤相似，有时两者难以鉴别，增强扫描有一定鉴别价值，即位于脊髓中央异常对比增强者以室管膜瘤为多，不发生异常对比增强者以星形细胞瘤居多。

【鉴别诊断】

1.颈椎病

脊髓肿瘤的临床表现与颈椎病十分相似，并由于脊柱退行性疾病的高发病率，使脊髓肿瘤常被忽视。对此，临床医师应予以高度重视。脊髓肿瘤早期多表现为根性痛及逐渐出现的脊髓受压症状。具有部位固定，疼痛剧烈，持续存在，因咳嗽用力加重等特点。同时或稍后，伴有脊髓长传导束的刺激或受压征。故而对这类患者应常规进行神经系统检查，并进行相应的影像学检查。

2.髓外肿瘤

常见临床病理类型为神经纤维瘤、脊膜瘤。神经根痛较常见，且具有定位诊断的价值。感觉改变以下肢远端感觉改变明显，且由下往上发展，无感觉分离现象。锥体束征出现较早且显著，下运动神经元症状不明显，脊髓半切综合征明显多见。椎管梗阻出现较早或明显，脑脊液蛋白明显增高，放出脑脊液后由于髓外肿瘤下移而症状加重。脊突叩痛多见，尤以硬膜外肿瘤明显，脊柱骨质改变较多见。

3.脊髓空洞症

发病徐缓。常见于 20～30 岁成人的下颈段和上胸段。一侧或双侧的多数节段有感觉分离现象及下运动神经元瘫痪。若空洞向下延伸，侵及侧角细胞则常伴有颈交感神经麻痹综合征（Homefs syndrome）及上肢皮肤营养障碍。早期无椎管梗阻现象，晚期可引椎管梗阻。MRI 检查可明确诊断并与髓内肿瘤相鉴别。

【诊断】

对出现以下临床表现的患者应考虑颈脊髓内肿瘤的可能，并进行相应的进一步的影像学检查。

（1）麻木无力及痛觉和温觉减退或消失而触觉存在的感觉分离现象，且感觉障碍逐渐由上向下发展。

（2）其疼痛症状出现较晚且范围广泛。

（3）可伴有下运动神经元症状，脊髓半切综合征少见或不明显。

（4）椎管梗阻出现较晚或不明显，脑脊液蛋白含量增高不明显，放出脑脊液后症状改善不明显。

（5）脊突叩痛少见，脊柱骨质改变较少见。

【治疗措施】

髓内肿瘤因其部位特殊，周围被"脆弱"的、损伤后不易恢复的脊髓包围，治疗方法选择上存在着一些分歧。一些学者主张起源于髓内胶质的肿瘤应以放射治疗为主，如有的作者认为手术以活检确立诊断的程度为宜，放疗为最好的治疗方法。但是另一些学者诊断脊髓内肿瘤界限清楚的应尽量予根治性手术切除。有作者报告 11 例髓内肿瘤完全切除 9 例，其中 5 例星形细胞瘤 3 例完整切除，术后神经功能稳定或恢复良好。有的报告 17 例脊髓髓内肿瘤，9 例全部切除，其中室管膜瘤 7 例，星形细胞瘤 1 例，血管瘤 1 例。解放军总医院的一组资料认为肿瘤 I 期切除是比较积极的治疗方法。

鉴于室管膜瘤以膨胀性生长为主，肿瘤与邻近脊髓组织分界较清，为髓内肿瘤中最有希望根治性切除的一种。室管膜瘤 MRI 常表现为实质和囊性两部分组成。前者为肿瘤存活部分，也是手术切除的重要部分。由于周围脊髓水肿部分在 T_2 加权象也呈高信号，故 T_2 异常信号要比实际的肿瘤；而且室管膜瘤为富血管性肿瘤，因此手术时应特别注意。

星形细胞瘤多以浸润性生长为主，肿瘤与邻近组织多分界不清，除个别具有假包膜者外大多都难以完全切除。

脊髓脂肪瘤来源不清。肿瘤多位于软脊膜下，部分外生性生长，在髓内浸润性生长与脊髓缺乏明确界限，难以完全切除，应分块切除减压。虽不能根治全切，但术后神经症状也可缓解。

血管性肿瘤髓骨少见，占髓内肿瘤的 1%～3%。多位于胸段和颈段。绝大多数发生在脊髓背侧，并可同时合并小脑部的血管性肿瘤。故对此种病变在行颈段 MRI 或 CT 检查时，应把小脑纳入扫描野，以便同时检出小脑部的血管瘤。脊髓内血管畸形无并发症时可不表现症状。

脊髓内肿瘤手术时操作细致轻柔颇为重要，即使轻微损伤也能造成其节段以下的严重功能障碍。为确保手术成功应特别注意的技术要点如下。

（1）主前根据临床特征及 MRI、CT（CTM）、椎管造影对病变性质及范围尽可能作出精确估计。

（2）脊髓背侧切开：在脊髓背侧膨胀最明显处双极电凝止血后先锐刀切开脊髓2mm～3mm，通常肿瘤实质部分位于脊髓表面下 1mm～5mm。探清病变界限，界限清者多具有菲薄的包膜或假包膜，与脊髓组织连接不紧密，易分开，应力争完整切除；反之肿瘤呈浸润性生长，对此，应将能辨清的肿瘤组织尽量分块切除，尽可能缩小肿瘤体积，以期最大限度地改善神经功能，勿追求彻底切除而损伤脊髓，残余肿瘤组织可结合放疗等补救。必要时行显微镜下手术，但是界限不清者肿瘤组织多与正常脊髓组织交织在一起，即使在显微镜下也很难分清完整切除。

（3）仔细双极电凝止血，保持视野清晰，有利于辨认肿瘤边界，防止术后连连。应紧贴肿瘤壁电灼供应肿瘤血管。电压不宜过大，以免灼伤脊髓。瘤床出血用冰盐水或稀释过氧化氢棉片轻敷，勿用钳夹止血。

（4）髓内肿瘤并发囊变或脊髓空洞者多位于肿瘤上下端。其内通常含有蛋白质丰富的黄色液体，推测可能由肿瘤组织产生，囊壁为神经胶质组织造成。手术应将囊腔敞开引流于蛛网膜下腔，勿切除囊壁。

（5）肿瘤完整切除者通常能严密关闭硬囊。否则应沿肿瘤原始长度纵行切开脊髓背侧，硬膜敞开充分减低，一般不放引流，防止脑脊液漏及继发感染。

（6）位于高位颈脊髓内者，术中应特别注意患者呼吸功能障碍及麻醉管理。

第三节 颅内与椎管内肉芽肿

中枢神经系统的肉芽肿很少见，颅内与椎管内人肉芽肿的病原体有多种，其中主要是细菌、真菌和寄生虫。这里主要介绍结核杆菌和梅毒螺旋体所致的肉芽肿。

一、中枢神经系统结核瘤

中枢神经系统结核瘤是脑或脊髓实质的占位病变，以脑结核瘤占绝大多数，脑结核瘤是脑内由类上皮和含有结核菌的巨噬细胞组成的干酪性肉芽肿病灶，可形成钙化，广泛的干酪性坏死也偶可形成冷脓肿。结核瘤既不是结核性脑膜炎的并发症，亦非其不能治愈的晚期病变，仅不足 10%的结核瘤合并结核性脑膜炎。

【临床表现】

在结核瘤的高发和流行区内少数病人并无症状，常常在脑扫描时被意外发现钙化性肉芽肿，成人大脑半球的结核瘤较儿童多见，本病大多数呈脑瘤样表现，例如，连续数周或数月逐渐加重的头痛，伴有病样发作及畸形局部脑损伤，以后占位效应逐渐明显，大脑功能逐渐减退，神经系统检查可发现视盘水肿，外展神经麻痹、偏瘫、视野缺损、多发性肌痉挛、偏身帕金森综合征等。增强 CT 最具有诊断价值，CT 显示结核瘤大小不宜，多少不等，绝大多数为单发病灶，可发生于脑内的任何部位，多数分布在大脑半球、基底节和脑干，儿童幕下发生的结合瘤较成人多见，瘤体有钙化边缘，增强扫描建病灶周边显像加强，脑脊液检查通常多为正常。

【诊断】

有结核病接触史或有身体其他部位结核病灶，出现颅内压增高症、癫痫或伴有神经功能障碍，应考虑为颅内结核瘤。头颅 CT 呈现"靶征"等病灶，结合 MRI 检查可以做出诊断。立体定向穿刺活检是确诊的手段。

【治疗方法】

采用抗结核药物治疗，短期内可取得头痛减轻或消失、颅内压降低、视盘水肿消退、神经系统体征明显改善等疗效。这些好转主要是结核瘤周水肿消退所致，而非结核瘤本身的消退。结核瘤药物治疗无效且占位效应明显、引起中线移位、高颅内压的病例，应行手术治疗。手术切除前先进行正规的抗结核治疗，术后抗结核药物继续使用至少 3～6 个月。

术中常见结核瘤呈边界清楚的硬块，周围有胶质增生。偶见病灶似呈浸润性生长。结核瘤可作完整切除。有时结核瘤需分块切除，一般不会增加感染播散可能。应尽量避免进入脑室系统和干酪样或脓性物质污染术野。

术后除用足够的抗结核药物治疗外，加强脱水和激素治疗。

80%的患者术后回复过程较长。

二、梅毒瘤

梅毒瘤又称树胶肿，较结节性梅毒疹少，损害多为一处，也可多处。常见于四肢伸侧、前额、胸骨部及臀部。初起时，皮下出现硬结，表面呈暗红色斑块。其中心以后渐软化坏死，形成溃疡，并逐渐深且扩大。溃疡表面有少量似树胶状黏稠脓液，常一面愈合，一面继续发展，呈肾形或马蹄形。上腭及鼻中隔黏膜树胶肿可以侵犯骨质，排出死骨，发生上腭、鼻中隔穿孔及鞍鼻。少数患者可以发生喉树胶肿及树胶肿性舌炎，引起呼吸困难，发音不清。

【体征】

慢性头痛、记忆力减退或智能降低；癫痫发作史；偏侧感觉或运动异常；存在阿一罗瞳孔；颅内高压症，如视力减退、视盘水肿；偏瘫、失语、偏侧感觉减退或脑神经麻痹等神经系统局灶性体征。

【检查】

（1）病史：有无梅毒感染史及与梅毒患者接触史；询问有无血液制品输注史；有无慢性头痛、记忆力减退或智能降低；有无癫痫发作史；有无偏侧感觉或运动异常。

（2）体检：检查是否存在阿一罗瞳孔；有无颅内高压症，如视力减退、视盘水肿；有无偏瘫、失语、偏侧感觉减退或脑神经麻痹等神经系统局灶性体征。

（3）病原学检查：血清、脑脊液梅毒免疫学检查应呈阳性，脑脊液胶金曲线试验异常。有条件的单位尚可进行血清和脑脊液的各项试验检查，包括性病研究试验室试验（简称

VDRL）、荧光密螺旋体抗体吸收试验（简称 FTA-ABS）和梅毒螺旋体制动试验（简称 TPI），如血清和脑脊液梅毒试验阴性者，则排除神经梅毒的诊断。

（4）颅骨 X 线平片注意有无局限性骨质破坏。

（5）CT 或 MRI 脑扫描确定病灶的部位及大小。需结合临床与脑膜瘤或结核瘤等加以鉴别。

【鉴别诊断】

（1）一期梅毒硬下疳应与软下疳、固定性药疹、生殖器疱疹等鉴别。

（2）一期梅毒近卫淋巴结肿大应与软下疳、性病性淋巴肉芽肿引起淋巴结肿大相鉴别。

（3）二期梅毒的皮疹应与玫瑰糠疹、多形红斑、花斑癣、银屑病、体癣等鉴别。扁平湿疣应与尖锐湿疣相鉴别。

【并发症】

（1）梅毒孕妇可传染胎儿，引起死产、流产、早产，导致婴儿的先天梅毒等，严重危害妇女儿童的健康。

（2）梅毒螺旋体侵犯中枢神经系统，可引发脑膜血管病变、脊髓痨、麻痹性痴呆。侵犯心血管系统，可导致主动脉炎、主动脉瓣闭锁不全、主动脉瘤等。严重者可致死。

（3）梅毒螺旋体损害骨骼、眼、呼吸道、消化道等系统，引起组织和器官破坏，功能丧失，严重者导致残疾或其他不良后果。梅毒的流行严重影响社会风气。因患病导致劳动力丧失，社会负担加重。梅毒还可影响家庭的稳定。

【治疗方法】

治疗以驱梅药物治疗为主。当出现明显颅内高压症或神经系统局灶性体征、药物治疗无效时，则需开颅手术，切除脑梅毒瘤。术后辅以驱梅治疗，目前多采用大剂量青霉素 1200 万～2000 万 U/d，静脉注射，分 6 次，共 10～15d，辅以砷剂或铋剂治疗。

第四节　颅内和椎管内寄生虫病

一、脑肺吸虫病

脑肺吸虫病是肺吸虫成虫寄生于脑内并不断移行造成的机械性损伤，及其代谢物等引起免疫病理反应的一种疾病，以颞叶最常受损。

【病理病因】

并殖吸虫因其成虫雌雄生殖器官并列而命名健康搜索，已知有 50 多种，多数对人无致病性。我国以卫氏并殖吸虫和斯氏并殖吸虫分布最广，感染人数亦多，是主要致病虫种。其成虫、童虫、虫卵都能寄生于脑、脊髓等组织造成病变，以卫氏并殖吸虫更为多见。成虫雌雄同体，有口腹吸盘各一，可寄生于多种动物体内。人是卫氏并殖吸虫合适的终宿主，虫体可在人体内发育为成虫，其主要寄生部位为肺，宿主的痰及粪便中可找到虫卵。斯氏并殖吸虫则不适合寄生于人体，虫体多寄生在结缔组织或肌肉内生长速度缓慢，不能成熟产卵。

并殖吸虫的生活史：虫卵随终宿主的痰或粪便排到外界，入水后在适宜条件下经 3～6 周发育成熟，孵出毛蚴。毛蚴侵入第一中间宿主淡水螺在螺体内经胞蚴、母雷蚴、子雷蚴的发育增殖过程，2~3个月发育成尾蚴，尾蚴从螺体溢出后侵入第二中间宿主溪蟹或蝲蛄体内形成囊蚴，人食入含有活囊蚴的溪蟹或蝲蛄后可感染。

【临床表现】

本病临床表现有头晕、头痛、癫痫、偏瘫、视力障碍等。伴全身症状发热等。

（1）腹型：腹痛、腹泻、大便带血等；

（2）皮肤型：移行性皮下肿块、结节等；

（3）胸肺型：咳嗽、胸痛、痰中带血或咳铁锈色痰。

【鉴别诊断】

（1）与其他脑膜炎、脑炎及占位病变等鉴别。可借助脑脊液、痰或粪便检查可查获并殖吸虫虫卵，结合免疫学检测方法可鉴别。

（2）合并胸肺型易被误诊为肺结核或肺炎，脑脊液、痰或粪便检查可查获虫卵，结合免疫学检测方法可鉴别。

【并发症】

容易合并胸肺型、腹型、皮肤型。可有肺炎和脑膜炎症状、脑蛛网膜下腔出血等并发症。

【检查】

1.病原检查

（1）脑脊液、痰或粪便检查：可查获并殖吸虫虫卵。

（2）活检：皮下肿块或结节手术摘除可能发现童虫，或典型的病理变化。

2.免疫试验

（1）皮内试验。常用于普查，阳性符合率可高达95%以上，但常有假阳性和假阴性。

（2）酶联免疫吸附试验敏感性高，阳性率可达90%~100%。

（3）循环抗原检测近期应用酶连免疫吸附抗原斑点试验（AST-ELISA）直接检测血清中循环抗原，阳性率在98%以上，且可作为疗效评价。

3.头颅CT扫描和磁共振检查

可见囊肿。颅骨片有囊壁钙化影。如合并胸肺型，X线检查可见肺部有明显改变。

【治疗方法】

（1）药物：常用治疗药物吡喹酮，具有疗效高、毒性低、疗程短等优点。对于本病和重型肺吸虫病需要较长的疗程，或用硫氯酚。

（2）手术：对慢性病例和伴有占位性症状者，可配合手术治疗。

【预后】

宣传教育当地居民和旅客不生食或半生食溪蟹、蝲蛄及其制品。讲卫生，不饮用生水，是预防本病最重要的措施。

二、脑囊虫病

脑囊虫病系猪囊尾蚴寄生于脑内引起的一种疾病。在我国以东北、华北地区多见，西北地区及云南省次之，长江以南少见。由多种途径进入胃的绦虫卵，在十二指肠中孵化成囊尾蚴，钻入肠壁经肠膜静脉进入体循环和脉络膜而进入脑实质、蛛网膜下腔和脑室系统，引起各种损害。

【病理病因】

脑囊虫病是一种全身感染性疾病，常为患者误食猪肉绦虫的虫卵后，经胃液消化孵化出幼虫（囊尾蚴），钻入胃肠壁血管，随血液循环寄生于人体各种组织，包括皮下、肌肉、脑、视网膜、心、肝脏、脊髓等部位。囊尾蚴最常侵犯中枢神经系统，其感染途径有两个：一是通过血流进入脑实质，二是由脉络丛进入脑室系统、蛛网膜下腔和脊髓。引起脑病变的发病机理主要有：囊尾蚴对周围腩组织的压迫和破坏；作为异种蛋白引起的脑组织变态反应与炎症、脑组织肿胀及神经纤维脱髓鞘病变；囊尾蚴阻塞脑脊液循环通路引起颅内压增高。

囊尾蚴侵入脑后各期的主要病理变化如下：早期可见活的囊尾蚴，囊的大小不等，最小的约 2mm，一般 5～8mm，头节如小米大小，灰白色，囊内有透明液体。囊的周围脑组织有炎性反应，为中性多核粒细胞、嗜酸性粒细胞浸润及胶原纤维，距囊稍远处可有血管增生、水肿和血管周围单个核细胞浸润；后期囊壁增厚，虫体死亡液化，囊液混浊，囊周呈慢性炎性改变，囊液吸收后，囊变小或为脑胶质组织所取代而形成纤维结节或钙化。脑室内的囊尾蚴可引起局部脉络膜炎，颅底的囊虫可引起蛛网膜炎。

【临床表现】

脑囊虫病好发于青壮年。国内报道 31～35 岁占 55%，男性多于女性，约为 5:1。根据囊尾蚴寄生部位和感染数目的不同，脑囊虫病的临床表现也不同，且其症状复杂多样。因囊虫发育、死亡先后不一，其症状可波动不稳。

（1）癫痫型最多见。脑内刺激症状较破坏症状更为突出，是脑囊虫病重要特点之一。癫痫发作形式多种多样，同一个患者可有多种发作类型。常见的有全身性强直阵挛发作（大发作）及其持续状态、部分性运动发作和复杂部分性发作（精神运动性发作）等。发作多于皮下囊虫结节半年之后，亦可于多年后开始发作。

（2）颅内压增高型。以头痛、呕吐为主要表现，可伴有恶心、眼花、复视、视力减退、视盘水肿、继发视神经萎缩。重者可出现癫痫发作、意识障碍甚至昏迷。如出现偏瘫、偏盲、失语等局限性神经体征可称为类脑瘤型。少数患者在当头位改变时突然出现剧烈眩晕、呕吐、呼吸循环功能障碍和意识障碍，称 Brun 综合征，系囊虫寄生于脑室内的征象，称为脑室型。

（3）脑膜脑炎型。系囊虫刺激脑膜和脑弥散性水肿所致。主要表现为头痛、呕吐、脑膜刺激征及发热，还常同时有精神障碍、瘫痪、失语、癫痫发作、共济失调和颅神经麻痹。此类患者大多起病较急，伴体温升高 38℃ 左右，查脑脊液白细胞数明显增加，且嗜酸性粒细胞占优势。

（4）脊髓型。由于囊虫侵入脊髓产生的脊髓受压症状，临床表现为截瘫、感觉障碍、大小便失禁等。

此外，还可表现为智能减退、失语、偏瘫、锥体外系症状等不同部位受损的表现。当囊尾蚴的幼虫同时大量进入血流时可出现发热、荨麻疹及全身不适。

【诊断】

诊断较为复杂，需综合考虑流行病学、临床表现及实验室检查等方面资料。可有误食生猪肉或有节片排出史；急性或亚急性起病，症状多样、多灶、不稳定性为其特点，脑刺激症状较破坏症状占优势；可有皮下结节，并经活检证实为囊虫；血和脑脊液间接血凝试验、补体结合试验、酶联免疫试验等阳性；脑脊液细胞学检查可见嗜酸性粒细胞的百分率显著增高，最高时可达 80%～90%。其他还可见压力增高，蛋白及其他白细胞增加等；CT 检查可见多灶、散在的或集中的高密度、低密度或高低混合密度病灶，直径 5～10mm。对蛛网膜下腔、脑干、小脑及脑室内的囊虫病 MRI 诊断较 CT 敏感性更高，并可分辨出囊虫的各期变化，脑定向活检可找到囊虫。

【鉴别诊断】

（1）颅内转移性肿瘤。本病临床表现多样，可有癫痫发作，头痛、呕吐、精神异常，易与脑囊虫病混淆，但本病多见于老年人，头颅 CT 检查可见单个或多个较大病灶，灶周水肿明显。

（2）各种脑膜炎。如结核性脑膜炎、霉菌性脑膜炎、病毒性脑膜炎，易与脑囊虫所致脑膜型混淆，易造成误诊，目前统计误诊为结核性脑膜炎者最多，但经头颅 CT 或 MRI 检查可排除。

【治疗方法】

1.药物治疗

（1）吡喹酮系一种广谱的抗蠕虫药物，对囊虫亦有良好的治疗作用。服药后囊虫可出现肿胀、变性及坏死，导致囊虫周围脑组织的炎症反应及过敏反应，有的患者还可出现程度不等的脑水肿，脑脊液压力与细胞数增高，严重者甚至发生颅内压增高危象。

（2）丙硫咪亦系广谱抗蠕虫药物。常见的毒副反应有皮肤瘙痒、荨麻疹、头昏、发热、癫痫发作和颅内压增高。

（3）甲苯达唑常见的毒副反应有腹痛、腹泻、皮肤瘙痒和头痛等。

为了减免抗囊虫治疗过程中在体内大量死亡所引起的过敏反应，一般均从小剂量开始，逐渐加量。在出现颅内压增高的症状后应及时用甘露醇等脱水药物治疗，还应酌情并用类固醇激素等。如发生严重颅内增高，除及时停用抗囊虫药物及脱水、抗过敏处理外，还可应用颞肌下减压术，以防止颅内压增高危象。

2.手术治疗

确诊为脑室型者应手术治疗。其次，对颅内压持续增高，神经体征及 CT 证实病灶甚局限的患者亦可考虑手术治疗。

3.驱绦虫治疗

对肠道仍有绦虫寄生者，为防止自身再次感染，应行驱绦虫治疗。常用的药物为灭绦灵（氯硝柳胺），嚼碎后一次吞服，服药后 3～4 小时应予泻药一次以排出节片及虫卵。

三、中枢神经系统血吸虫病

血吸虫病是由血吸虫成虫寄生于人体所引起的地方性疾病，主要流行于亚、非、拉美的 73 个国家，患病人数约 2 亿。

【病理病因】

血吸虫生活史经过成虫、虫卵、毛蚴、胞蚴、尾蚴、童虫六个阶段。尾蚴穿过皮肤可引起皮炎，局部出现丘疹和瘙痒，是一种速发型和迟发型变态反应。童虫在宿主体内移行时，所经过的器官（特别是肺）出现血管炎，毛细血管栓塞、破裂，产生局部细胞浸润和点状出血。当大量童虫在人体移行时，患者可出现发热、咳嗽、痰中带血、嗜酸性粒细胞增多，这可能是局部炎症及虫体代谢产物引起的变态反应。成虫一般无明显致病作用，少数可引起轻微的机械性损害，如静脉内膜炎等。可是，它的代谢产物、虫体分泌物、排泄物、虫体外皮质更新脱落的表质膜等，在机体内可形成免疫复合物，对宿主产生损害。

血吸虫病的病变主要由虫卵引起。虫卵主要是沉着在宿主的肝及结肠肠壁等组织，所引起的肉芽肿和纤维化是血吸虫病的主要病变。

虫卵肉芽肿的形成是宿主对致病因子的一种免疫应答。一方面通过肉芽肿反应将虫卵破坏清除，并能隔离和清除虫卵释放的抗原，减少血液循环中抗原抗体复合物的形成和对机体的损害；另一方面，肉芽肿反应破坏了宿主正常组织，不断生成的虫卵肉芽肿形成相互连接的瘢痕，导致干线型肝硬化及肠壁纤维化等一系列病变。

血吸虫虫卵肉芽肿在组织血管内形成，堵塞血管，破坏血管结构，导致组织纤维化，这类病变主要见于虫卵沉积较多的器官，如肝和结肠。在肝内，虫卵肉芽肿位于门脉分支终端，窦前静脉，故肝的结构和功能一般不受影响。在重度感染患者，门脉周围出现广泛的纤维化，肝切而上，围绕在门静脉周围长而白色的纤维束从不同角度插入肝内，称干线型纤维化，是晚期血吸虫病特征性病变。

【临床表现】

1.侵袭期

患者可有咳嗽、胸痛，偶见痰中带血丝等。

2.急性期

临床上常有如下特点。

（1）发热为本期主要的症状，发热的高低，期限和热型视感染轻重而异。

（2）胃肠道症状常呈痢疾样大便，可带血和黏液。

（3）肝脾肿大。

（4）肺部症状咳嗽相当多见，可有胸痛，血痰等症状。

3.慢性期

多因急性期未曾发现，未治疗或治疗不彻底，或多次少量重复感染等原因，逐渐发展成慢性。本期一般可持续10～20年，因其病程漫长，症状轻重可有很大差异。

4.晚期

病人极度消瘦，出现腹水、巨脾，腹壁静脉怒张等晚期严重症状。

【检查】

1.病原检查

从粪便内检查虫卵或孵化毛蚴以及直肠黏膜活体组织检查虫卵。

（1）直接涂片法。重感染地区病人粪便或急性血吸虫病人的黏液血便中常可检查到血吸虫虫卵，方法简便，使虫卵检出率低。

（2）毛蚴孵化法。可以提高阳性检出率。

（3）定量透明法。用作血吸虫虫卵计数。

（4）直肠黏膜活体组织检查。慢性及晚期血吸虫病人肠壁组织增厚，虫卵排出受阻，故粪便中不易查获虫卵，可应用直肠镜检查。

2.免疫检查

（1）皮内试验（IDT）。一般皮内试验与粪检虫卵阳性的符合率为90%左右，但可出现假阳性或假阴性反应，与其他吸虫病可产生较高的交叉反应，并且病人治愈后多年仍可为阳性反应。此法简便、快速、通常用于现场筛选可疑病例。

（2）检测抗体。血吸病人血清中存在特异性抗体，包括IgM、IgG、IgE等，如受检者未经病原治疗，而特异性抗体呈阳性反应，对于确定诊断意义较大；如已经病原治疗，特异性抗体阳性，并不能确定受检者体内仍有成虫寄生，因治愈后，特异性抗体在体内仍可维持较长时间。

（3）检测循环抗原。由于治疗后抗体在宿主体内存留较长时间，其阳性结果往往不能区分现症感染和既往感染，也不易于评价疗效。循环抗原是生活虫体排放至宿体内的大分子微粒，主要是虫体排泄、分泌或表皮脱落物中具有抗原特性，又可为血清免疫学试验所检出。从理论上讲，CAg的检测有其自身的优越性，它不仅能反映活动性感染，而且可以评价疗效和估计虫种。

【并发症】

并发症多见于慢性和晚期病例，以阑尾炎较多见。

血吸虫病患者并发急性细菌性阑尾炎时易引起穿孔、阑尾炎脓肿、阑尾炎组织内虫卵沉积，阑尾穿孔易引起弥漫性腹膜炎并发症。

血吸虫病患者的结肠病变严重时可产生结肠狭窄，引起排便困难以及其他肠梗阻症状。

在血吸虫病肠道增殖性病变的基础上发生癌变者并不少见。重流行区普查结肠癌的发病率较非流行区高。发病年龄以30～40岁最多，20～30岁者也不少。血吸虫病合并结肠癌多为分化性腺癌和黏液腺癌。临床表现主要是结肠梗阻、便血和腹部包块。钡剂灌肠X线检查可见充盈缺损，乙状结肠镜检与活组织病理检查可确定诊断。

【鉴别诊断】

1.急性血吸虫病

须与败血症、疟疾、伤寒与副伤寒，急性粟粒性肺结核，病毒感染，其他肠道疾病鉴别。主要根据籍贯、职业、流行季节，疫水接触史、高热、肝脏肿大伴压痛、嗜酸性粒细胞增多，大便孵化阳性为鉴别要点。

2.慢性血吸虫病

须与慢性菌痢、阿米巴痢疾、溃疡性结肠炎、肠结核、直肠癌等病鉴别。粪便孵化血吸虫毛蚴阳性可确诊。嗜酸性粒细胞增生有助于本病之诊断。肠镜检查及组织检查可有助于确诊。粪便常规检查、培养、X线钡剂灌肠.诊断性治疗有助于诊断与鉴别诊断。

3.晚期血吸虫病

须与门脉性肝硬化及其他原因所致的肝硬化鉴别。血吸虫病肝硬化的门脉高压所引起的肝脾肿大、腹水（脾水）、腹壁静脉怒张改变较为突出，肝细胞功能改变较轻，肝表面高低不平。门静脉性肝硬化表现为乏力、厌食、黄疸、血管痣、肝大显著甚至缩小，不易摸到表面结节，且有活动性肝功改变，如转氨酶增高等。

4.异位血吸虫病

肺血吸虫病须与支气管炎、粟粒性肺结核，肺吸虫病鉴别。急性脑血吸虫病应与流行性乙型脑炎鉴别。慢性脑血吸虫病应与脑瘤及癫痫鉴别。

尾蚴性皮炎需与稻田皮炎鉴别。稻田皮炎由寄生于牛、羊、鸭等动物的门静脉中的动物血吸虫尾蚴侵袭皮肤引起，多见于我国东南、东北、西南各省市。宿主排卵入水、孵出毛蚴、入锥实螺，后尾蚴逸出螺体。人接触尾蚴后便立即进入皮肤、引起皮炎。皮炎初见呈红点，逐渐扩大变为红色丘疹，皮疹一周后消退，尾蚴被消灭，病变不再发展。

【治疗方法】

1.支持与对症疗法

急性期持续高热病人，可先用肾上腺皮质激素或解热剂缓解中毒症状和降温处理。对慢性和晚期患者，应加强营养给予高蛋白饮食和多种维生素，并注意对贫血的治疗，肝硬化有门脉高压时，应加强肝治疗，以及外科手术治疗。患有其他肠道寄生虫病者应驱虫治疗。

2.病原疗法

（1）吡喹酮（Pyquiton）为吡嗪啉化合物，无色无臭结晶粉末。微溶于乙醇，不溶于水。对幼虫、童虫及成虫均有杀灭作用。口服后容易从肠道吸收，于5/2小时左右血浓度达最高峰。体内分布以肝脏浓度最高，代谢产物于24小时内从尿中排出。目前所用国产普通片和肠溶片，各含药物0.2g及0.05g。对急性血吸虫病临床治疗治愈率很高。副作用少而轻，可有头昏、乏力、出汗轻度腹疼等。本药具有高效，低毒、疗程短的优点，是目前较理想的抗血吸虫药物。

（2）硝硫氰胺（nighiocyamine，amoscanate）为橙黄色粉末，不溶于水。是一种广谱驱虫药，动物试验对四种血吸虫均有作用。口服后从小肠吸收，体内分布在肝脏浓度最高，由胆汁和尿排泄，经胆汁排泄的部分可再吸收，进行肝-肠循环。部分可通过血脑屏障进入脑组织。每晚睡前服。疗程中宜低脂饮食，忌烟酒。适用于各期血吸虫病，远期疗效85%。肝炎未满1年、慢性肝炎、肝硬化，晚期血吸虫病有肝功能明显减退，有精神病史及神经官能症，妇女在妊娠或哺乳期忌用。有器质性心脏病者慎用。药物副作用有头昏、乏力、眩晕、走路漂浮感、多梦、食欲缺乏、恶心、腹泻、腹痛、肝区痛等；少数有肢体麻木，肌颤、眼球震颤、期前收缩、心律失常等，停药一周消退。少数病人可出现黄疸及肝功改变。偶见阿-斯二氏综合征。

（3）双羟萘酸副品红（pararosnailline，pamoate，双副）是一种多苯甲烷类红色染料。能抑制乙酰胆碱酯酶，引起内源性乙酰胆碱蓄积，致使吸盘麻痹，虫体瘫痪，合抱分离与肝移。对各期血吸虫病均有较好疗效。远期疗效达90%以上，药物副作用有头昏、眼花、视力模糊、乏力、心悸、消化道症状等反应；严重者可有全身皮疹、粒细胞缺乏症等过敏反应。对有肝、肾功能障碍者慎用。

（4）呋喃丙胺（furpromide）与敌百虫（dipterex）联合疗法。呋喃丙胺无臭无味，口服后主要从小肠吸收，进入肠系膜上静脉与门静脉系统，对血吸虫成虫及童虫均有杀灭作用，因在消化道上部被降解，故对寄生在肠系膜下静脉及其分支的虫体影响不大，单独应用临床疗效差。敌百虫抑制虫体胆碱酯酶活力，引起虫体麻痹与肝移，两药联合应用有协同作用。

敌百虫毒性较低，在碱性溶液中易水解成敌敌畏增加毒副作用。两药合用有协同作用，敌百虫肛栓每个0.2g，在呋喃丙胺疗程的第2～3天开始，每晚用栓剂1个放入直肠离肛门10cm处，垫高臀部侧卧半小时，共用3次，虫卵转阴率达90%，敌百虫肌注每日100～150mg，疗程 3 天。

副作用：呋喃丙胺可引起食欲减退，恶心，呕吐、腹痛，腹泻血便等胃肠道反应，并可引起肌痉挛以及神经精神症状。

上述反应均能自行缓解，严重时终止治疗。敌百虫可引起头昏、头痛、失眠、多汗、流涎等胃肠道症状，对症进行处理后缓解，不影响继续治疗。个别病人可引起阿—斯二氏综合征，可应用阿托品，解磷定解毒药等治疗，并停用敌百虫治疗。联合治疗对精神病史，神经官能症，溃疡病、肾炎、肝炎等疾病时忌用。

（5）其他抗血吸虫药有口服的没食子酸锑钠（sodium antimony subgallate、锑-273）和静脉注射的酒石酸锑钾两种。目前已少用。

四、中枢神经系统棘球蚴病

棘球蚴病或称棘球蚴病是人感染棘球绦虫的幼虫（棘球蚴）所致的慢性寄生虫病。本病的临床表现视包虫囊部位、大小和有无并发症而不同长期以来，棘球蚴病被认为是一种人兽（畜）共患寄生虫病，称之为动物源性疾病惟近年来流行病学调查表明，称之地方性寄生虫病；在流行区带有职业性损害的特点，被列为某些人群的职业病；从全球范围讲棘球蚴病为少数民族或宗教部落所特有的一种常见病和多发病。

【流行病学】

本病呈全球性分布，主要流行于畜牧地区，在中国以甘肃、宁夏、青海、新疆、内蒙古、西藏、四川西部、陕西为多见。河北与东北等省亦有散发病例。

【发病机制】

（1）传染源：本病的主要传染源为狗、狼、狐、豺等虽也为终宿主但作为传染源的意义不大。在流行区的羊群中常有棘球蚴病存在，而居民常以羊或其他家畜内脏喂狗使狗有吞食包虫囊的机会，感染常较严重，肠内寄生虫数可达数百至数千其妊娠节片具有活动能力，可爬在皮毛上，并引起肛门发痒当狗舐咬时把节片压碎，粪便中虫卵常污染全身皮毛，如与其密切接触则甚易遭至感染。

（2）传播途径：直接感染主要由于与狗密切接触其皮毛上虫卵污染手指后经口感染。若狗粪中虫卵污染蔬菜或水源，尤其人畜共饮同一水源也可造成间接感染。在干旱多风地区，虫卵随风飘扬也有经呼吸道感染的可能。

（3）易感性：人感染主要与环境卫生以及不良卫生习惯有关患者以农民与牧民为多，兄弟民族远较汉族为多。因包虫囊生长缓慢一般在儿童期感染，至青壮年期才出现明显症状。男女发病率无明显差别。

【病原学】

棘球蚴病是由棘球属虫种的幼虫所致的疾病。目前被公认的虫种有细粒棘球颖虫、多房棘球绦虫、伏氏棘球绦虫、少节棘球绦虫。其形态、宿主和分布地区略有不同，以细粒棘球绦虫最为常见。细粒棘球绦虫长仅 1.5～6mm，由一个头节和 3 个体节组成。成虫寄生于狗的小肠内，但狼、狐、豺等野生动物亦可为其终宿主。虫卵呈圆形，有双层胚膜，其形态与带绦虫虫卵相似，对外界抵抗力较强。当虫卵随狗粪便排出体外，污染牧场、畜舍、蔬菜、土壤和饮水，被人或羊等其他中间宿主吞食后，经胃而入十二指肠。经消化液的作用，六钩蚴脱壳而出，钻入肠壁，随血循环进入门静脉系统，幼虫大部被阻于肝脏，发育成包虫囊（棘球蚴）；部分可逸出而至肺部或经肺而散布于全身各器官发育为包虫囊。狗吞食含有包虫囊的羊或其他中间宿主的内脏后，原头蚴进入小肠肠壁隐窝内发育为成虫（经7～8周）而完成其生活史。多房棘球绦虫的终末宿主以狐、狗为主，幼虫（包球蚴）主要寄生在中间宿主啮齿动物或人体的肝脏。

【临床表现】

棘球蚴病可在人体内数年至数十年不等。临床表现视其寄生部位、囊肿大小以及有无并发症而异。因寄生虫的虫种不同临床上可表现为囊型棘球蚴病（单房型棘球蚴病）、泡型棘球蚴病（多房型包虫病）、混合型包虫病，后者是由伏氏棘球绦虫或少节棘球绦虫的幼虫致病，国外见于中、南美洲，国内尚未发现。

（1）肝包虫病：肝包虫囊极度肿大时右上腹出现肿块，患者有饱胀牵涉感，并可有压迫症状。囊肿大多位于右叶，且多位于表面，位于左叶者仅1/4。囊肿位于右叶中心部时肝脏呈弥漫性肿大，向上发展压迫胸腔可引起反应性胸腔积液、肺不张等；向下向前发展则向腹腔鼓出。大多数患者体检时发现肝脏极度肿大，局部有圆形表面平滑囊肿感。少数病例叩打囊肿后可听到震颤。肝功能大多正常，白、球蛋白比例倒置。肝B型超声波、肝同位素扫描、肝CT检查均示肝脏占位性病变。通常由细粒棘球蚴所致称为单房型棘球蚴病；而由多属棘球蚴所致的称为多房型棘球蚴病，简称泡球蚴病。包虫增殖方式呈浸润性，酷似恶性肿瘤。肝泡球蚴尚可通过淋巴或血路转移，继发肺、脑泡型棘球蚴病，故有恶性包虫病之称。肝质地变硬，表面不平。

（2）肺棘球蚴病：肺组织较为松弛，故包虫囊生长较快，常有干咳、咯血等症状。2/3患者病变位于右肺，且以下叶居多。在无并发症的病例胸部X线检查可见单个或多个圆形、卵圆形或多环形、边缘清晰而光滑的肿块（有继发感染时边缘模糊）。囊肿随呼吸而变形，罕见钙化，大小不一，最大者可占一侧肺野。囊肿穿破囊液完全排出，在X线上呈空洞型；囊肿破入胸腔时可发生严重液气胸。约半数患者的囊肿破入支气管，囊液咳出而自愈。偶可因囊液大量溢出而引起窒息。

（3）脑棘球蚴病：发病率低（1%～2%），多见于儿童，以顶叶为常见，临床表现为癫痫发作与颅内压增高症状。包囊多为单个，多数位于皮质下，病变广泛者，可累及侧脑室，并可压迫、侵蚀颅骨，出现颅骨隆凸。脑血管造影、脑CT、脑核磁共振均有助于诊断。

（4）骨骼棘球蚴病：较为罕见，国外报告占全身棘球蚴病的1%～2%，国内报告远低于国外，仅占0.2%左右。以骨盆和脊椎发生率最高，其次可以四肢长骨、颅骨、肩胛骨、肋骨等。细粒棘球蚴侵入长骨后，感染通常从骨端开始，疏松海绵骨首先受侵。由于骨皮质坚硬、骨髓腔狭小呈管状，限制包虫的发展，故病程进展缓慢，晚期可能出现病理性骨折、骨髓炎或肢体功能障碍。X线可有助于诊断。

（5）其他：心包、肾、脾、肌肉、胰腺等棘球蚴病均属少见，其症状似良性肿瘤。人感染棘球蚴病后，常因少量抗原的吸收而致敏，如囊肿穿破或手术时囊液溢出可致皮疹、发热、气急、腹痛、腹泻、昏厥、谵妄、昏迷等过敏反应，重者可死于过敏性休克。

【并发症】

常为患者就诊时的首发症状。

（1）囊肿穿破：肝包虫囊可因外伤或穿刺而破裂。破入腹腔时可误诊为急腹症，有剧烈腹痛伴休克，继而出现过敏症状，因此，肝穿刺在肝包虫病患者应视为严格的禁忌证。包虫囊腔内压力甚高，穿刺后不仅发生囊液外漏、过敏性休克，且可使原头蚴种植于腹腔内而产生继发性包虫囊。囊肿破入肝内胆管，破碎囊皮引起胆管阻塞，每导致胆绞痛与黄疸。

（2）感染：1/5～1/4 肝包虫囊有继发感染，感染多来自胆道。肺包虫囊并发感染者亦颇常见。感染可促使包虫死亡，但亦明显加重病情。

【诊断】

（1）流行病学资料：本病见于畜牧区，患者大多与狗、羊等有密切接触史。

（2）临床征象：上述患者如有缓起的腹部无痛性肿块（坚韧、光滑、囊样）或咳嗽、咯血等症状应疑及本病，并进一步做 X 线、超声检查、CT 和放射核素等检查以确立诊断。

（3）实验室检查：皮内试验的灵敏性强而特异性差。血清学检查中免疫电泳、酶联免疫吸附试验具较高的灵敏性和特异性，但各种免疫诊断的特异性和敏感性除其本身特征外，更受到所有抗原、操作方法、阳性反应标准、皮内试验对血清反应的影响，以及患者包虫囊肿所在位置、感染期限与手术后时间和个体免疫应答性等因素的影响。

【治疗方法】

主要是手术切除，无特效药物。目前试用的有甲苯米唑及丙硫苯唑，有使生发层和原头蚴蜕化变质的作用，临床上能看到一些疗效，症状有所改善，部分囊肿停止增长或缩小。还有吡喹酮，临床效果不明显，或可在术前应用以减少术后复发。目前药物疗法仅用于多发囊肿无法手术的患者。肺包虫囊肿一般呈进行性生长，能"自愈"的极少，绝大多数迟早将因囊内压力增设而破裂，产生严重并发平，因此要及时确诊并进行手术。

手术方法主要有内囊摘除和肺叶切除 2 种。根据囊肿大小、数目多少、部位、有无并发感染及胸膜是否粘连决定手术方式。术中要注意防止囊肿破裂，囊液外溢入胸腔或胸壁软组织，以免引起包虫病变播散或过敏反应。

麻醉：一般全麻气管内插管，如无特殊必要，不用双腔插管，手术间不需要单侧肺萎缩。较大的囊肿，如双腔插管不顺利，操作过程中囊腔有破裂可能。手术过程中囊肿在摘出前都有破裂，有从呼吸道吸入囊液或内囊碎片的危险，要注意。

切口：如行肺切除，后外侧剖胸切口，一般从第 5 肋间或肋床进胸，便于处理肺门。

单纯囊肿切除或在较近囊肿处做切口。

（1）内囊完整摘除法。开胸分离粘连后，因囊肿多在近周边处，肺表面有时可见到覆盖的纤维蛋白层。摘除前在肺周围用纱布填满覆盖，仅露出准备作切口取囊部位，并准备好有强吸力的吸引器，便于囊腔意外破裂时及时吸出其内容物，避免污染胸腔。然后小心切开囊肿外包绕的肺纤维层，刀稍倾斜，免垂直接切入内囊。因内囊压力较高，外囊切开一小口后，即可见白色内囊壁从切口膨出，延长切口，请麻醉师从气管插管用力打气，借助肺压把内囊腔推出。一般因内外囊间无粘连，可以把囊腔完整取下。内囊取出后，外囊上有细支气管口漏气，先用纱布堵上，然后缝合修补，其残腔壁较多的可切除或内翻，然后缝合，完全消灭残腔。

（2）内囊穿刺摘除术。在囊肿部位周围用纱布涂擦，或用过氧化氢冲洗以杀灭原头蚴。过去常用甲醛涂抹，有进入支气管漏口发生严重支气管痉挛的可能，现已不用。残腔中有支气管漏气要一一缝合，再从周围至底部全层（较大的可分数次）缝合，消灭残腔。

（3）肺切除。用于囊肿已破裂，肺组织有严重感染，并发支气扩张、肺纤维化、脓胸、支气管胸膜瘘或肺癌不能除外的患者。手术中如有可能最好先游离出支气管，钳夹住，避免术间挤压肺组织时，囊腔破向支气管，引起病变播散或窒息死亡。

（4）特殊类型过氧化氢的处理。如同时有肝及肺囊肿的，可以一次手术。双侧有病变的先处理病变较大或有并发症的一侧，肺囊肿有支气管胸膜瘘的，先闭式引流，待感染控制，体力恢复后再行肺切除。

第八章　脊柱、脊髓、颅脑先天性疾病

第一节　颈椎椎弓裂

颈椎椎弓裂是一种少见的颈椎畸形，1951 年 Perlman 和 Hawes 首次报道了一例青年男性第 6 颈椎椎弓裂合并颈椎滑脱，迄今全世界报道此病的总例数仅百例左右。颈椎椎弓上下关节突之间呈圆柱状结构，通常称为关节突间部而不称峡部。因尚不清楚的先天性因素导致该部骨缺损或连续性中断即为颈椎椎弓裂，在此基础上，由于退变或头颈部应力作用导致病变椎节移位，即为颈椎滑脱。可造成颈椎不稳及脊髓、神经根刺激症状。

【病理改变】

椎弓上、下关节突之间的部位称为关节突间部。在腰椎此部位较为狭长称为峡部，而在颈椎此部位呈柱状。颈椎椎弓裂系指此部两侧或单侧不连，可引起颈椎向前方滑脱，造成颈椎不稳及脊髓、神经根刺激症状。向前滑脱的椎体可压迫椎体前方的食管。有时，此部可变细长但未断裂，屈伸动态 X 线像显示不稳。

【发病机制】

本病常合并颈椎部位其他先天性畸形。如脊柱裂、椎弓根缺如、关节突发育不良等。由于胎儿上下关节突实为一个骨化核所形成，即该处的缺损不在骨化中心融合处，因此并非原始骨化中心未闭合。可能在胎儿早期原始骨化的椎弓因某种因素导致形成不全，或在此畸形基础上发生轻微骨折所致。

随着年龄增长，局部缺损越来越明显（但部分人此处为软组织或软骨所填塞，获得相对稳定，则不表现出临床症状）。由于颈椎上下关节突前面毗邻神经根，当该部位退变增生、不稳时，则造成椎间孔狭小，并有刺激、压迫寰椎神经及脊神经的可能性，产生局部或根性症状，严重者可压迫脊髓。然而，至今在对新生儿的检查中尚未发现此病另外，尚难以解释其为何多发于颈 6。Morvan 曾提出疲劳性应力骨折学说但在伸屈活动中受应力最大的颈 5 很少发生颈 7 也从未见报道，似不能支持这一观点。

【病因】

大多数作者认为本症为先天性畸形。常合并其他颈椎先天性畸形，如脊柱裂、先天性椎弓根缺如、关节突发育不良等。有些作者认为此症与遗传有关，曾有人报道 1 对双胞胎同时患有此病。

【临床表现】

本症以男性较多见，男女之比为（2～3）：1。据已报道的病例统计患者中年龄最小者为 5 岁最大为 72 岁，而以 30～40 岁较多见。

本病患者可完全无症状，仅在体检或流行病学调查时被发现。多数患者仅有头颈酸痛不适也可有头晕、恶心等。少数病例伴有神经根刺激症状多在轻微受伤、劳累或头颈部活动时诱发或加重；如同时发生颈椎滑脱也可能引起神经根受压症状。而脊髓症状尤为少见，一般仅见于合并颈椎间盘突出或颈椎椎管狭窄的患者。

颈椎椎弓裂无滑脱者，可出现颈椎不稳的临床症状，主要表现为颈枕部和肩部疼痛。合并颈椎滑脱者可出现神经根受压症状和吞咽困难。脊髓受压症状较少见，但若颈椎滑脱合并颈椎间盘突出或颈椎管狭窄则易出现脊髓受压症状。部分病例可无任何临床症状，仅在 X 线检查时发现颈椎弓裂合并颈椎滑脱。体检时可发现患者颈椎活动受限，颈椎活动可诱发或加重临床表现。合并颈椎滑脱的患者可在其颈部触及"台阶样"畸形。有时患者颈部可呈斜颈畸形。合并脊柱裂者，可同时出现脊柱裂的临床症状和体片。

【鉴别诊断】

除依据临床外，主要依据 X 线平片，包括正、侧位，左右斜位及伸、屈位功能片，有疑问者，可行断层摄片，即可确立诊断。临床表现和 X 线检查足以明确本病的诊断。必要时可行断层摄片、屈伸动力性摄片、脊髓造影、CT 和 MRI 检查，X 线检查包括颈椎正侧位片及斜位片。在诊断本症时应注意同创伤、肿瘤等原因造成的颈椎椎弓破坏相鉴别。

【并发症】

颈椎椎弓裂合并颈椎滑脱，可能引起神经根受压症状，也可合并颈椎间盘突出症和颈椎椎管狭窄症。

【治疗方法】

1.保守治疗

（1）口服药物治疗：主要用于缓解疼痛、局部消炎、放松肌肉治疗，对于颈椎不稳等继发的局部软组织劳损等疗效较明确，但不能从根本上治疗颈椎病。对于伴有四肢无力或麻木的患者来说，还可以使用神经营养药物辅助康复，促进受压神经的恢复。

（2）牵引法：通过牵引力和反牵引力之间的相互平衡，使头颈部相对固定于生理曲线状态，从而使颈椎曲线不正的现象逐渐改变，但其疗效有限，仅适于轻症神经根型颈椎病患者；且在急性期禁止做牵引，防止局部炎症、水肿加重。

（3）理疗：理疗法是物理疗法的简称。就是应用自然界和人工的各种物理因子，如声、光、电、热、磁等作用于人体，以达到治疗和预防疾病的目的。但其作用也较微弱，不能从根本上治疗。且经常理疗易对皮肤产生烫伤。

（4）中医疗法博大精深，疗效但与医生的个人经验有很大关系，需慎重选择。

手术治疗

颈椎椎弓裂的药物治疗尚无特效药，其颈椎椎弓裂的治疗应根据临床症状、滑脱的程度以及是否合并脊髓、神经根损害来选择适当的治疗方式。对于无明显临床症状者，应加强对颈部的保护及注意日常工作、生活时的体位。一旦出现神经根或脊髓损害症状或伴有滑脱，则应考虑外科手术干预。手术的目的在于：①减压：改善临床症状。②融合：使病变节段获得牢固稳定。

手术应选择经前路途径，将椎弓裂椎节与下位椎节相融合。如下伴滑脱，可采用环锯法或椎间盘切除减压与自体髂骨植骨术，对于合并颈椎滑脱者，我们采用 Caspar 椎体牵开器，使滑脱之椎节复位，椎间孔扩大，恢复颈椎椎间高度及生理曲度，然后再行减压及植骨。如条件允许，植骨后还可辅以颈椎带锁钢板内固定，使融合节段达到即刻稳定，这样可免除术后石膏外固定，减轻了患者痛苦。

后路手术也可进行植骨融合，使颈椎椎弓裂椎节获得稳定，但与前路手术相比后路手术存在如下缺点：手术创伤大，出血量多；无法进行直接减压，特别是椎间隙处的减压，且难以恢复颈椎椎间高度及生理曲度；对合并滑脱的病例使其达到良好的复位较为困难；后路植骨融合范围较大，影响颈部运动功能；若采用内固定，手术难度大，危险性高。因此，除非患者合并椎管狭窄可考虑后路手术外，一般应选择前路手术。

第二节　短颈畸形

短颈畸形即先天性颈椎融合畸形，也称颈椎分节不良，此病于1912年首先由Klippel和Feil报道，故称为Klippel-Feil综合征。为两个或两个以上颈椎融合性畸形，表现为颈椎数目减少，颈项缩短，头颈部运动受限，并常伴有其他部位的畸形，少数患者可伴有神经系统障碍。患者颈部较正常人短、枕部发际降低和头部运动受限。

【病因】

颈椎发育畸形可为全部颈椎或几个颈椎融合，也可为椎体、椎板、椎弓和棘突的局部融合。畸形发生的原因并不清楚。通常认为，在胚胎发育过程中，本应形成椎间盘的间叶组织发育障碍，当椎体终板成熟后椎体间叶组织不发生椎间盘或软骨化直至骨化，形成椎体间融合。少数先天性颈椎融合与遗传有关。

【病理改变】

此类畸形的病理变化随着颈椎融合的多少及部位的不同而有所变化。通常是融合的颈椎越多，对颈椎的影响越大，反之亦然。上颈椎融合畸形常合并颈枕部畸形（如先天性齿状突畸形、寰椎枕骨化、颅底凹陷、寰椎后弓缺如等），因此常引起寰枢椎不稳，压迫高位颈脊髓，并多在早期产生神经症状。中低位颈椎融合，早期一般无临床症状。但由于融合的颈椎节段增加了相邻颈椎节段的活动范围，随着年龄的增长，颈椎活动的增加，必将造成继发性颈椎退变而引起神经症状。

短颈畸形常合并全身其他部位的严重缺陷，如脊椎侧凸及半椎体、心脏畸形、肾脏畸形、高肩胛症、颈肋及脊柱裂等，上述合并畸形可危及患者生命。

【临床表现】

先天性颈椎融合畸形有三大临床特点：颈部短粗、后发际低平、颈部活动受限，但并非所有患者都具有上述特点。

1.颈部短粗

常不太明显，但仔细观察其颈部较正常人变短。面部不对称，从乳突至肩峰的两侧颈部皮肤增宽，呈翼状颈。

2.后发际低平

主要表现为后发际明显低于正常人。

3.颈椎活动受限

由于椎体的融合，使颈椎的活动范围明显受限，旋转和侧弯受限尤为明显。多节段和全节段融合活动受限明显，单节段和下节段融合不太明显。

4.上颈椎融合引起的短颈畸形，常合并枕颈部畸形

多在早期出现神经症状，主要表现为枕部不稳引起的脊髓受压表现。

5.中低位颈椎融合引起的短颈畸形

此类患者几乎都是在遭受轻微外伤后出现明显的神经症状。其临床特点是创伤轻、症状重，可造成四肢瘫痪，而 X 线检查又不表现出明显的骨损伤征象。

6.短颈畸形合并颈肋、隐性脊柱裂、神经根或丛分布畸形。

可出现臂痛、腰痛和坐骨神经痛。合并心脏畸形、肾脏畸形者也会出现相应的临床症状。此外，短颈畸形可合并脊柱侧弯、高位肩胛骨和蹼状畸形。

【诊断】

根据疾病的临床表现、X 线检查及 CT 检查足以明确颈椎融合畸形的诊断。

本病的诊断一般多无困难，主要依据如下。

（1）先天性，即从胎生后即出现异常所见。

（2）颈部畸形，主要是短颈畸形，大多数病例均可从临床上判定；注意观察头皮部发际高低及颈椎活动受限情况等，并检查全身有无其他畸形。

（3）影像学检查，绝大多数病例可通过 X 线平片获得确诊。

【治疗方法】

颈椎融合畸形治疗方案的选择主要根据畸形椎体数目、部位及有无神经症状对症治疗。

1.单纯中下位颈椎融合引起的短颈畸形

早期常无神经症状，不需特殊处理，但应注意避免颈椎过度活动，防止外伤，延缓颈椎退变的进程；对颈部外观丑陋者，可行双侧颈部皮肤"Z"形成术或双侧胸锁乳突肌切断术改善外观。晚期因颈椎退变引起椎管狭窄出现脊髓受压症状者，可根据脊髓受压部位行前路或后路减压术。

2.上颈椎融合引起的短颈畸形

可在早期出现神经症状，应予以高度重视。对无神经症状者，应随访观察，防止颈部外伤，减少颈部活动或局部颈托固定，对出现神经症状者，可采用相应的减压和稳定手术。

3.短颈畸形创伤合并引起脊髓损伤但不伴有骨性损伤者

应先采用非手术治疗，如颅骨牵引或枕颌带牵引，症状消失后给予头颈胸石膏固定；伴明显骨折脱位者，则先采用颅骨牵引使之复位，然后根据神经症状变化情况选择治疗方案。

4.对短颈畸形合并其他异常如脊柱侧弯、心脏畸形、肾脏畸形和枕颈部畸形等应给予相应的治疗。

第三节　脊髓脊膜膨出

脊髓脊膜膨出是一种先天性神经系统发育畸形，由于先天性椎板发育不全，同时存在脊髓、脊膜通过椎板缺损处向椎管外膨出。全球发病率为 0.05%～0.1%，是新生儿致残和致死重要原因之一，保守估计每年有 300000 人发病，导致 41000 人死亡和 230000 人致残。我国为高发区，发病率为 0.1%～1.0%，严重损害我国儿童身体健康并给其家庭带来巨大的经济和精神上的负担。

【发病机制】

脊柱裂脊髓脊膜膨出基因学研究目前主要处在动物实验阶段，通过用类维生素 A 伺养怀孕大鼠，获得其孕 15.5d、17.5d、19.5d 胚胎，用蛋白印迹和免疫组织化学检测 Eed、Rnf2、Su212 和 H3k27me3 蛋白表达及多梳组蛋白（polycomb group protein）在类维生素 A 组和控制对照组表达差异，结果提示多梳组蛋白可能参与了脊柱裂脊髓脊膜膨出的发病。Cossais 等对 SOX10 结构在小鸡神经管形成的功能分析结果提示 SOX10 结构参与了脊髓的发育，可能与脊柱裂脊髓脊膜膨出有关；虽然类似的动物实验较多，但脊柱裂脊髓脊膜膨出人类基因检测的研究相对较少，其发病基因争议颇大。Isik 等报道通过对脊柱裂脊髓脊膜膨出合并肛门直肠畸形，骶骨畸形的CmTanino综合征患儿基因检测发现染色体 7(7p36)同源基因 HIXB9 为脊柱裂脊髓脊膜膨出主要致病基因。

【临床表现】

（1）局部包块。婴儿出生时在背部中线的颈胸或腰骶部可见一囊性肿物，其体积从枣大至巨大不等。包块呈圆形或椭圆形，多数基底较宽，少数为带状。表面皮肤正常索，有时呈瘢痕样改变或为菲薄的一层婴儿哭闹时包块膨大，压迫包块则前囟门膨隆。曾发生溃破者表面缺损处只有一层蛛网膜肉芽织或有感染已溃破者，包块表面有脑脊液流出，说明膨出包囊与蛛网膜下腔相通。对包块进行透光试验检查发现在单纯的脊膜膨出者其透光程度高；对脊髓脊膜膨出者，由于其内含有脊髓与神经根，部分可见包块内有阴影；若系脊膜膨出或脊髓脊膜膨出合并脂肪瘤者由于其外表为脂肪组织覆盖，其深面为脊膜膨出囊，透光程度较低。

（2）神经损害症状。单纯的脊膜膨出可以无神经系统功能症状。脊髓脊膜膨出并有脊髓末端发育畸形变性、形成脊髓空洞者其症状多较严重，常有不同程度的双下肢瘫痪及大小便失禁。在腰骶部病变引起的严重神经损害症状远远多于颈、胸部病变者。这些神经损害症状包括畸形足（如内翻、外翻背曲与足小），肌肉萎缩，下肢不等长并伴麻木无力和自主神经功能障碍等。脊髓脊膜膨出本身构成的脊髓栓系，可随着年龄与身长的增长，脊髓栓系综合征也进一步加重。脊髓外露通常都表现出严重的神经功能症状，并且也决定于脊髓畸形的程度。

（3）其他症状。少数脊膜膨出向椎管侧方或咽后壁、胸腔、腹腔及盆腔内伸展者可表现膨出囊压迫邻近组织器官的症状一部分脊膜膨出患儿合并脑积水和脊柱侧弯等其他畸形，可出现相应的症状。

【鉴别诊断】

（1）骶尾部畸胎瘤。骶尾部畸胎瘤位置较低，大小不等，形状不规则硬度不均匀，为囊实性混合的肿物，位置多偏向一侧。肿物内常有实质性组织，如骨骼、牙齿软骨等。肿物界限清楚囊性畸胎瘤透光试验阳性因与椎管不相通所以压迫肿物时囟门无冲击感。直肠指诊时可触到骶前肿物血胎甲球测定＞20ng%时有恶变的可能。B 超检查肿物为囊实性，X 线摄片显示无腰骶椎骨质缺损，可见到肿物内的牙齿骨骼等影像。

（2）脂肪瘤。脂肪瘤柔软表面皮肤虽高起，但正常界限清楚，常呈分叶状，透光试验阴，与椎管不相通穿刺抽不出脑脊液但脊柱裂常合并该部位的皮下脂肪瘤更应注意的是与脂肪脊髓脊膜膨出型的鉴别。

（3）皮样囊肿。囊肿由结缔组织构成，内含皮脂腺汗腺毛发等。囊内尚有脱落的上皮与皮脂覆盖的皮肤正常。囊肿较小与皮肤紧密相连可以移动为实质感。透光试验阴性。与椎管不相通压迫时囟门没有冲动感。

【并发症】

脊膜膨出手术后的主要并发是脑脊液漏和由此而引起的脑脊膜炎及术后继发性栓系等，为了防止脑脊液漏，除硬脊膜的缝合要严密以外，用腰背筋膜加强腰背部的缺损，可使脑脊液漏这一并发症的发生率明显降低，术后应用能通过血-脑脊液屏障的抗生素药物以降低脑脊膜炎的发生，对于术后有颅内压增高的病例应用甘露醇/山梨醇等脱水药物，因为手术后蛛网膜腔内有血液刺激，造成体温升高为防止体温过高，可适当应用地塞米松等药物，以缓解症状。

术后应保持病人于侧卧位或俯卧位，有脑脊液漏者应保持头低位，预防大量脑脊液外流诱发脑疝。预防手术感染导致脑脊膜化脓症是十分重要地对局部置引流管及有脑脊液外漏的病人，切忌局部使用各种药物尤其是有神经毒性的药物，以防止发生意外。根据上述临床症状特点一般均能做出诊断透光试验最关键的诊断点是婴儿出生后即发现背部中线有膨胀性的包块，并随着年龄增长而扩大以及伴随的相应神经功能损害症状。

【辅助检查】

（1）脊椎 X 线平片可显示脊柱裂的骨性结构改变膨出囊伸向胸腔、腹腔者椎间孔多见扩大；向盆腔突出者常见骶管显著扩大。

（2）CT、MRI 扫描显示脊柱裂及脊髓、神经的畸形，以及局部粘连等病理情况。

【治疗方法】

（1）处理原则。此类病变在处理原则上均应采取手术治疗，通常手术时期愈早则效果愈好。

（2）手术基本要点

1）切除脊膜膨出囊和修补软组织缺损，单纯性脊膜膨出者经此手术可以获得治愈。

2）探查脊髓与神经根向脊膜囊内膨出的情况，宜在手术显微镜下将其进行游离和分解，使之还纳于椎管内绝不能盲目地予以切除。

3）脊髓脊膜膨出手术时，通常需要向上、向下扩大椎板切开范围，以便于对椎管内进行探查和处理，这有利于将膨出神经组织的还纳。

4）对合并脑积水且出现颅内压增高症状者，应先做脑积水分流术以缓解颅内高压索，第二步才做脊膜膨出切除修补术。

5）伸向咽后壁、胸腔、腹腔盆腔的脊膜膨出包块常需进行椎板切开，并邀请相关学科医师施行咽后、胸腹、盆腔内的联合手术。

（3）麻醉与体位。手术多在局麻加强化麻醉下进行，也可根据情况采取基础麻醉或全麻。一般取俯卧位。手术切口视包块大小形态而采用直切口或横切口，而直切口则较有利于向上、下扩大椎板切开进行探查。

（4）手术步骤。第一步做皮肤切开游离脊膜囊至靠近椎板缺裂处若膨出囊过大应先用穿刺针排出囊内液体以便缩小其体积，并探查需要扩大椎板切开范围；第二步做囊内容物探查游离神经组织，并按其不同情况进行处理，达到使神经组织还纳的要求，尚可同时做椎管内探查；第三步切除与修补膨出囊，以及加强缝合修补其外之肌膜层。骨缺损无须做修补。

（5）婴幼儿手术。对婴幼儿的脊髓、脊膜膨出，手术时需结合其周身情况与承受手术的耐力，进行综合考虑，以免术中发生失血性休克而出现生命危险。

（6）特殊类型脊膜膨出的处理例如突向咽后壁、胸、腹盆腔者需要施行联合手术，其处理原则基本相同。

手术后应用抗生素防止感染，并需预防发生脑脊液漏，以保证修复手术的成功。

【预后】

单纯脊膜膨出与脊膜脊髓膨出者早期手术治疗效果良好。若已出现下肢完全瘫痪、大小便失禁者，以往多视为手术禁忌证，而目前麻醉与显微手术技术的发展可有选择性地进行手术，取得一定的效果。

1.脊膜膨出的检查

（1）神经系统免疫检查：两下肢有无运动障碍和变形大小便有无失禁会阴部有无鞍形感觉障碍。

（2）局部检查：注意肿块大小和基底部的宽窄透照时有无脊髓和马尾神经影表面皮肤是否正常或为半透明膜有无溃疡或穿孔漏液。

（3）脊柱 X 线平片：了解椎骨的缺损部位和范围。

①X 线平片检查：可显示椎管骨质发育缺损的程度和范围。

②MRI 检查：能显示囊内的脊髓和神经根并能发现突出常伴有的其他畸形如脊髓栓系椎管内或皮下脂肪瘤皮样囊肿或表皮样囊肿等。

先后通过典型临床表现和辅助检查即可确诊。

2.脊膜膨出的治疗

凡神经症状较轻和无脑积水者，均应早期外科手术进行治疗。两下肢严重瘫痪大小便失禁和伴有脑积水者，应视为手术禁忌。手术时期一般在生后 2～3 个月即可进行有着手术，综合囊壁菲薄将破裂或已破裂者，应尽早造诣手术，局部已形成溃疡者，应更换敷料直到创面愈合后 3～5 个月再行手术。

术后处理：敷料周边以胶布封闭，防止尿、便污染。采用俯卧位臀部抬高，至 7～9d 拆线后再坐起，或抱起。术后随访观察头围是否增大。

第四节　脊髓栓系综合征

脊髓栓系综合征是指由于先天或后天的因素使脊髓受牵拉、圆锥低位、造成脊髓出现缺血、缺氧、神经组织变性等病理改变，临床上出现下肢感觉、运动功能障碍或畸形、大小便障碍等神经损害的症候群。TCS 可于任何年龄段发病，由于病理类型及年龄的不同，其临床表现各异。

【病因】

1.各种先天性脊柱发育异常

如脊膜膨出、脊髓裂、脊髓脊膜膨出等由于神经管末端的闭锁不全所引起。出生后大部分的病例在数天之内施行了修复术，当时的目的是将异常走行的神经组织，尽可能地修复到正常状态，重要的是防止脑脊液漏，但是脊髓硬脊膜管再建后的愈合过程中产生的粘连引起脊髓末端的栓系。

2.脊髓脂肪瘤及硬脊膜内外脂肪瘤

由于神经外胚叶与表皮外胚叶的过早分离所引起，中胚叶的脂肪细胞进入还没有闭锁的神经外胚叶中。脂肪组织可以进入到脊髓的中心部，也可通过分离的椎弓与皮下脂肪组织相连接，将脊髓圆锥固定。并且在幼儿期以后的病例与存在于蛛网膜下腔的脂肪发生炎症，造成神经根周围的纤维化、粘连瘢痕化而致的栓系有关。

3.潜毛窦

神经外胚叶与表皮外胚叶未能很好地分化，而在局部形成的索条样组织从皮肤通过皮下、脊椎，造成对脊髓圆锥的栓系。也可由潜毛窦壁的组织扩大增殖而产生皮样囊肿和表皮样囊肿及畸胎瘤，它们可包绕或牵拉脊髓神经而导致栓系。

4.脊髓纵裂

脊髓纵裂的发生机制有人认为是神经以外的因素即脊椎骨的发育异常所造成；亦有人认为是神经的发生异常，随后造成的脊椎骨发育的异常而产生。脊髓被左右分开，有硬脊膜管伴随着分裂和不分裂这两种类型。亦即Ⅰ型：双硬脊膜囊双脊髓型，即脊髓在纵裂处，被纤维、软骨或骨嵴完全分开，一分为二，各有其硬脊膜和蛛网膜，脊髓被分隔物牵拉，引起症状。Ⅱ型：共脊膜囊双脊髓型，脊膜在纵裂处，多被纤维隔分开，为2份，但有共同硬脊膜及蛛网膜，一般无临床症状。

5.终丝紧张

由于发育不成熟的脊髓末端部退行变性形成终丝的过程发生障碍，而使得终丝比正常的终丝粗残存的部分引起脊髓栓系。

6.神经源肠囊肿

所谓神经源肠囊肿是由于脊索导管的未闭而使得肠管的肠系膜缘与脊柱前方的组织形成交通的状态。根据脊索导管未闭和相通的程度，可以有伴有脊椎前方骨质缺损，称为脊肠瘘和脊柱管内外的肠囊肿等表现形式。

7.腰骶部脊膜膨

出术后粘连等并发症，统计此类可占全部手术病例的10%～20%。

【发病机制】

部分学者认为脊髓栓系后使马尾圆锥部的活动受到限制而出现一系列临床症状，他们强调在手术时解除脊髓栓系后使马尾圆锥部上升是有治疗意义的。但也有人认为，尽管涉及的张力没有什么差距，可是由这种静止的伸张而造成的机械性的影响本身并不是症状出现的主要原因，并且其意义根据病态而有所不同。在日常的运动动作中，脊柱反复的屈曲伸展，也造成被拴系的脊髓的反复的松弛和紧张。

实际上，对由于姿势而造成症状出现并加重的患者，主要是动态性的因素起了重要的作用。在腰骶部脂肪脊膜膨出的病例，随着病情的发展，产生由于粘连性蛛网膜炎而引起的纤维化，由于脂肪瘤在圆锥部附着和侵入，不仅造成栓系，而且神经根周围的挛缩也阻碍脊髓的上升。在这种情况下仅依赖手术切除圆锥部的脂肪瘤而使得圆锥部很少的上升，并不具有很大的意义。临床上通过MRI观察解除了栓系后的脊髓圆锥的位置变化时，发现圆锥的上升是很有限的，症状的改善与MRI见到的圆锥的上升之间无明显关联。作为手术的意义，倒不如说是使脊髓的尾部得到游离，解除由于运动而造成的伴随反复的伸张产生的圆锥局部的血液循环障碍更具有重要的意义。考虑到被拴系的组织的血液循环障碍是重要的发病机制，实践中被造成脊髓栓系动物实验所证实，并且将体表感觉诱发电位作为指标，进行观察、追踪，显示出有进行性的神经学的病理异常。

【临床表现】

脊髓栓系综合征（脊髓拴系综合征）的临床表现与脊柱裂有相似性，主要有以下几方面：腰骶部皮肤改变腰骶部皮肤隆突或凹陷，可能伴有分泌物或感染；多毛，这些预示存在隐性脊柱裂、潜毛窦、脊膜膨出等，可能合并脊髓栓系；下肢的运动障碍，表现为行走异常，下肢力弱、变形和疼痛，还可合并脊柱侧弯；下肢的感觉障碍，表现为下肢、会阴部和腰背部的感觉异常和疼痛；大小便功能障碍，常见表现为尿潴留，排尿困难，尿失禁，小便次多，每次量较正常少等等；大便秘结、便秘或失禁。

【诊断】

磁共振（MRI）是诊断脊髓栓系的主要方法，它不仅可以明确有无脊髓栓系，还可以了解并存的其他病理改变，如脂肪瘤、脊髓纵裂等。X线平片可以确定有无脊柱裂。结合大小便功能情况行泌尿系B超和尿流动力学检查，以评价泌尿系受累程度和脊髓神经功能受损情况。

【治疗方法】

随着诊断水平的提高，手术器械的改进，麻醉安全度的增加和显微外科手术的不断开展，对脊髓栓系综合征的手术治疗时间已大大提前了。对脊髓栓系治疗的唯一手段就是手术松解，手术的固的是为了清除骨赘、纤维间隔、硬脊膜袖和松解纤维神经血管束及其粘连，解除对脊髓的栓系，纠正局部的扭曲和压迫，恢复受损部位的微循环，促使神经功能最大限度的恢复。脊髓栓系综合征的病人，持久地站立，腰部弯曲活动都可以对脊髓造成潜在的损伤，使症状加重。通过实验及手术发现脊髓循环障碍是发病的重要原因。手术将栓系松解后，脊髓局部的血运明显改善。医生主张除了有严重的脑积水和其他严重并发症的患儿以外，诊断一经确定，就应及时采用手术治疗，且越早手术越好。有的学者通过对儿童组和成人组手术病人的随访比较，儿童组手术后效果比成人组好，认为脊髓栓系综合征无症状者也应手术，以防止神经组织缺血变性。但也有医生认为，在还没有出现其他症状之前，可以严密追踪观察，一旦出现症状，就应及时手术。

1.切除病灶、松解脊髓栓系的手术

全麻下安放导尿管后，取俯卧位，消毒手术区皮肤及双下肢，铺放手术巾单。根据病变部位取腰骶部正中纵形或棱形切口，切开皮肤、皮下、深筋膜，沿棘突两侧剥离骶棘肌，用牵开器撑开，显露相应的棘突和椎板，可发现缺损的棘突和椎板，打开缺损部位上下各1~2个棘突和椎板，暴露硬脊膜外腔，可见到硬脊膜外有脂肪瘤样组织，穿过硬脊膜进入蛛网膜下腔，清除硬脊膜外脂肪瘤样组织，用硬脊膜拉钩，牵起硬脊膜后，打开硬脊膜和蛛网膜，暴露椎管内，此时可见到较多的脂肪组织与脊髓圆锥、马尾神经以及神经根包缠在一起，可向上显露正常的脊髓后，用神经剥离器向下仔细剥离与神经包缠在一起的脂肪组织，难以确认是不是神经组织时。可用神经电刺激器进行刺激，以辨认神经组织，因受到栓系的牵拉，神经根呈鱼刺样排列。剥离直到骶尾部，可见到增粗的终丝与脂肪组织黏成一团，紧密地固定在骶尾部，用神经刺激器进行刺激，观察下肢及会阴部有无反应，若无反应，即可确认为终丝。连同脂肪组织一同从骶尾部切断或切除。单纯由变形终丝造成的栓系,可切断或切除,即可松解对脊髓的牵拉。此时受到牵拉的神经,解除了栓系后,可向上移动1~2个椎体。仔细止血后,严密缝合硬脊膜,可用腰背筋膜缝合以加强后部的缺损。因肌肉和皮下剥离较广,为了防止术后积液,可在皮下放置硅胶多孔引流管。缝合皮下和皮肤,为了防止术后切口被粪便污染,切口应覆盖防渗的敷料,结束手术。穿过硬脊膜或与硬脊膜相连的占位性病变,在手术过程中应给予相应切除。

2.脊髓纵裂的手术

通过切除骨性、软骨性或纤维性中隔以及附着于中隔的硬脊膜袖来解除对脊髓的栓系。由于Ⅰ型、Ⅱ型脊髓裂的中隔与脊髓之间关系截然不同,故两者的手术方法也不同。Ⅰ型脊髓纵裂的中隔总是位于硬脊膜外,并成为两个互不相通的硬脊膜管的中间隔,中隔常与侧神经弓融合。显露棘突和椎板后并不能立即见到中隔,但可以在椎管扩大处定位。小心行椎板切除,直至只有小块骨岛与中隔后侧相连,最后分离中隔与硬脊膜的粘连并完整切除骨性中隔,然后打开两侧硬脊膜,切断脊髓与中隔侧硬脊膜袖的纤维束带,再切除硬脊膜袖。由于硬脊膜腹侧与后纵韧带紧密粘连,能防止脑脊液漏,故不必缝合前方硬脊膜,否则会增加再栓系的可能。而Ⅱ型脊髓纵裂,其中隔为纤维性,位于同一硬脊膜腔内,手术只需自中线切开硬脊膜,分离中隔与脊髓粘连,切除中隔。在切除导致脊髓纵裂的骨嵴时要特别注意采用多种方法止血,因骨嵴局部多有变异血管,且骨质血运丰富。严格止血是预防术后并发症,尤其是粘连所必需的。通过对大宗未手术组病人长期的随访,并未发现症状相应加重,且不少病人术后恢复的并不理想,反而加重,因此认为应严格掌握手术指征,对无症状的病人不宜贸然手术。

参考文献

[1]北京协和医院医务处.神经外科诊疗常规[M].北京：人民卫生出版社，2012.

[2]陈晨.神经系统少见病诊断与治疗[M].北京：人民军医出版社，2010.

[3]陈礼刚，孙晓川.神经外科学教程[M].北京：人民卫生出版社，2009.

[4]陈茂君，蒋艳，游潮.神经外科护理手册[M].北京：科学出版社，2011.

[5]陈忠平.神经系统肿瘤[M].北京：北京大学医学出版社，2009.

[6]费舟，章翔.现代颅脑损伤学[M].北京：人民军医出版社，2007.

[7]傅震.神经外科疾病诊断流程与治疗策略[M].北京：科学出版社，2008.

[8]高宜录.中枢神经系统急症[M].北京：科学出版社，2011.

[9]郭国际.实用神经系统疾病诊断与治疗[M].北京：中国医药科技出版社，2006.

[10]贾辅忠，李兰娟.感染病学[M].南京：江苏科学技术出版社.2010.

[11]江涛.神经外科主治医生1111问[M].北京：中国协和医科大学出版社，2009.

[12]李春辉，邸辉，王佳良，等.神经外科手术治疗学[M].上海：第二军医大学出版社，2010.

[13]刘守勋.神经外科手册[M].北京：科学出版社，2008.

[14]刘玉光.简明神经外科学[M].济南：山东科学技术出版社，2010.

[15]马廉亭.徐国政，秦尚振.实用神经外科手册[M].北京：科学出版社，2009.

[16]钱海鑫.外科门急诊手册.第二版[M].南京：江苏科学技术出版社，2010.

[17]粟秀初，黄远桂，赵钢.新编神经病学[M].西安：第四军医大学出版社，2009.

[18]孙西周.颅脑损伤现代诊疗学[M].上海：上海交通大学出版社，2010.

[19]王文福.实用神经外科疾病学[M].北京：中国海洋大学出版社，2009.

[20]王拥军.神经病学[M].北京：北京大学出版社，2009.

[21]王忠诚.神经外科疾病临床诊疗规范教程[M].北京：北京大学医学出版社，2008.

[22]熊峰，杨允学，徐厚池，等.神经外科重症治疗学[M].北京：中国海洋大学出版社，2007.

[23]徐启武.脊髓脊柱外科学[M].上海：上海科学技术出版社，2009.

[24]许建新，仝海波，田俊敏.神经外科临床指导[M].武汉：华中科技大学出版社，2008.

[25]张玲霞，周先志.现代传染病学[M].北京：人民军医出版社，2010.

[26]张品元，侯凯，陈潇，等.神经外科疾病病例解析[M].上海：第二军医大学出版社，2011.

[27]张维兵，宋钢兵，孟庆河，等.实用神经外科学[M].北京：中国工人出版社，2008.

[28]章翔，毛伯镛，费舟.临床神经外科学[M].北京：人民军医出版社，2006.